済生会横浜市東部病院小児肝臓消化器科 編

小児臨床肝臓学
―臨床と肝臓画像・病理―

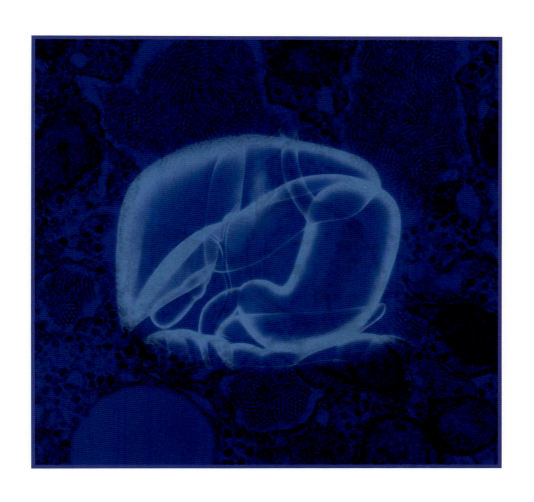

小児臨床肝臓学 執筆者一覧

執 筆・編 集

藤澤　知雄　　済生会横浜市東部病院 小児肝臓消化器科

乾　あやの　　済生会横浜市東部病院 小児肝臓消化器科

河上　牧夫　　成田赤十字病院 病理部／聖隷佐倉市民病院 病理科／済生会横浜市東部病院 病理部

執 筆 者（50音順）

梅津守一郎　　済生会横浜市東部病院 小児肝臓消化器科

及川　愛理　　済生会横浜市東部病院 総合小児科

小松　陽樹　　東邦大学医療センター佐倉病院 小児科

佐藤　真理　　東邦大学医療センター大森病院 小児科

下川　伶子　　長野市民病院 病理部

十河　　剛　　済生会横浜市東部病院 小児肝臓消化器科

角田　知之　　東京医科歯科大学 消化器病態学

橋本　卓史　　たくこどもクリニック／東邦大学医療センター大森病院 小児科

蜂矢　正彦　　東邦大学 第一小児科／国立国際医療研究センター 国際医療協力局

日衛嶋栄太郎　京都大学医学部附属病院 小児科

向内隆太郎　　済生会横浜市東部病院 病理部

はじめに

　わが国では肝臓・消化器を専門にしている小児科の施設は首都圏のみならず全国的に極めて少ないのが現状です。私たちは日本肝臓学会認定の肝臓専門医と日本消化器内視鏡学会認定の消化器内視鏡専門医のグループと肝臓消化器学を学びたい若手医師が集まり，2015年に済生会横浜市東部病院に「小児肝臓消化器科」に独立科として立ち上げました。小児肝臓消化器科には高度な専門医療を必要とする患者さんが来院され，また専門外来には全国から多くの患者さんが紹介されます。

　当科の実績としては毎年，肝生検は約50例，上部消化管内視鏡検査は約140例，下部消化管内視鏡検査は約100例，内視鏡的逆行性胆管膵管造影（ERCP）は約30例を数えます。そして検査結果は放射線専門医や病理専門医と定期的にカンファレンスを行い，医師の質の向上・維持を図っています。特に肝生検材料に関しては，2011年3月から病理医と毎週月曜日にカンファレンスを開催し，臨床経過と病理所見に関して討議を行っています。2017年1月の現在，このカンファレンスは200回を超えました。このカンファレンスにより，病理医・臨床医の相互が患者の疾患を深く理解し，適切な病態把握や治療が可能となりました。現在では院内のみならず，全国から臨床経過と肝組織のプレパラートが送られてきます。他院で診断不能な肝胆道疾患を私たちが診断し，適切な助言ができるようになりました。

　そこで，私たちの臨床・病理カンファレンスの記録をまとめ，「済生会横浜市東部病院小児肝臓消化器科編　小児臨床肝臓学 ―臨床と肝臓画像・病理―」として上梓しました。

　小児科医のみならず移行医療や肝移植を必要とする患者さんを多く診療している消化器内科医，肝移植外科医にもお役に立つよう企画・編集しました。

2017年2月

恩賜財団済生会横浜市東部病院　小児肝臓消化器科　顧問

NPO法人　日本小児肝臓研究所　理事長

編集代表　藤澤知雄

小児臨床肝臓学　目 次

執筆者一覧 ……………………………………………………………………… iii
はじめに ………………………………………………………………………… iv

【総 論】

1　どのような症状から肝疾患を疑うのか？…………………………………… 2
2　肝腫大…………………………………………………………………………… 6
3　脾腫・吐血…………………………………………………………………… 9
4　Chance LFD ………………………………………………………………… 15
5　黄疸…………………………………………………………………………… 18
6　皮膚瘙痒症…………………………………………………………………… 20
7　意識障害－急性肝不全を疑う所見－ ……………………………………… 23
8　肝生検の適応，禁忌，方法………………………………………………… 32
9　腹部超音波検査……………………………………………………………… 37
10　内視鏡的逆行性胆管膵管造影……………………………………………… 46
11　生検材料の処理と固定法…………………………………………………… 52
12　肝臓の発生…………………………………………………………………… 54
13　正常肝臓組織………………………………………………………………… 58
14　肝組織の病的変容の基本形態動向………………………………………… 70
15　染色法の実際と特殊染色…………………………………………………… 78
16　肝生検の検鏡法……………………………………………………………… 80

【各 論】

新生児～乳児期の胆汁うっ滞

1　新生児黄疸…………………………………………………………………… 88
2　胆道閉鎖症…………………………………………………………………… 91
3　Alagille 症候群 ……………………………………………………………… 94
4　特発性新生児肝炎…………………………………………………………… 97
5　進行性家族性肝内胆汁うっ滞症（PFIC）………………………………… 99

目次

6 先天性胆汁酸代謝異常症 ……………………………… 109
7 シトリン欠損による新生児肝内胆汁うっ滞（NICCD） …… 111
8 完全静脈栄養に伴う胆汁うっ滞 ………………………… 114

代謝性肝疾患

1 体質性黄疸 ……………………………………………… 118
2 シトリン欠損症 ………………………………………… 121
3 尿素サイクル異常症 …………………………………… 127
4 Wilson 病 ……………………………………………… 132
5 特発性銅中毒症 ………………………………………… 136
6 遺伝性ヘモクロマトーシス …………………………… 145
7 フィブリノーゲン蓄積症 ……………………………… 149
8 肝型糖原病 ……………………………………………… 153
9 脂肪肝・脂肪肝炎 ……………………………………… 158
10 非アルコール性脂肪肝炎に伴う肝硬変 ……………… 165
11 ライソゾーム病 ………………………………………… 167
12 嚢胞性線維症 …………………………………………… 176
13 ミトコンドリア肝症 …………………………………… 180
14 肝性ポルフィリン症 …………………………………… 183
15 先天性グリコシル化異常症 …………………………… 185

ウイルス性肝炎・薬物性肝障害

1 A 型肝炎 ………………………………………………… 188
2 B 型肝炎 ………………………………………………… 192
3 C 型肝炎 ………………………………………………… 201
4 EBV 肝炎 ……………………………………………… 208
5 サイロメガロウイルス肝炎 …………………………… 212
6 薬物性肝障害 …………………………………………… 214

自己免疫性

1 自己免疫性肝炎 ……………………………………… 222
2 原発性硬化性胆管炎 ……………………………… 226
3 PSC/AIH オーバーラップ症候群 …………………… 231
4 原発性胆汁性胆管炎／肝硬変 …………………… 235

門脈血行異常症

1 特発性門脈圧亢進症 ……………………………… 240
2 Budd-Chiari 症候群 ……………………………… 243
3 先天性門脈欠損症 ………………………………… 246

その他

1 ductal plate malformation ……………………… 252
2 Fontan 循環における肝合併症 …………………… 261
3 新生児ヘモクロマトーシス ………………………… 267
4 乳児肝血管腫 ……………………………………… 276
5 小児の肝膿瘍 ……………………………………… 278

急性肝不全

1 肝型移植片対宿主病 ……………………………… 282
2 川崎病に伴う肝障害・肝不全 …………………… 284
3 急性肝不全 ………………………………………… 288
4 膠原病に伴う肝障害 ……………………………… 302

肝移植関連

肝移植関連 ………………………………………… 310

編集後記 ……………………………………………… 316
索 引 ………………………………………………… 317

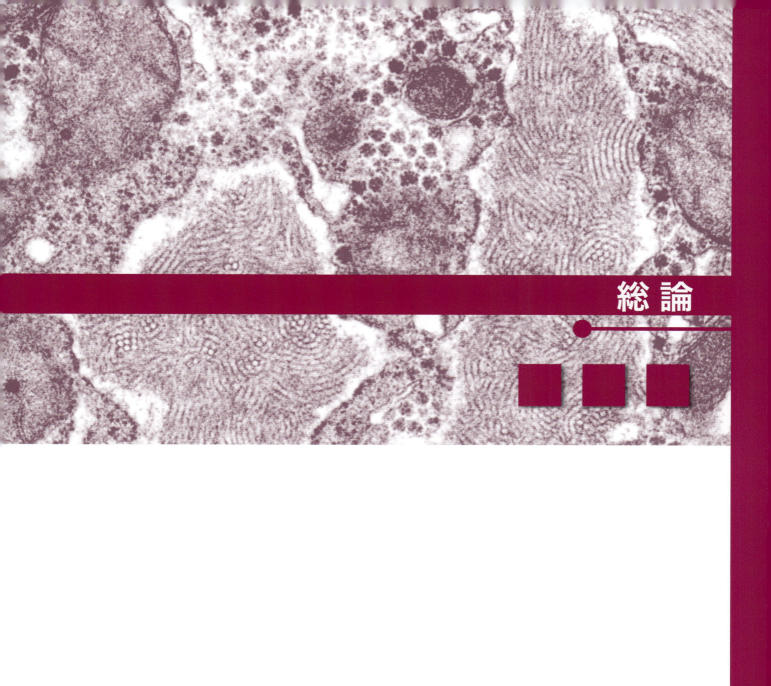

総論

小児臨床肝臓学

総論 1 どのような症状から肝疾患を疑うのか？

••• Key points •••▶

- 肝疾患を疑う症状や徴候は多彩であり，原因を検索することが大切である。
- 胎児循環から成人循環へはダイナミックに変化する。新生児期に肝左葉が生理的に腫大しているのは，胎児肝循環を知れば理解できる。
- 胆汁うっ滞があると黄疸がみられることはあるが，黄疸がない胆汁うっ滞も多い。
- 運動時の息切れなど，呼吸器症状は肝肺症候群の存在を疑う重要な徴候である。

　日常診療において小児の肝・胆道疾患に遭遇することは多くないが，乳児健診において肝臓が大きい，あるいは黄疸があるなどから，"もしかして肝臓病かな"と思うことは少なくない。また乳幼児期には上気道炎を主体とする種々のウイルス感染症に罹患することが多く，その際にたまたま行った血液検査でトランスアミナーゼ値が高いこと(Chance LFD15頁参照)はしばしば経験する。肝臓はかなり病変が進行しないと，黄疸，腹水，食道静脈瘤破裂などの古典的な肝臓病の症状は現れないので，そこまで進展すると末期の肝臓病であることが多い。しかも不可逆性の状態になっていることも多く，内科的治療の限界となる。肝臓病の存在を疑う症状や徴候は多岐にわたる。

■ 肝腫大

　肝臓は人体最大の臓器であり，その重量は成人で体重の約2.8%，小児で約4〜5%と，小児は生理的に肝臓が大きい。肋骨弓の角度が小児は成人よりも開いており，しかも腹直筋が柔らかいので肝腫大が目立つ。成人の肝臓は左葉：右葉の比が約1：6であるのに対し，乳児は約1：3と，生理的に左葉が大きい。これは胎生期に臍帯静脈が門

脈枝を介し，左葉に還流していることに起因している。図1に胎児肝循環と成人肝循環を示すが，胎児は動脈血である臍帯静脈血が主に左葉を還流し，消化管が働いていないので門脈血流は脾静脈が主流となり門脈血流は少ない。出生直後から臍帯静脈は途絶え，授乳が開始されると腸運動が活発化して腸間膜静脈血流が増加し，成人循環となり静脈管は閉鎖する。著明な肝腫大は視診でもわかるが，通常は右季肋部において鎖骨中線上で肋骨変下縁に肝辺縁が何cm触れるのかを判定する。肝腫大の原因は多岐にわたる。

　一方，乳児期には正常でも脾臓は触れるが，乳幼児以降でも脾臓が触れるようであれば異常である。疑わしい場合は超音波検査を行う。脾腫は，感染，白血病などの血液疾患，門脈圧亢進症，リピドーシスなどでみられる。

■ 黄 疸

　新生児期を除くと病的である。年長児では血清総ビリルビン(T-Bil)値が2.0mg/dL(34μmol/L)を超えると眼球が黄染するが，新生児は皮下脂肪が少ないのでT-Bil値が5.0mg/dL以上にならないとわかりにくい。

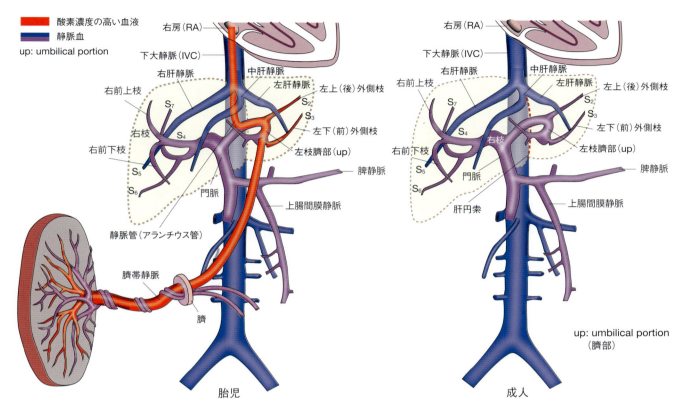

図1 胎児肝循環と成人肝循環

胎児では動脈血液である臍帯静脈血が主に左葉を還流する。まだ消化管が活発に動かず，消化管に羊水が満たされているが門脈血流は少ない。出生に伴い臍帯静脈血流は途絶え，授乳が開始されると消化管は活発に運動し，門脈血流も増え，静脈管は閉鎖する。今度は門脈血は右葉にも還流する。

間接ビリルビンの増えている黄疸は，ビリルビン産生の亢進や肝細胞内のビリルビン転送障害が原因となり，直接ビリルビンが増加している黄疸は，肝細胞内の抱合ビリルビンの転送障害や胆汁排泄障害による。直接ビリルビンがT-Bilの15%以上あると直接型高ビリルビン血症，15%未満であると間接型高ビリルビン血症と考える。またT-Bil値に関わらず直接ビリルビン値が1.5mg/dL以上の場合は，直接型高ビリルビン血症であり多くは胆汁うっ滞である。

皮膚瘙痒症

肝内外の胆汁うっ滞があると皮膚瘙痒がみられる。胆汁中にはビリルビン以外に，胆汁酸，コレステロール，リン脂質，電解質などが含まれており，それぞれが肝細胞内転送機構を有する。したがって，胆汁うっ滞＝黄疸とは限らない。無黄疸性の胆汁うっ滞でも強い皮膚瘙痒症がみられる。胆汁うっ滞にみられる皮膚瘙痒症の機序は解明されていないが，胆汁うっ滞によるかゆみの原因となる複数の物質（pruritogen）が体内に蓄積すると考えられており[1]，この候補物質の1つとしてβ-エンドルフィンおよびエンドモルフィン-1（μ受容体を作動させる内因性オピオイド）などの活性増加が注目されている。胆汁うっ滞に伴う皮膚瘙痒症に対してはナルフラフィン塩酸塩（商品名：レミッチ）が用いられている。筆者らもAlagille症候群や進行性家族性胆汁うっ滞症に対し，これを用いている。まだ症例数が少なく，数例のみだが約半数に効果がみられたので，今後は

多数例で検討する必要がある。また頑固な皮膚瘙痒症に対してはリファンピシンも使用されることもあるが、耐性菌誘導の可能性があるため長期使用は難しい。

烏龍茶色の尿・灰白色の便

胆汁うっ滞があるとウロビリノーゲンが増加するので濃黄色の尿になると誤解されることがある。ウロビリノーゲンは無色であり、胆汁うっ滞があるとウロビリノーゲンは尿には排泄されない。烏龍茶色の濃黄色はビリルビン尿である。灰白色便も胆汁うっ滞の重要な所見であるが、灰白色にビリルビン尿が混ざると黄色に見えることがあるので、特に女児では注意する。患児の便の色、尿の色を医師自ら観察することが大切であるが、保護者にスマートフォンなどを利用して写真に撮ってもらうのもよい。

くも状血管腫、手掌紅斑

この皮膚所見から肝疾患を疑うことは少ないが、すでに肝硬変に至っていることがある。エストロゲンの過剰状態が関与しているためである。中心部に拍動性の血管が見られ、これを中心に細い糸状の血管が放射状に伸びてクモの足に似る。斑状の紅斑であり、手掌の拇指球、小指球、指先端に目立つ。

黄色腫（Xanthoma）

Alagille症候群などでは、慢性的な胆汁うっ滞（無黄疸性であっても）とコレステロール値に高い値がみられる。Garciaらは38例のAlagille症候群（生後2カ月〜15歳）のうち、11例（29％）に黄色腫が見られ、血清コレステロール値は220〜1,600mg/dLであったと報告している[2]。黄色腫は頸部、耳介部、膝、肘に好発する。図2にAlagille症候群の1歳男児の指背に見られた黄色腫を示す。黄色腫は肝移植後には完全に消失する。

🔊 自験例

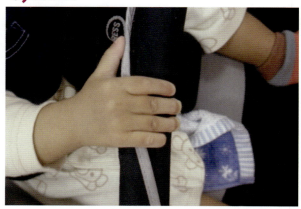

図2 手背、指背にみられた黄色腫
Alagille症候群の1歳男児。血清コレステロール値は800〜900mg/dLであるが黄疸は見られない。6歳時に黄疸が出現し、腹水、吐血もみられ慢性肝不全となったが、宗教的理由で肝移植はできなかった。

吐血

通常は肝硬変や門脈閉鎖症にみられ、門脈圧が10mmHg以上になると腹水や食道静脈瘤からの出血があり、致命的になる場合もある。先天性門脈閉鎖症や先天性肝線維症では食道静脈瘤からの出血が初発症状となる場合が少なくない。

脳症

肝性脳症は神経学的機能異常がみられ、潜在性脳症では、学業成績の低下、うつ病、感情失禁などがみられることもある。肝性脳症は、感染症、薬物投与、出血、電解質や酸塩基平衡異常などを契機に悪化することがある。肝性脳症は門脈大循環シャントの存在、血液脳関門の異常、中枢神経に対する中毒性代謝産物などの複合的な作用による。急性の場合は劇症肝不全、尿素サイクル異常症などでみられる。

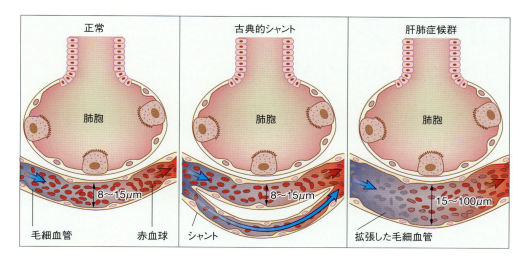

図3 肝肺症候群の発症機序
肝肺症候群になる肺胞毛細血管径が15～100μmに拡がり，拡張した毛細血管の中央から後方に流れる赤血球に十分な酸素の供給ができなくなる。

■ 息切れ・運動時の多呼吸

典型例は肝肺症候群でみられる。これが初発症状でみつかった門脈大循環シャントや先天性肝線維症もある。肝肺症候群はエンドセリンなどの血管拡張性物質の肝臓での産生増加や肝クリアランスの減少によると考えられている。図3に肝肺症候群発生のメカニズムを示す[3]。慢性的低酸素血症の結果，ばち指が見られ，運動時には多呼吸や息切れもみられる。有効な診断はコントラスト心エコー検査である。撹拌した生理食塩水による微小気泡を静注すると，正常では肺孟子血管に取り込まれるが，本症では急速に肺を通過し，数心拍以内に左房に現れる。シャント率の測定はTc-MAA肺血流シンチグラフィを用いた方法により推測される。肝肺症候群が進行すると肝移植が不可能になる場合もあるので，慢性肝不全患児では定期的な評価が必要である。

文献

1. Kremer AE, et al.: Pathogenesis and management of pruritus in PBC and PSC. Dig Dis 33(Suppl 2): 164-175, 2015
2. Garcia MA, et al.: Alagille syndrome: Cutaneous manifestations in 38 children. Pediatr Dermatol 22: 11-14, 2005
3. Kinane TB, et al.: Case records of the Massachusetts General Hospital. Weekly clinicopathological exercises. Case 31-2004. A four-year-old boy with hypoxemia. N Engl J Med 351: 1667-1675, 2004

小児臨床肝臓学

総論 2 肝腫大 (hepatomegaly)

··· Key point ···▶

- 新生児〜乳児では生理的に肝左葉が大きい。

肝腫大とは

肝腫大とは病的に肝臓が大きくなることである。肝臓は人体最大の実質臓器であり，肝臓の大部分は右上腹部(右季肋部)に位置している。肝臓の重量は年齢や体重によって異なるが，成人男性では1,000〜1,300g，成人女性では900〜1,100gである。体重比では約2.8%である。肝鎌状靭帯により右葉と左葉に分かれ，成人では右葉は左葉の約6倍である。小児では左葉が大きく，特に乳幼児では右葉は左葉の約3倍であり，1歳児での体重比は4〜5%と相対的に大きい(図1)。

肝腫大の原因は，代謝産物の蓄積，炎症，浸潤，うっ血(血管異常)，胆汁うっ滞，内分泌異常，胆管の発生異常(ductal plate malformation：DPMなど)に大きく分けられるが，個々の肝細胞が腫大する場合と間質系の細胞が腫大・拡大する場合がある。小児でみられる肝腫大の代表的な疾患を表に示す。

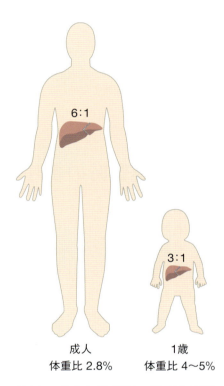

図1 成人と乳幼児の体型と肝臓

表 肝腫大がみられる代表的疾患

代謝物質の蓄積
脂質(ステロイド，過栄養，低栄養，いわゆるReye症候群)
リピドーシス，糖原病，Wilson病，チロジン血症，ガラクトース血症
炎症(肝炎ウイルス，それ以外のウイルス，特にEBウイルス，サイトメガロウイルス)
浸潤(悪性腫瘍，肝芽腫，限局性結節性過形成，血管腫)
血管異常(肝静脈，心臓，門脈圧亢進，門脈閉鎖)
胆汁うっ滞
内分泌異常(甲状腺機能低下)
胆管の発生異常(ductal plate malformation：DPM)

2. 肝腫大 (hepatomegaly)

　肝腫大の有無は丁寧な触診が重要である。年長児や成人では右季肋部に肝臓が触知されれば異常であるが，乳幼児では正常でも右季肋部に約2横指(3〜4cm)触れることがある。乳児健診に慣れていない内科医により，左葉の肝腫大を認め，採血の後トランスアミナーゼ値とαフェトプロテイン(AFP)がいずれも高値なので肝細胞癌と診断し，当科を紹介受診された例を経験している。乳児期には生理的にトランスアミナーゼ値が高くAFPも高いことを知っている小児科医であればこのような間違いはしない。簡単で的確に肝腫大の程度を知るには，超音波検査が最も優れている。超音波検査による肝腫大の評価には多くの判定法があるが，まず形状や全体を把握することが大切である。一般的に肝左葉は心窩部縦走査で大動脈上を計測し，肝右葉は右乳頭線上の右季肋部縦走査で

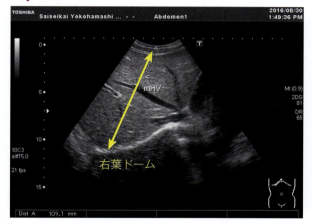

図2　右葉のサイズの計測
右季肋下斜走査で右葉ドームまでの最も深いところまで計測する。

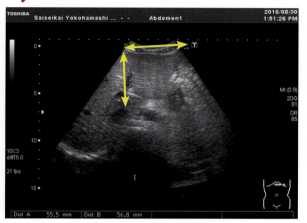

図3　左葉のサイズの計測
左葉は心窩部縦あるいは横走査で外側区域は三角形に見える。腫大すると辺縁が鈍化して円形や四角形に見える。

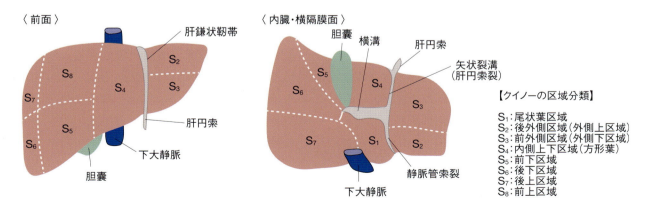

図4　肝区域
クイノー(Couinaud)の肝区分域分類。肝円索は閉塞した臍帯静脈が腸間膜を巻き込んでできた肝鎌状靭帯であり右葉と左葉を分ける。S_1は尾状葉と呼ばれ，肝硬変では左葉外側域(S_2, S_3)とともに腫大する。

小児臨床肝臓学

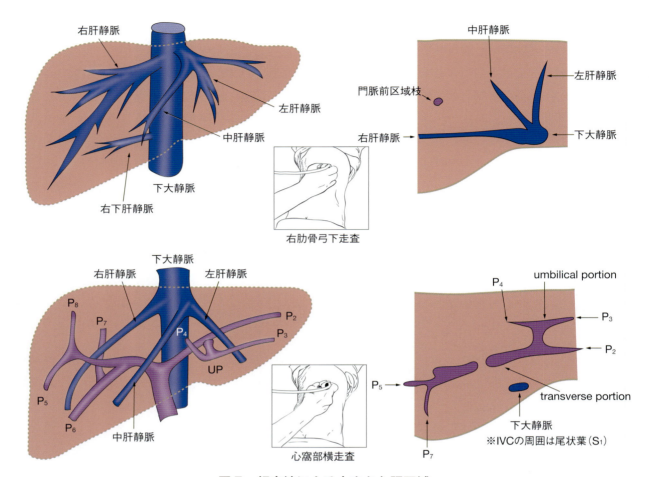

図5 超音波による大まかな肝区域

超音波では肝静脈(上図)と門脈(下図)で肝区域を判断する。門脈左枝臍部(UP)は胎生期には臍帯静脈につながっていた。

観察する。肝臓の大きさは年齢，性別，体格により個人差があるため，慣れないと難しい点があるが，あまり細部にこだわらず右葉と左葉との関係がわかり，肝臓の縁の形状がスムーズなのかゴツゴツしているのか，辺縁が鋭角なのか鈍角なのかなどがわかればよい。肝腫大の計測法は種々あるが，筆者は肝右葉を右季肋下斜走査で右葉ドームまで最も深く観察される位置で距離を測定し，15歳以上で13cm以上あれば腫大と判定している(図2)。左葉は心窩部縦あるいは横走査で外側区域は三角形に見えるが(図3)，腫大とともに辺縁は鈍化してくる。

肝臓は実質臓器なので激しい啼泣さえなければ比較的容易に描出できる。一般に肝硬変になると左葉や尾状葉(S_1)が腫大し，右葉は萎縮することが多い。

超音波検査を中央検査室に依頼すると技師の行った超音波所見に放射線科医が確認してレポートを書くことがある。細かい点は放射線科医の判断に委ねるが，レポートを読む際に知っておきたい解剖図を図4と図5に示す[1]。

文献

1. 的場 俊，他.：Ⅲ肝臓の超音波診断 解剖. 腹部超音波診断ハンドブック―改訂第3版―, 18-19, http://www2.khsc.or.jp/materials_collection/08/08_01.pdf(2017.02.02アクセス)

総論

3 脾腫・吐血

••• Key points •••▶

- 脾腫を認める症例では門脈圧亢進の有無と基礎疾患の鑑別が重要である。
- 食道静脈瘤以外の出血源も念頭に入れて上部消化管内視鏡検査を行う必要がある。

■ 脾臓の解剖と機能

　脾臓は左上腹部，横隔膜直下に位置する臓器であり，網内系臓器としての機能を有する。脾臓には脾門があり，脾臓につながる血管は脾門を経由する。腹腔動脈から分岐した脾動脈は脾門から脾臓に入り，脾静脈に還流する。脾門から出た脾静脈は膵背側を走行し，下腸間膜静脈が合流する。さらに膵頭部付近では上腸間膜静脈に合流し，門脈本幹を形成する。この過程において，胃小彎側からは左右胃静脈が，穹窿部からは短胃静脈，胃大彎側からは左右胃大網静脈も流入する。肝硬変などに伴う門脈圧亢進では，これらの静脈が門脈側副血行路として機能し，発達することで消化管に静脈瘤などを形成しうる。

　表1に脾臓の主な機能を示す。免疫臓器としての機能が臨床的に重要である。脾臓における免疫には自然免疫および獲得免疫のいずれもが関与しているが，主に肺炎球菌，インフルエンザ桿菌，髄膜炎菌などの莢膜を有する病原体に対して，①類洞における食菌作用，②IgM型オプソニン抗体により免疫機能，これらを果たしている。このため脾臓摘出者また無脾症候群では，免疫機能の低下により重篤な感染症を引き起こしうるため，ワクチン接種によるこれらの細菌に対する感染予防が重要となる。

表1　脾臓の主な機能

免疫機能
血球の破壊(老化赤血球など)
造血機能(リンパ球，単球)
血小板，鉄の貯蔵

表2　脾腫をきたす主な疾患

門脈圧亢進	1)肝硬変(ウイルス性肝炎，自己免疫性肝炎，原発性硬化性胆管炎，Wilson病，薬物性肝障害など)
	2)先天性肝線維症
	3)胆道閉鎖症
	4)門脈血行異常症(特発性門脈圧亢進症，肝外門脈閉塞症，Budd-Chiari症候群)
	5)うっ血肝(右心不全，肺高血圧症，Fontan手術後など)
	6)肝静脈閉塞症
	7)脾腫を伴う骨髄増殖性疾患
	8)日本住血吸虫
血液疾患	血液悪性腫瘍，溶血性疾患，本態性血小板血症，真性多血症，サラセミア，遺伝性球状赤血球
免疫疾患	血球貪食症候群，サルコイドーシス，全身性エリテマトーデス，関節リウマチ
感染症	伝染性単核球症，寄生虫疾患(マラリア)
代謝性疾患	ライソゾーム病，アミロイドーシス

小児臨床肝臓学

脾腫の病態と診断

脾腫とは脾臓が腫大した状態を意味するが，その診断においては，後述するspleen index(SI)などの脾臓径の計測に基づいて診断されることが一般的である。乳幼児は啼泣などで腹部診察が困難なことが多く，肝脾腫の発見が遅れる場合があるのでこれを意識した日常診察が望まれる。脾臓の大きさは体格によっても異なるため，触診による評価のみならず，腹部超音波などの画像検査による脾臓径の測定が必要である。また腹部超音波を行う際には，脈管系および肝臓についても併せて評価し，病態を総合的に検討することが重要である。

脾腫の原因を表2に示す。脾腫は門脈圧亢進などの肝疾患によるものだけでなく，血液疾患や代謝性疾患が原因となっている場合もあるため，原因を鑑別することが重要である。

門脈圧亢進による脾腫の場合，門脈圧は通常$200mmH_2O$以上に亢進し，脾静脈の拡張や食道静脈瘤などの発達した側副血行路が認められる。

門脈へとつながる血管には前述の通り，脾静脈や上・下腸間膜静脈のみでなく，左胃静脈や短胃静脈なども流入しており，食道や腎臓周囲の静脈にもつながっている。このため，門脈圧の上昇に伴いこれら静脈のいずれもが圧上昇をきたしうる。

腹部超音波は非侵襲的かつ簡易に行えるのみでなく，得られる情報が多い検査法である。腹部超音波検査による脾臓径の測定および脾腫の診断には，SIやspleen volumetric indexを用いる方法があるが，一般的にはSIが用いられることが多い。古賀により報告されたSIは，脾臓の長径×短径の積(図1)として算出され，これを用いて二村らがわが国の健常小児におけるSI値の基準を発表している[1](表3)[2,3]。

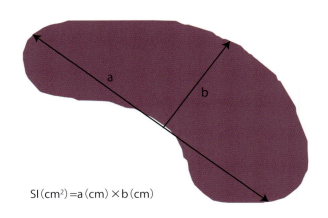

$SI(cm^2) = a(cm) \times b(cm)$

図1　古賀方式による Spleen Index

表3　古賀方式によるSpleen Indexの年齢別男女正常値

年齢	平均±標準偏差(95%信頼区間)	
0～1月	9.4±1.7(6.0～12.9)	
3～4月	11.1±2.0(7.1～15.0)	
5～11月	12.9±2.6(7.4～18.0)	
1歳	15.4±1.9(11.6～19.3)	
2歳	18.2±1.7(14.8～21.)	
3歳	19.1±3.8(11.5～26.8)	
4歳	19.1±3.8(11.5～26.8)	
5歳	19.6±2.9(13.8～25.3)	
	男児	女児
6～8歳	24.7±4.5(15.7～33.7)	23.9±4.2(15.5～32.3)
9～11歳	29.4±5.9(17.6～41.2)	26.1±5.1(15.9～36.3)
12～14歳	34.9±7.1(20.7～49.1)	33.0±6.4(20.2～45.8)

二村ら，1986・1987より引用，一部改変[2,3]

3. 脾腫・吐血

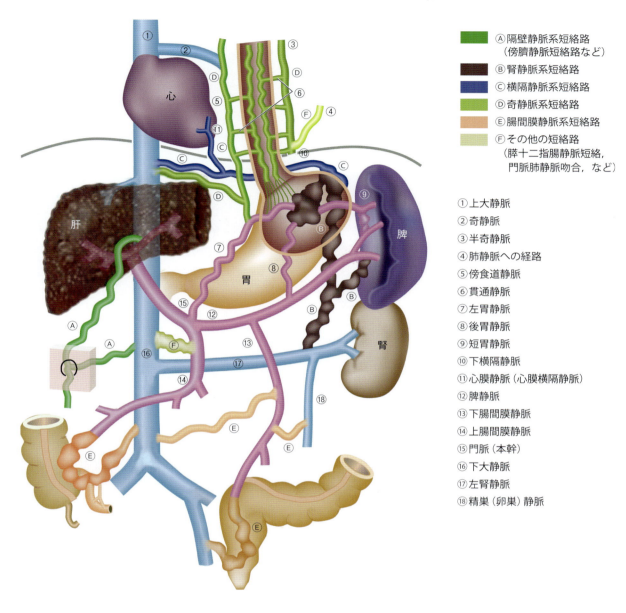

図2 門脈-体循環側副血行路

日本門脈圧亢進症学会，2013より引用，一部改変[4]

　門脈圧亢進に伴って認められる門脈-体循環側副血行路を，図2に示す。こうした側副血行路は大きく分けて，腹壁静脈系，腎静脈系，横隔静脈系，奇静脈系，腸間膜静脈系，その他に分類される[4]。特に，脾静脈と左胃静脈，臍傍静脈，脾腎短絡は腹部超音波検査でも確認しやすい（図3）。脾静脈拡張の基準値は報告されていないが，成人では一般に脾静脈径が10mm以上の場合を拡張と判断することが多い。その他の詳細な血管系評価にはCTによる評価を併せて行う。

　急性肝炎，慢性肝炎・肝硬変，門脈血行異常症などにおける画像所見の詳細については各項に記載するが，肝硬変では肝表面不整や辺縁鈍化，右葉萎縮・左葉/尾状葉腫大，肝実質不均一，腹水な

自験例

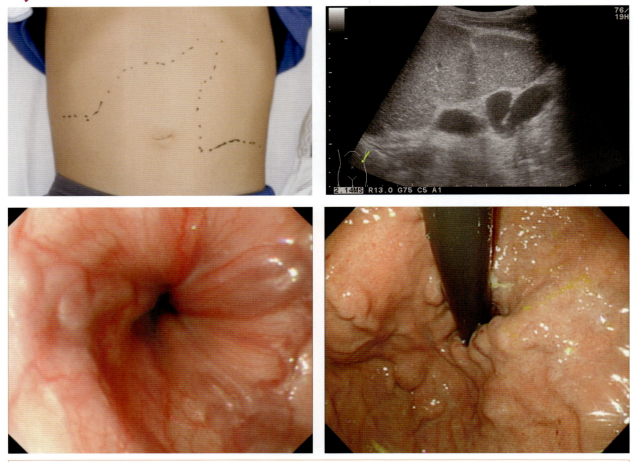

図3 先天性肝線維症に伴う門脈圧亢進症の小児例
a：腹部診察では肝脾腫が認められる。点線は肝臓および脾臓の境界を示す。
b：腹部超音波検査（左季肋下）。脾腫と脾門部近傍に側副血行路の発達を認める。
c：上部消化管内視鏡像。食道静脈瘤LiF2CbRC0。
d：上部消化管内視鏡像。胃静脈瘤Lg-cfF1CbRC0。

どが認められる。急性肝炎では肝腫大や門脈周囲の浮腫性変化を反映したperiportal collar sign，胆嚢壁の浮腫性肥厚などが認められる。門脈血行異常症では，門脈血流の阻害に伴う肝門部への求肝性の側副血行路が増生を反映したcavernous transformationが認められる。Budd-Chiari症候群では肝静脈や肝部下大静脈の閉塞や狭窄が認められる。こうした画像評価を併せて行うことにより，脾腫をきたす門脈圧の亢進がどのような病態に基づくかを鑑別する。

脾腫と吐血

本項では門脈圧亢進症に伴う脾腫，吐血について概説する。門脈体循環短絡に伴う消化管静脈瘤のうち，上部消化管の静脈瘤出血では主に吐血を，空腸から直腸にかけての下部消化管の静脈瘤出血では血便，下血をきたす。

しかし，こうした静脈瘤からの出血以外にも胃十二指腸潰瘍や門脈圧亢進症性胃腸症，胃前庭部毛細血管拡張症からの出血の可能性もある。特に

表4　食道・胃静脈瘤分類

	食道静脈瘤	胃静脈瘤
占拠部位	Ls：上部食道にまで認められる Lm：中部食道まで認められる Li：下部食道にのみ限局	Lg-c：噴門部に限局 Lg-cf：噴門部から穹窿部に連なる Lg-f：穹窿部に限局
形態	F0：治療後に静脈瘤が認められなくなったもの F1：直線的な比較的細い静脈瘤 F2：連珠状の中等度の静脈瘤 F3：結節状または腫瘤状の太い静脈瘤	食道静脈瘤の記載法に準ずる
色調	Cw：白色静脈瘤 Cb：青色静脈瘤	食道静脈瘤の記載法に準ずる
発赤所見	RCにはred wale marking(RWM)，cherry red spot(CRS)，hematocystic spot(CHS)の3つがある。	
	RC0：発赤所見を全く認めない RC1：限局性に少数認めるもの RC2：RC1とRC3の間 RC3：全周性に多数認めるもの	RC0：発赤所見が全く認められない RC1：RWM, CRS, HCSのいずれかが認められる
出血所見	出血中の所見 　湧出性出血 　噴出性出血 　滲出性出血 止血後，間もない時期の所見 　赤色栓 　白色栓	食道静脈瘤の記載法に準ずる
粘膜所見	びらん 潰瘍 瘢痕	食道静脈瘤の記載法に準ずる

日本門脈圧亢進症学会，2013より引用[4]

肝硬変では粘膜微小循環異常をきたすことにより，胃十二指腸潰瘍を発症しやすいことが報告されている。また，肝疾患に伴う凝固能異常や脾機能亢進に伴う血小板低下のため鼻出血しやすいが，鼻出血を嚥下しその後に嘔吐することで吐血と間違われる場合もある。治療方針が大きく異なることから，病態を把握し出血源を同定することが重要である。

食道・胃静脈瘤の分類を**表4**[4]に示す。治療適応の目安として食道静脈瘤では，活動性出血または出血既往，F2以上，RC sign陽性の静脈瘤。胃静脈瘤では，RC sign陽性，F2/3以上，潰瘍の存在，急速に増大する静脈瘤，食道静脈瘤治療後にも残存する静脈瘤となっている。これら以外にも予防的な食道の内視鏡的静脈瘤結紮術(endoscopic variceal ligation：EVL)の有用性について報告されている[5]。

■ 静脈瘤に対する治療

上部消化管の静脈瘤に対する治療は，静脈瘤からの出血を予防することを目的とした非出血時の治療と，出血時の治療に大きく分けられる。

成人では，非出血時の静脈瘤破裂予防にはβblockerの内服や予防的にEVLの有用性が報告されている[6,7]。出血時の治療には主に内視鏡的治療(EVL，内視鏡的食道静脈瘤硬化療法(endoscopic injection sclerotherapy：EIS)，止血用食道ステント留置)が選択されるが，それ以外にSB tubeを用いたタンポナーデ法などがある。小児においては症例数が少ないことから，各治療法の有効性に関する質の高い比較研究が乏しい。

これまでの小児に関する報告によると，門脈圧亢進症を呈した少数例の後方視的検討において，βblockerの内服が静脈瘤破裂の予防的治療として

有効であったとする報告もあるが，治療適応や投与量などについてのコンセンサスは得られていない[8]。また，内視鏡的治療においては，EIS，EVLは出血時の治療としていずれも有効であったが，再出血率はEVLのほうが優位に少なかったとする報告がある[9]。内視鏡的治療でも静脈瘤出血のコントロールが不良な場合には，経頸静脈肝内門脈体循環シャント術(transjugular intrahepatic portosystemic shunt：TIPS)やバルーン閉塞下逆行性経静脈的塞栓療法(balloon-occluded transfemoral obliteration：B-RTO)，外科的治療(Hassab手術)が考慮される。小児においては，症例報告レベルで有用性に関する報告がされている[10]。

上述した治療法は門脈圧亢進症の原因となっている疾患に対する根本的な治療ではないため，原疾患そのものの治療マネージメントや，適切なタイミングで肝移植を実施することを検討しながら行う必要がある。

文献

1. 古賀 孝：脾腫. 超音波診断. 医学書院, 東京, 482-486, 1988
2. 二村 貢, 他.：超音波断層法による小児の脾臓計測 小中学生についての検討. Jpn J Med Ultrasonics 13：24-34, 1986
3. 二村 貢, 他.：超音波断層法による小児の脾臓計測 健常乳幼児についての検討. Jpn J Med Ultrasonics 14：34-40, 1987
4. 日本門脈圧亢進症学会(編)：門脈圧亢進症取扱い規約第3版, 東京, 2013
5. Garcia-Tsao G, et al.：Prevention and management of gastroesophageal varices and variceal hemorrhage in cirrhosis. Hepatology 46：922-938, 2007
6. Conn HO, et al.：Propranolol in the prevention of the first hemorrhage from esophagogastric varices：A multicenter, randomized clinical trial. The Boston-New Haven-Barcelona Portal Hypertension Study Group. Hepatology 13：902-912, 1991
7. Imperiale TF, et al.：A meta-analysis of endoscopic variceal ligation for primary prophylaxis of esophageal variceal bleeding. Hepatology 33：802-807, 2001
8. Giouleme O, et al.：Management of portal hypertension in children with portal vein thrombosis. J Pediatr Gastroenterol Nutr 57：419-425, 2013
9. Zargar SA, et al.：Endoscopic ligation compared with sclerotherapy for bleeding esophageal varices in children with extrahepatic portal venous obstruction. Hepatology 36：666-672, 2002
10. Di Giorgio A, et al.：Feasibility and efficacy of transjugular intrahepatic portosystemic shunt(TIPS)in children. J Pediatr Gastroenterol Nutr 54：594-600, 2012

総論 4

Chance LFD
(chance liver function disorder)

··· Key points ···▶

- スクリーニングなどで偶然ASTやALTなどの値から肝機能異常がみつかることが少なくない。
- ALTはASTより肝特性は高い。ASTやLDHの著明高値は全身疾患の可能性が高い。

■ Chance LFDとは

Chance LFDとは筆者らが使っている造語である。学校検尿などで偶然みつかる血尿や蛋白尿は，それぞれChance hematuria／Chance proteinuriaと呼ばれている。肝胆膵の分野でも，偶然の機会でASTやALTが高いことが診断の端緒となることも少なくない。たまたま検査して肝機能異常がみつかることをChance LFDと命名したところ，最近では主訴をChance LFDとする紹介状を貰うようになった。

小児科の一般診療や救急外来において，血液・生化学的検査をする機会は増えている。多くの施設では血算・生化学的検査のスクリーニング項目に，AST，ALT，総ビリルビンなどの肝機能項目を取り入れている。トランスアミナーゼ値の異常はしばしば感冒などの急性期疾患でみられ，急性感染症に伴う一過性である。しかし，なかにはビリルビンの上昇や凝固異常（プロトロンビン活性の低下）などを伴う急性肝不全例や6カ月以上にわたる慢性的なトランスアミナーゼ値の異常があり，見逃せない例も紛れ込んでいる。

■ 肝機能とは

肝臓は多彩な機能を有し，全心拍血の約25%の血液を受ける巨大臓器でありエネルギーの産生，エネルギーの蓄積，代謝，凝固蛋白合成，体内外由来の有害物質の解毒，胆汁産生や分泌，類洞壁細胞などによる免疫能など多くの機能がある。そのなかの主な機能と検査項目を**表1**に示す。

表1 主な肝機能異常とその指標となる検査項目

肝実質機能	AST，ALT，γ-GTP，LDH(LDH5)，m-GOT，血小板数
蛋白合成	PT延長，アルブミン低値，血小板数低下，ChE低値，低アミノ酸フィッシャー比，BUN低値
胆汁分泌	
ビリルビン	D-BilがT-Bilの15%以上あるはD-Bil 1.5 mg/dL以上
胆汁酸	胆汁酸値，低胆汁酸*(胆汁酸代謝異常)
胆道系酵素など	γ-GTP，低γ-GTP**(PFIC1，2)，ALP(ALP1，2)，LAP
解毒能	アンモニア，アミノ酸異常
網内系	IgG，ZTT，TTT

＊胆汁うっ滞があるにも関わらず胆汁酸低値は胆汁酸代謝異常の可能性がある。
＊＊胆汁うっ滞があるにも関わらずγ-GTPが高値でない場合は進行性家族性肝内胆汁うっ滞症の可能性がある。

小児臨床肝臓学

表2　各組織中のAST, ALT活性

組織	AST	ALT
心筋	187,200	9,840
肝臓	170,000	61,600
骨格筋	118,800	6,200
腎	109,200	26,600
膵臓	33,600	2,800
脾臓	16,800	1,600
肺	12,000	980
赤血球	1,200	230
血清	36	35

（IU/g 湿重量）
ALTはASTに比べると血中半減期が長い（0.7：2.1）

可児里見：愛臨技 臨症化学検査研究班．基礎講座(3)．2007
より引用

■ トランスアミナーゼ

　AST，ALT，LDHなどは逸脱酵素と呼ばれ，肝細胞のみならず全身細胞に含まれている。特に肝臓は血流が豊富であり，肝細胞は類洞と呼ばれる毛細血管に接しているので肝細胞の可溶性分画に存在する各酵素は，肝細胞膜の変化により容易に拡散され血中に放出される。これら逸脱酵素のなかで，ALTはASTよりも肝細胞内の濃度は低いが肝臓以外の組織細胞ではさらに低く赤血球の含有も少ないので溶血の影響をあまり受けず，ASTに比べると肝臓の特異性は高い。**表2**にAST，ALTの各組織の含有を示す。肝臓以外では腎臓でもASTやALTの含有量が多いが，腎炎などでは血中に逸脱せずに尿中に排泄されるので，高値にならないと言われている。

　トランスアミナーゼ値は，乳幼児の場合採血時に機械的な溶血が加わることもあり生理的にやや高く，基準値はない。各施設で決めるべきであるが，健康な乳幼児の採血は困難である。栄養法と肝機能の相違は慎重に判断すべきであるが，母乳栄養児のほうが完全人工栄養児よりトランスアミナーゼ値が有意に高いとする報告がある[1, 2]。ト

ランスアミナーゼ値は，肝臓に限るとウイルス性肝炎や自己免疫性肝炎で肝細胞膜の破壊があると著しく高くなる場合が多い。しかしB型慢性肝炎では肝細胞内に多量に存在するB型肝炎ウイルスに対する免疫反応が弱いので，肝細胞膜の破壊がない場合があり無症候性キャリア状態である。その他に脂肪肝や糖原病などでは，肝細胞内の変性や異常物質の蓄積，肝脂肪代謝停止，類洞の微小循環不全などで異常がみられる。例えばWilson病，遺伝性ヘモクロマトーシス，遺伝性高チロシン血症では肝細胞内にそれぞれ，銅，鉄，フマリルアセト酢酸が蓄積し，アポトーシスや肝細胞膜の破壊・変性によりトランスアミナーゼ値は上昇する。さらに進行すると線維化が見られ，不可逆性の線維化が進展すると肝硬変に至る。

　また，いわゆるReye症候群では有機酸代謝異常などさまざまな原因でミトコンドリア機能に異常をきたし，尿素サイクル機能が停止しアンモニアの処理が不能になる。しかしビリルビン代謝はミトコンドリア機能に依存しないため，肝実質細胞の構造異常もきたさず黄疸は伴わない。例えばGaucher病ではグルコセレブロシドという糖脂質が全身の細網内皮系に蓄積するが，肝臓に限るとKupffer細胞に異常糖脂質が蓄積し腫大して類洞循環障害をきたすと考えられる。

　Chance LFDで発見された肝胆道系の疾患として，自己免疫性肝炎，脂肪肝，代謝性肝疾患などが多い。

■ ASTとALTの不一致

　ASTとLDHがALTに比べて著しく高値の場合は肝疾患でなく全身疾患の可能性が高い。また免疫グロブリン結合AST（マクロASTと呼ばれる）があると代謝速度が遅くなるためAST単独高値の可能性がある。マクロASTは頻度が高いが病的な意義はない。

■ 文献

1. Wu TC, et al.：Differences in serum biochemistry between breast-fed and formula-fed infants. J Chin Med Assoc 74: 511-515, 2011

2. Jorgensen MH, et al.：Does breast feeding influence liver biochemistry? J Pediatr Gasrtoenterol Nutr 37: 559-564, 2003

小児臨床肝臓学

総論 5

黄疸
（janudice）

••• Key points •••▶

- 黄疸は眼球強膜から始まるが，血清ビリルビン値は遅れて発黄（黄疸が出現）する。
- 非抱合型ビリルビンは生化学的に間接ビリルビンで，抱合型ビリルビンは直接ビリルビンである。

■ 黄疸とは

　黄疸とは血液中のビリルビン色素が増加することにより，眼球強膜や皮膚が黄色く染まる現象（黄染）である。新生児期に見られる黄疸には生理的な黄疸があるが，乳児期以降に見られた場合は病的である。黄疸は，年齢，人種，皮膚の色によって目立ちやすさは異なる。黄色人種や年長児では，血清総ビリルビン値が3.0〜5.0mg/dL以上になると他覚的に判断できる。黄疸は貧血があると目立つが，多血の際は目立たない。

■ ビリルビン代謝

　脾臓のマクロファージにより，循環中の寿命が尽きたり，損傷された赤血球が破壊される。赤血球のヘモグロビンはヘム蛋白に由来し，骨髄で破壊された赤血球中のヘモグロビンはヘムとグロビンに分解される。ヘムはヘムオキシゲナーゼによってポルフィリン環が開裂して緑色のビリベルジンに変換され，ビリベルジンはビリベルジンレダクターゼによってビリルビンに還元される。

　このようにヘムから生成されたビリルビンは脂溶性（非水溶性）であり，アルブミンと強く結合して肝臓に運ばれる。この非水溶性ビリルビンは生化学的に間接ビリルビンと呼ばれる。1日のビリルビン生産量は成人では3〜4mg/kg，乳児では6〜8mg/kgである。間接ビリルビンは肝臓の毛

細血管である類洞から肝細胞に取り込まれ，肝細胞内の小胞体に運ばれ，ビリルビンウリジンニリン酸（UDP）グルクロノシルトランスフェラーゼによってグルクロン酸抱合された水溶性の抱合ビリルビン（直接ビリルビン）となる。直接ビリルビンの約80%はジグルクロン酸ビリルビンとしてのトランスポーターであるmultidrug resistance-associated protein2（MRP2）によって毛細胆管に移送・排泄される（図1）。

　胆汁の成分の1つとして十二指腸に排泄された直接ビリルビンは腸内細菌のβ-グルクロニダーゼによって脱抱合され非抱合ビリルビン（間接ビリルビン）に戻り，さらに還元されてウロビリノーゲンとなる。ウロビリノーゲンは無色であるが，酸化するとウロビリンとなり糞便を着色する。

　高ビリルビン血症によりビリルビン色素（黄色）が組織に沈着して黄色になる。ビリルビンは特に弾性線維と親和性が高いため，皮膚，強膜，血管などの弾性線維が豊富な組織に沈着する。なお，すべての黄疸は眼球強膜（結膜）から始まり，黄疸は生化学的にビリルビン値より遅れて変動する。

　血清ビリルビンを高速液体クロマトグラフィーで解析すると4つに分画される。α（アルファ），β（ベータ），γ（ガンマ），δ（デルタ）分画である。これらは，体質性黄疸，溶血性貧血の鑑別診断に有用だとする報告があるが，酵素異常の直接測定法が発達しており，現在では新生児黄疸の領域以外

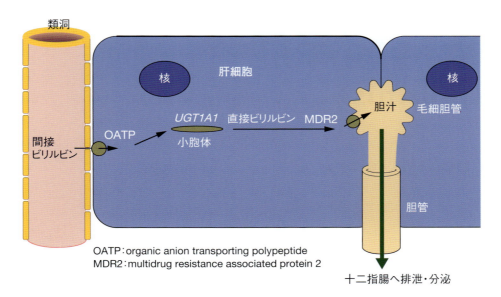

図1 胆汁成分中の1つであるビリルビンの流れ

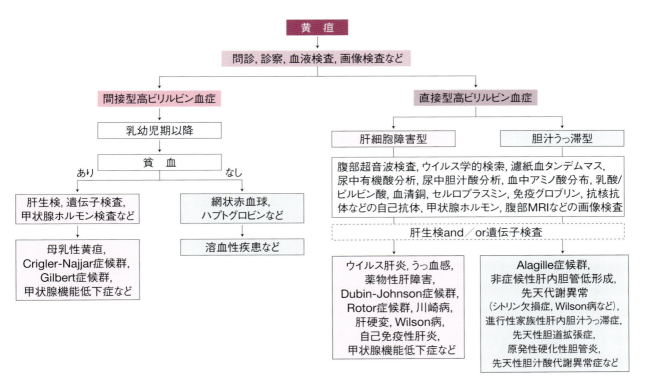

図2 黄疸をみたときの診断フローチャート

はあまり用いられない。

黄疸の鑑別診断の進め方

　黄疸を疑った際は総ビリルビンと直接ビリルビンを測定する。直接ビリルビンが総ビリルビンの15％以上，直接ビリルビンが1.5mg/dL以上の際は直接型高ビリルビン血症と呼ばれる。問診では，便色，尿色，皮膚瘙痒症などの有無が重要である。図2に年長児の黄疸をみたときの診断フローチャートを示す（新生児黄疸の鑑別は89頁図2参照）。

小児臨床肝臓学

総論 6 皮膚瘙痒症
（pruritus）

••• Key points •••▶

- 皮膚瘙痒症からみつかる胆汁うっ滞もある。
- かゆみのため引っ掻くとアトピー性皮膚炎様になる。

■ 皮膚瘙痒症とは

かゆみとは，皮膚，粘膜，上気道，結膜などに生じる不愉快な感覚であり，皮膚疾患の一般的な症状である。皮膚瘙痒感には末梢性と中枢性がある。末梢性は皮膚科的な症状であり，ヒスタミンなどによる末梢知覚神経受容体が刺激されることによる。中枢性の皮膚瘙痒は大脳皮質や視床に存在するオピオイド受容体が関与する。各種の胆汁うっ滞症，特に，原発性胆汁性胆管炎（235頁参照），Alagille症候群（94頁参照），進行性家族性肝内胆汁うっ滞症（99頁参照）などでは強いかゆみのためQOLが悪化することが多い。小児期に皮膚瘙痒を伴うことが多い胆汁うっ滞症とその特徴を表1に示す。同じ疾患であっても皮膚瘙痒を全く訴えない例もある。

胆汁うっ滞による皮膚瘙痒症の多くは中枢性であるが，かゆみのため日常的に引っ掻くと皮膚の結合織が肥厚し，重症のアトピー性皮膚炎のように苔癬化し象皮膚様になることもある（図）。特に無黄疸性の場合は血清ビリルビン値も上昇しないので，γ-GTP，血清胆汁酸，コレステロールなどを検査しないと胆汁うっ滞の存在に気づかない。中枢性の場合のかゆみは全身性であり，手掌，足底，四肢伸側，顔，耳介などが強く，夜間就眠時や夏期に強くなる。皮膚科的に特別な皮膚病は見出せず，かゆみによる掻把でブドウ球菌や連鎖球菌の皮膚炎を惹起することがある。瘙痒症の程度はQOLが低下しない程度のものから，睡眠障害，精神障害などQOLの悪化をきたす例まである。

表1　20歳以下の年齢で皮膚瘙痒がみられる疾患と特徴

疾患	特徴
胆汁うっ滞型薬物性肝障害	黄疸が見られない場合も多い。胆汁酸，γ-GTP，コレステロール，アルカリホスファターゼなどが参考になる。最重症はvanishing bile duct，劇症肝炎である。
進行性家族性肝内胆汁うっ滞症（PFIC）	PFIC 1～3にはそれぞれ良性反復性といわれる型がある。著しい皮膚瘙痒が見られる例が多い。
Alagille症候群	非症候性の小葉間胆管低形成症もある。黄疸を伴わない例が多い。皮膚瘙痒は個人差が大きい。アトピー性皮膚炎と誤診されていたAlagille症候群もある。
原発性胆汁性胆管炎（PBC）	小児期に発症する例もある。原発性胆汁性肝硬変から原発性胆汁性胆管炎に名称が変更された。小児期発症例（自験例）では瘙痒はなかった。
原発性硬化性胆管炎（PSC）	皮膚瘙痒症は個人差が強い。
胆道閉鎖症	外科に転科するまでは皮膚瘙痒が問題になることは少ない。

自験例

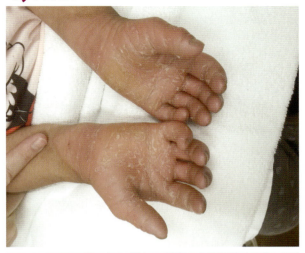

図　苔癬化した皮膚

学童では睡眠障害や学習に集中できないことも多く，学校生活に支障をきたす例もある。判断が難しい乳幼児の胆汁うっ滞による皮膚瘙痒症の程度は，一般的に表2の評価法が使われている[1]。

皮膚瘙痒症のメカニズム

皮膚瘙痒症のメカニズムは複雑であるが，実態が徐々に明らかになってきた。以前はかゆみ刺激を有する未知の抗原があると考え，各種の胆汁酸がその候補にあがったが，血清総胆汁酸と皮膚瘙痒症の相関は証明されていない。

モルヒネ系薬剤は主に癌性疼痛を緩和するために用いられるが，硬膜外麻酔での副作用として瘙痒感を呈することが知られている。オピオイド受容体は3種，μ(ミュー)，κ(カッパ)，δ(デルタ)のサブタイプがある。大脳皮質系や視床のμレセプターを刺激すると疼痛が緩和されるが，このμレセプターを阻害すると，胆汁うっ滞による瘙痒感を改善させることが証明されている[2,3]。このμオピオイド受容体の活性化と競合するκオピオイド受容体を活性化することで，皮膚瘙痒症の改善を図る治療薬であるナルフラフィン塩酸塩(商品名：レミッチ)が2015年度から保険適用され

表2　皮膚瘙痒の程度

Scale	瘙痒の程度
0	瘙痒感なし
1	こすったり，軽く掻く
2	瘙痒痕がつかない程度に掻く
3	瘙痒痕を認める
4	皮膚損傷，出血を伴う

Whitingtonら，1988より引用，一部改変[1]

使用可能になっている。自験例では皮膚瘙痒の強い(表2のかゆみScale3以上)基礎疾患のそれぞれ，Alagille症候群2例，進行性家族性肝内胆汁うっ滞症例の計5例に使用しているが，現在2例に改善を認めている。

また，最近では胆汁うっ滞に関連する皮膚瘙痒症には瘙痒起因物質(pruritogen)の1種にlyso-phosphatiduc acid(LPA)と，その産生酵素のautitaxinが報告されている[3]。まだ一部の研究者(ミュンヘンのグループ)でしか研究されていないが，有望なpruritogenの候補物質である。さらに胆汁うっ滞の瘙痒感を有する患者血清でautotaxinが上昇し，これはリファンピシンがautotaxinを抑制することで皮膚瘙痒症を改善するという報告がある[4,5]。

また，胆汁うっ滞そのものを改善させる治療薬としてフェニル酪酸ナトリウム(4PB)が開発中である[6]。これは胆汁酸トランスポーターであるbile salt export pump(BSEP)の発現を増加させることが知られており，4PBはほかの胆汁うっ滞性疾患による同様の皮膚瘙痒感の改善にも期待が寄せられている。

文献

1. Whitington PF, et al.：Partial external diversion of bile for the treatment of intractable pruritus associated with intrahepatic cholestasis. Gastroenterology 95：130-136, 1988
2. Suchy FJ, et al.：Liver Disease in Children. 4th ed, Cambridge University Press, London, 118-119, 2014

小児臨床肝臓学

3. 長谷川泰浩：皮膚搔痒症. 小児内科 48：838-842, 2016

4. Beuer U, et al.：Pruritus in cholestasis：facts and fiction. Hepatology 60：399-407, 2014

5. Hintermair C, et al.：Speficic threonine-4 phosphorylation and function of RNA polymerase Ⅱ CTD during M phase progression. Sci Rep 6：27401. doi: 10.1038/srep27401

6. Hayashi H, et al.：4-phenylbutyrate enchances the cell surface expression and the transport capacity of wild-type and mutated bile salt export pumps. Hepatology 45：1506-1516, 2007

総論 7 意識障害
－ 急性肝不全を疑う所見 －

••• Key points •••▶

- 「先手必勝！」，お手つきあり。
- 小児の意識障害は評価が難しいが，明らかな意識障害があれば，過剰診断であっても内科的に救命するために治療開始を優先する。
- 病気にかかる前の患児の状態を家族から問診し，小児の肝性脳症の評価スケールを用いて評価を行う。

■ 急性肝不全に伴う意識障害

2011年にわが国における急性肝不全の定義が"正常肝ないし肝予備能が正常と考えられる肝に肝障害が生じ，初発症状出現から8週以内に，高度の肝機能異常に基づいてプロトロンビン時間が40%以下ないしはINR値1.5以上を示すもの"と発表された[1]。それ以前，わが国では1981年の犬山シンポジウムにおける劇症肝炎の診断基準に基づき調査が行われてきた。この旧診断基準では，病理組織学的にリンパ球浸潤などの肝炎所見を呈する急性肝不全に限定しており，薬物中毒，循環障害，術後肝不全，妊娠脂肪肝など，肝炎所見を呈しない急性肝不全は劇症肝炎から除外してきた。

一方，欧米では劇症肝炎のみでなく，急性肝不全を調査対象としてきたため疫学的データを比較する場合には注意する必要がある。

小児の急性肝不全では，代謝異常など肝炎以外の原因も多くみられることから筆者らは従来「劇症肝不全」という用語を用いてきたが，本項では2011年のわが国における急性肝不全診断基準に基づき，昏睡Ⅱ度以上の肝性脳症を呈するものを「急性肝不全昏睡型」，および肝性脳症を認めない，もしくは昏睡Ⅰ度の肝性脳症を呈するものを「急性肝不全非昏睡型」とする。

急性肝不全による意識障害は，肝細胞の広範な壊死脱落による肝細胞機能不全から生じる狭義の肝性脳症と，肝細胞の破壊は高度でないにも関わらず先天代謝異常や高サイトカイン血症により意識障害をきたす広義の肝性脳症に分類される。

狭義の肝性脳症では，肝疾患に起因するさまざまな精神・神経症状を指し，急性肝不全による高度の肝細胞機能異常による代謝異常を反映している。広義の肝性脳症では肝細胞での代謝に必要な酵素欠損，もしくは機能低下により産生された物質による意識障害や炎症性サイトカインによる星状膠細胞の膨化による意識障害などであり，病態が異なる。しかし，臨床的には意識障害にトランスアミナーゼ値の上昇が伴っており，両者の鑑別は困難な場合がある。尿素サイクル異常症による高アンモニア血症などの代謝異常，ミトコンドリア病，血球貪食症候群などの高サイトカイン血症，拡張型心筋症・心筋炎などの心不全，これらのような肝臓以外の臓器障害や全身疾患による意識障害を鑑別する必要がある。急性肝不全の成因を図1に示す[2~5]。

アンモニアは代表的な肝性昏睡物質と考えられており，星状膠細胞の腫大を起こすことが病態と

小児臨床肝臓学

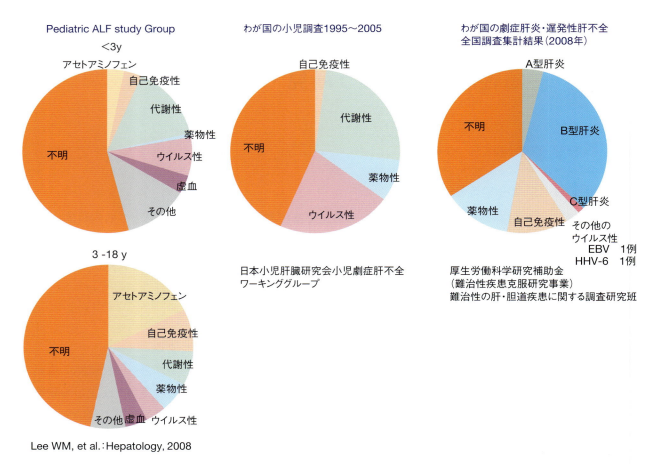

図1　各グループによる急性肝不全の成因

表1　肝性脳症の新しい分類

肝性脳症型	名称		亜分類	亜区分
A	急性肝不全に関連する脳症			
B	門脈-大循環シャントに関連する脳症で基礎疾患として肝細胞障害を伴わない			
C	肝硬変に関連する脳症で門脈圧亢進や門脈大循環シャントを伴う		間歇性脳症 持続性脳症 潜在性脳症	誘因がある 自発性* 再発性 軽度 高度 治療依存性

*誘因と考えられるものがない。

Ferenciら，2002より引用，一部改変[7]

して想定されている。アンモニア以外の肝性昏睡物質である，活性酸素，内因性ベンゾジアゼピン，炎症性サイトカイン，低ナトリウム血症なども脳内の星状膠細胞を腫大させ，肝性脳症は多因子の複合的要因によると考えられている[6]。

2002年に世界消化器病学会より新しい肝性脳症の分類が発表された(表1)[7]。この分類は，A：急性肝不全による脳症，B：門脈-大循環シャントによる脳症，C：肝硬変による脳症と，病態により大きく3つに分類されており，臨床的にも合理的な

分類である。肝不全患児では，感染，便秘，高蛋白食，腹水の急速な除去，利尿薬の過剰投与，低ナトリウム血症，鎮静薬の使用，消化管出血などを誘因として急速に肝性脳症が進行することがあり，新分類はこれら肝性脳症の誘因にも考慮している。

診 断

急性肝不全に至る原因はさまざまであるが，特に乳幼児では意識障害の評価が難しく，軽度の肝性脳症は過小評価され病初期に見逃されている可能性がある。家族に対しいつもとどこが異なるかを問診し，いつも元気な子がおとなしい，人の名前をよく間違えるようになった，折り紙やビーズなどが好きだった子ができなくなった，などというような手の巧緻性の低下などの問診結果と，脳波所見などを合わせ，慎重に判定する。

肝性脳症は，精神症状と神経学的症状に大きく分類される。

▷ 精神症状

睡眠パターンの変化や感情の変化・不安定・動揺などに始まり，記銘力，見当識障害，幼児化，幻覚・錯覚，興奮，せん妄，錯乱，異常行動，短時間の茫然発作，昏睡に至るような広いスペクトラムがみられ，わが国では表2のように分類[8]されている。肝性脳症Ⅰ～Ⅱ度はミニマル肝性脳症（minimal hepatic encephalopathy：MHE）とも呼ばれ，脳症の判定は難しい。

▷ 神経症状

構音障害，嚥下困難，羽ばたき振戦，運動失調，筋硬直，Babinski反射などの病的反射，尿・便失禁などがみられる。特に羽ばたき振戦は，肝性脳症Ⅱ～Ⅲ度において特徴的であり，両前腕を張り出すように伸展し，手関節を強く背屈させることにより出現しやすくなる。また高次機能障害の判定には，簡単な図形を真似して描く，number conection test(円で囲まれた数字を順番に線

表2　わが国における肝性昏睡度分類の小児（年長児と乳児）と成人の比較

意識障害（昏睡度）	成人	年長児	乳児
Ⅰ	睡眠-覚醒リズムの逆転，多幸気分，ときに抑うつ状態，だらしなく，気にとめない状態	意識が清明であるとは言えない	あやすと笑うが，声を出して笑わない あやしても笑わないが視線は合う 母親と視線が合わない
Ⅱ	指南力（時，場所）障害，物を取り違える(confusion)異常行動 ときに傾眠状態（普通の呼びかけで開眼し，会話ができる），無礼な言葉があったり，医師の指示に従わない，または従えない（簡単な命令には応じる）	見当識障害がある 自分の名前，生年月日が言えない 合目的な運動（例えば右手を握れ，離せ）をする 言葉も出るが，間違いも多い	母親と視線が合わない 飲み物を見せると飲もうとする，あるいは乳首を見せれば欲しがって吸う 呼びかけると開眼して目を向ける
Ⅲ	しばしば興奮状態またはせん妄状態を伴い，反抗的態度をみせる 嗜眠状態（ほとんど眠っている） 外的刺激で開眼しうるが，医師の指示には従わない，または従えない（簡単な命令には応じる）	簡単な命令に応ずる（例えば握手），呼びかけを繰り返すとかろうじて開眼する	呼びかけを繰り返すとかろうじて開眼する
Ⅳ	昏睡（完全な意識の消失）	痛み刺激でも覚醒しないが，顔をしかめたり，払いのけようとする	
Ⅴ	深昏睡 痛み刺激にも全く反応しない	痛み刺激に全く反応しない	

十河ら，2010より引用[8]

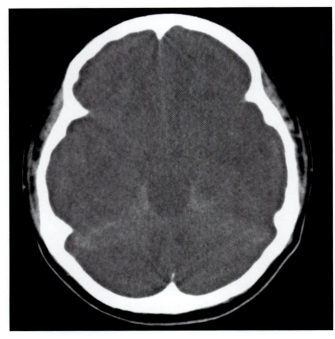

🔊 自験例

図2　女児13歳，急性肝不全昏睡型（肝性昏睡Ⅳ度）

両側シルビウス裂が不明瞭化し，迂回槽などの脳槽や両側小脳橋角槽，大脳縦裂内でびまん性に高吸収域を認める。脳実質は全体的に脳溝が不明瞭となり，実質のdensity低下が著明

で結んでいく），文字を書かせるなどがあり，脳症の進行とともにこれらがスムーズにできなくなる[6]。MHEでは手の巧緻性の低下がみられるとも言われている。

■ 画像診断

　肝性脳症が進行すると，脳にびまん性の浮腫が見られる。多くは可逆性であるが，進行すると最終的に，脳ヘルニア，虚血による脳梗塞，出血などの非可逆的な所見がみられる（図2）。意識状態の変化がみられた場合には，頭蓋内病変を除外する目的で脳CTあるいはMRIを施行する。急性肝不全児では入院時に必ず脳CTを行う。

　トランスアミナーゼ値は肝疾患以外でも上昇するため，肝細胞の破壊により上昇したのか，ほかの臓器障害を反映した上昇なのか判断に迷うことがある。このような場合には，腹部超音波やCTなどで内部構造を評価したり，肝容量を測定したりすることで病態を把握する。また^{99m}Tc-GSA肝シンチグラフィは残存肝実質細胞を定量的判定できるので，肝予備能の評価に有用であり[9]（図3），肝予備能低下がないにも関わらず高度の意識障害が見られる場合には，先天代謝異常や高サイトカイン血症など，肝細胞障害以外の原因による意識障害を疑う。

■ 血液・髄液検査・骨髄検査

　アンモニアは中枢神経に直接作用する肝性昏睡物質の代表であり，肝性脳症を疑った場合には必ず検査をする。しかし，アンモニアが低値だからと肝性脳症を否定してはいけない。同時に血中・尿中アミノ酸，血液ガス，血糖，乳酸・ピルビン酸を測定し，代謝疾患による意識障害を鑑別する。血清フェリチン，可溶性インターフェロン-2セレプター，尿中β_2-ミクログロブリン，FDP，Dダイマー，アンチトロビンⅢなどの，いわゆるサイトカイン誘導蛋白を測定し，血球貪食症候群をはじめとした高サイトカイン血症による意識障害を鑑別する。骨髄穿刺は血球貪食症候群やニーマン・ピック病C型の鑑別に有用である。フィッシャー比は血漿中の分岐鎖アミノ酸（BCAA）（バリン，ロイシン，イソロイシン）/芳香族アミノ酸（フェニルアラニン，チロシン）のモル濃度比であり，肝不全時には1.0以下に低下する。

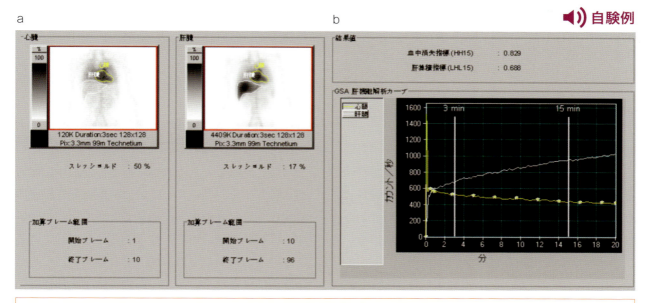

図3 女児8歳，急性肝不全昏睡型の^{99m}Tc-GSA肝シンチグラフィ
心臓と肝臓にそれぞれROI（関心領域）を設定し（a），time-activity curveを作成する（b）。3分と15分の時点での心臓と肝臓のカウント値から，HH15およびLHL15を計算する。本症例ではHH15 0.829，LHL15 0.688と高度の肝細胞機能障害を認めた。

■ 管理・治療

肝性脳症の治療の目標は，速やかに意識を覚醒させること，神経学的後遺障害を残さないことである。治療は肝不全をきたす原因に対する治療，増悪因子（脳症の誘因）や，昏睡物質の除去および産生抑制が中心である[5]。

▶ 全身管理

II度以上に脳症が進行した場合，もしくは進行が予測される場合は集中治療室での管理が望ましい。III度以上に進行した場合には気管内挿管による呼吸管理も必要となる。入院後は脳浮腫治療として，わが国では濃グリセリン（商品名：グリセオール）が使用されることがあるが，グリセオール®は肝臓での脂肪代謝に影響し，ミトコンドリアのエネルギー産生の負担となり，高アンモニア血症や乳酸アシドーシスを助長させる危険があるため，使用しない。D-マンニトール 0.5～1.0g/kg/回を20～30分で1日3～6回点滴静注するが，D-マンニトールは浸透圧利尿作用があるので，腎不全による無尿・乏尿時には使用しない。頭蓋内圧を下げるため，頭部は中立位に維持し，ベッドは頭部を30度挙上する。これは誤嚥性肺炎のリスクを減らす効果もある。Trendelenburg体位（骨盤高位），頭部屈曲，頭部回旋，背臥位への，突然の体位変更は頭蓋内圧を上げるため極力避ける。

過剰な水分は，脳浮腫や肺水腫の誘因となるので，水分摂取量は前日尿量＋不感蒸泄量が基本である。体重測定は毎日行い，急激な体重増加や水分摂取量が前日尿量＋不感蒸泄量を超える場合には利尿薬の投与や血液濾過透析で除水する。

▶ 栄養

意識障害のため経口摂取が困難な場合は中心静脈栄養で，ブドウ糖を中心に最低でも35kcal/kg/日（成人では2,000kcal）程度は投与する。肝性脳症の急性期には腸管内でのアンモニア産生抑制のため，蛋白摂取は1.0g/kg/日（成人では40g/日）に制限するが，肝性昏睡より回復したら

可能な限り速やかに蛋白制限を解除する[6, 7]。筆者らは代謝モニターで基礎代謝量を測定し，栄養サポートチームの協力を得て，必要栄養量を決定する。

▶ 腸内殺菌

ウレアーゼ産生腸内細菌を減らす目的でカナマイシン50〜100mg/kg/日（成人量2〜4g/日）を投与することがある。カナマイシンは腸管非吸収性であるが，長期投与では聴神経障害や腎障害などの副作用がみられることがあり，また非吸収性抗菌薬投与を支持する十分なエビデンスはないためルーチンでは投与しない。bacterial translocation予防のためには，硫酸ポリミキシンBおよびアムホテリシンBを経口的に投与する。

▶ 緩下剤

急性肝不全における肝性昏睡ではラクツロース投与を推奨する十分なエビデンスはない。ラクツロース投与により，かえって腸管ガスによる腹部膨満を増強させ，移植時の術野をさえぎることがある。さらに肝性脳症が進行した患者では，気管内挿管前に誤嚥のリスクがあるためラクツロースの経口または経管チューブからの投与はすべきではない。腸管蠕動が低下している場合には，1日2〜4回のグリセリン浣腸もしくは炭酸水素ナトリウム・無水リン酸二水素ナトリウム坐剤（商品名：新レシカルボン坐剤）挿肛を行い，排便を促す。

▶ 分岐鎖アミノ酸製剤

肝性脳症に対する分岐鎖アミノ酸（BCAA）の点滴静注の効果については，いまだ結論が得られていない。特に劇症肝炎ではフィッシャー比が低下していても，BCAAはむしろ増加している例もあるので急性肝不全には禁忌とされているが，アミノ酸分析を評価してから投与することもある。

▶ 人工肝補助療法

急性肝不全では，肝性脳症原因物質を除去する目的で血漿交換や濾過透析が必要となる場合がある。濾過透析は，血流量，濾過量，透析量など，通常の腎不全の設定とはかなり異なるため経験のある施設で行うべきである。

人工肝補助療法・血液浄化療法の目的は，①肝性昏睡起因物質やビリルビンなどを除去，②肝合成能低下により不足する凝固因子などの補充，③サイトカインなど臓器不全の原因となるhumoral mediatorの除去，④水分・電解質の補正，などがあげられる。人工肝補助療法・血液浄化療法導入のタイミングについては，軽度で肝性脳症の判定が困難な乳幼児例においては迷うことが多いが，肝補助療法の目的を考えることが重要である。すなわち血漿交換は，凝固因子の補充やビリルビン除去には優れているが，肝性昏睡起因物質は小〜中分子と考えられており，血漿交換単独ではその除去は不十分である。肝性脳症が明らかでなくても，プロトロンビン時間活性<40%以下の症例ではビタミンK2 10mg iv×3日間行い，プロトロンビン時間が改善しない場合には血漿交換を行う。

わが国の内科領域では前希釈オンラインHDFが急性肝不全の血液浄化療法の標準治療になりつつある[5]。昏睡からの覚醒率も90%以上であり，今までは肝性昏睡のため，患者自身が肝移植を含む治療の決定に関与できなかったが，現在ではオンラインHDFにより，肝性昏睡から覚醒させたうえで，患者からインフォームド・コンセントを得る時代になってきている。小児急性肝不全患児でも体重30kg以上であれば，オンラインHDFは施行可能と思われる。筆者らの施設で用いている血液浄化療法導入プロトコールを図4に示す。

小児では血液浄化療法の成否を左右するのは何と言ってもブラッドアクセスの確保である。血液浄化用のブラッドアクセスは大腿静脈から，高カロリー輸液用には内頸静脈から挿入する。小児は血管径が細いため，サイドホール型のカテーテルでは脱血不良となりやすい。したがってエンドホール型のカテーテルを用いる。

7. 意識障害 – 急性肝不全を疑う所見 –

小児人工肝補助療法導入プロトコール　持続濾過透析（済生会横浜市東部病院）

小児人工肝補助療法プロトコール・CHDF

体重 （kg）	カテーテル （Fr）	血流量[*1] （ml/min）	開始時フサン[*2] （mg/hr）	透析液流量[*3] （L/hr）	補液流量 （L/hr）	膜[*4]	回路[*5]
5.0～8.9		30		1.8		AEF-03 (PV:25ml) CH-0.6N (PV:38ml)	
9.0～10.9	7	35	5	2.1	0.1		
11.0～13.9		40		2.4			
14.0～16.9	8	50	10	3.0	0.3	AEF-07 (PV:52ml) CH-1.0N (PV:58ml)	CHDF-P21 (PV:37ml)
17.0～19.9		60		3.6			
20.0～23.9	10	70	15	4.0	0.5 (AEF-10) 0.3 (CH-1.0N)	AEF-10 (PV:74ml) CH-1.0N (PV:58ml)	
24.0～26.9		80					
27.0～29.9		100					
30.0～	10 or 12	100	20 以上	4.0 又は HDF			CHDF-21B

＊1　血流量は 3～4ml/kg/min とする。

＊2　抗凝固薬はフサンとし 0.5mg/kg/hr 程度から開始、血液回路 V 側の ACT が 200sec となるよう調節する。

＊3　透析液流量は I ～Ⅲ度昏睡で ×1.0、Ⅳ度昏睡で ×1.5、V度昏睡で ×2.0とし、4.0L/hr を上限とする。
　　　重症度・意識状態などを勘案し、特に 20kg 以上の症例では HDF も考慮する。

＊4　膜は透析液流量に応じて適宜サイズアップすることとし、体重 14.0kg 以下でも透析液流量 3.0L/hr 以上の場合は
　　　AEF-07 又は CH-1.0N を使用する。サイトカイン吸着を目的とする場合は PMMA 膜を選択する。

＊5　血液浄化装置はプラソート iQ21 を、回路は専用回路を使用する。

プライミングについて

①**原則 20kg 以下は RCC-LR プライミング返血なし。**但し、バイタルが安定していれば、アルブミンプライミング、生食プライミングも OK とする。血行動態が不安定な場合は RCC-LR：25％アルブミン＝3：2でプライミング（Ht30～40％、Alb10％の溶液）をすることも考慮する。**プライミングに使用する RCC-LR は必ずカリウム除去フィルターにてカリウム除去したものを使用する。**

②CHDF 回路の加温器は透析液ラインに接続する。

ヘパロックについて

　青のヘパリンロックシリンジ（10U/ml）を A・V それぞれ 1 本ずつ使用する。

抗凝固薬

　基本はメシル酸ナファモスタット（フサン）を使用するが、フサンのみで十分な抗凝固作用が得られない場合にはダナパロイドナトリウム（オルガラン）を併用する。頻回に回路凝固を繰り返し、かつ AT 活性が低い場合（60％以下）には AT-Ⅲ製剤（ノイアート）も併用することとする。

	抗凝固薬	単位		開始量	最大投与量
基本薬	フサン	（mg/kg/hr）		0.5	1.0
併用薬	オルガラン	（U/kg/hr）	（無尿）	3	5
			（有尿）	4	6

図4　小児人工肝補助療法導入プロトコール：持続濾過透析

小児臨床肝臓学

小児人工肝補助療法導入プロトコール　血漿交換（済生会横浜市東部病院）

小児人工肝補助療法プロトコール・血漿交換

体重 （kg）	カテーテル （Fr）	置換液量*1,5 （U）	QB*2,5 （ml/min）	開始時フサン*3 （mg/hr）	膜	回路*4
5.0〜8.9	7	10	30	5	OP-02W （PV:25ml）	PE-P21 （PV:37ml）
9.0〜10.9	7	15	35	5	OP-02W （PV:25ml）	PE-P21 （PV:37ml）
11.0〜13.9	7	15	40	5	OP-02W （PV:25ml）	PE-P21 （PV:37ml）
14.0〜16.9	8	20	50	10	OP-02W （PV:25ml）	PE-P21 （PV:37ml）
17.0〜17.9	8	20	60	10	OP-02W （PV:25ml）	PE-P21 （PV:37ml）
18.0〜19.9	8	25	60	10	OP-02W （PV:25ml）	PE-P21 （PV:37ml）
20.0〜22.9	10	25	70	15	OP-05W （PV:55ml）	PE-P21 （PV:37ml）
23.0〜23.9	10	30	70	15	OP-05W （PV:55ml）	PE-P21 （PV:37ml）
24.0〜26.9	10	30	80	15	OP-05W （PV:55ml）	PE-P21 （PV:37ml）
27.0〜29.9	10	35	100	15	OP-05W （PV:55ml）	PE-P21 （PV:37ml）
30.0〜	10 or 12	40	100	20 以上	OP-05W	PE-21

＊1　置換液量は 100−150ml/kg/回とし、重症度・凝固能・意識状態などを勘案し、決定する。
　　　但し、上限は 40 単位とする。

＊2　血流量は 3〜4ml/kg/min とする。

＊3　抗凝固薬はフサン、0.5mg/kg/hr 程度とし、直前まで CHDF を施行していた場合はこのときの
　　　フサン流量に準じる。

＊4　血液浄化装置はプラソート iQ21 を、回路は専用回路を使用する。

＊5　施行時間は血漿分離速度 16％で 3.0〜4.0 時間、20％で 2.5〜3.0 時間となる。

プライミングについて

①**原則 20kg 以下は RCC-LR プライミング返血なし。**但し、バイタルが安定していれば、アルブミンプライミング、生食プライミングも OK とする。血行動態が不安定な場合は RCC-LR：25％アルブミン＝3：2でプライミング（Ht30〜40％、Alb10％の溶液）をすることも考慮する。**プライミングに使用する RCC-LR は必ずカリウム除去フィルターにてカリウム除去したものを使用する。**

②PE 回路の置換液ラインも生食から置換液にプライミングし直して開始する。

抗凝固薬の溶き方

体重 （kg）	開始時フサン （mg/hr）	シリンジ速度 （ml/hr）	フサン 50mg （バイアル）	5％ブドウ糖液 20ml （アンプル）
5.0〜13.9	5	2.0	1	1
14.0〜19.9	10	2.0	2	1
20〜30	15	2.0	3	1

ヘパロックについて

　青のヘパリンロックシリンジ（10U/ml）を A・V それぞれ 1 本ずつ使用する。

図4　小児人工肝補助療法導入プロトコール：血漿交換

合併症とその対策

高度の脳症が持続すると，脳症から覚醒後も神経学的後遺症を残す可能性があるため，速やかな覚醒を目指す。

また，肝臓には網内系細胞の80％が存在するとも言われており，肝不全は免疫不全状態とも考えられる。したがって感染には常に留意する必要がある。また肝肺症候群や肝腎症候群などを発症した場合には，移植外科と相談し移植の時期を逸しないように留意する。

文 献

1. 持田 智, 他.：我が国における「急性肝不全」の概念，診断基準の確立：厚生労働省科学研究費補助金（難治性疾患克服研究事業）「難治性の肝・胆道疾患に関する調査研究」班，ワーキンググループ-1，研究報告. 肝臓 52: 393-398, 2011

2. Lee WM, et al.：Acute liver failure: Summary of a workshop. Hepatology 47：1401-1415, 2008

3. 乾 あやの，他.：本邦における小児期の劇症肝不全. 日腹部救急医会誌 29：583-589, 2009

4. 坪内博仁.：劇症肝炎及び遅発性肝不全（LOHF：late onset hepatic failure）の全国集計（2008年）. 代表研究者 坪内博仁. 厚生労働科学研究費補助金（難治性疾患克服研究事業）. 難治性・胆道疾患に関する調査研究. 平成21年度. 総括・分担研究報告書：95-106, 2010

5. 十河 剛, 他.：小児急性肝不全の内科的治療戦略. 日児誌117：718-731, 2013

6. Häussinger D, et al.：Pathogenetic mechanisms of hepatic encephalopathy. Gut 57：1156-1165, 2008

7. Ferenci P, et al.：Hepatic encephalopathy--definition, nomenclature, diagnosis, and quantification: final report of the working party at the 11th World Congresses of Gastroenterology, Vienna, 1998. Hepatology 35：716-721, 2002

8. 十河 剛, 他.：幼少期の肝疾患 小児の急性肝不全. 日本臨牀別冊肝・胆道系症候群Ⅰ肝臓編（上），日本臨牀社，東京，582-587, 2010

9. 十河 剛, 他.：肝機能検査RIを用いた肝予備能検査. 小児内科32：729-731, 2000

内科医／移植外科医へのメッセージ

● 小児の急性肝不全の成因は多様である。

● 病名診断にこだわると治療の機会を逃し，内科的救命が困難になるため，まずは病態を把握し，病態に応じた治療を積極的に開始することで肝移植を回避できるということを知ってほしい。

小児臨床肝臓学

総論 8
肝生検の適応，禁忌，方法

••• Key points •••▶

- 肝組織の評価は確定診断だけではなく病態や予後を判定するうえで重要である。
- 原因不明の場合は必ず電子顕微鏡検査も行う。

■ 意 義

　肝生検は侵襲的な検査方法であり，常に合併症を考慮しながら施行しなくてはならない。

　肝生検で得られた肝組織は，今まで診断できなかった疾患あるいは解明できなかった病態を形態学的な側面からわかりやすく呈示してくれる。病態・原因・予後などを評価するためには，基礎となる肝組織の存在が必須である。

　肝生検の施行者は，その意義を十分に理解したうえで肝生検に臨むべきである。そのために各症例での組織学的検討事項を病理依頼票に明確に記載することが必要であり，できあがった組織を病理医と検討することも病態解明につながる。

　原因や病態が不明な場合は，必ず電子顕微鏡検査も依頼する。

　一見すると開腹肝生検は，針生検よりも採取量が多いため情報量も多いと考えられやすいが，肝被膜下の組織はアーチファクトが多く，診断に至らない症例が多い。筆者らは，他施設で開腹肝生検を行う場合は，開腹でも深部を採取できるので針生検を行ってもらうように依頼している。

■ 適 応

　小児における肝生検の目的は，大きく2つに分かれる。すなわち，①病態の解明ならびに診断，②疾患の活動性や進行度の評価，である。

表1　胆汁うっ滞性肝障害

胆道閉鎖症
Neonatal intrahepatic cholestasis by Citrin deficiency（NICCD）
Alagille 症候群
良性反復性肝内胆汁うっ滞症
進行性家族性肝内胆汁うっ滞症
非症候性胆管減少症
新生児肝炎症候群
新生児ヘモクロマトーシス
ニーマンピック病C型
ミトコンドリア病
薬物性肝障害
硬化性胆管炎
肝移植関連

▷ 胆汁うっ滞

　表1に筆者らが肝生検により診断ができた主な疾患を示す。ここで示す疾患の多くは，新生児期から乳児期の黄疸の有無に関わらず，胆汁うっ滞を呈することが多い。遺伝子診断技術の発展により，組織学的検討を行わなくても確定診断ができるようになってきたが，遺伝子学的に診断の困難な症例も多く，組織学的に電子顕微鏡による診断を加えることで，たとえ確定診断ができなくとも，代謝疾患なのか，感染症なのか，病変の主座がどこにあるのか，胆管障害があるのかなどを把握することができる。この結果，"新生児肝炎症候群"や"非症候性胆管減少症"は極めて少なくなった。

表2　慢性肝機能異常

免疫
自己免疫性肝炎
硬化性胆管炎
代謝および遺伝
Wilson病
糖原病
シトリン欠損症
ライソゾーム病（Pompe病，ライソゾーム酸性リパーゼ欠損症）
脂質代謝異常（脂肪肝を含む）
ミトコンドリア病
フィブリノーゲン蓄積病
Alagill症候群
感染症
B型肝炎ウイルス
C型肝炎ウイルス
サイトメガロウイルス
EBウイルス
その他
薬物性肝障害
肝移植関連

▶ 慢性肝機能異常（通常は6カ月以上にわたるトランスアミナーゼの異常）

黄疸（高ビリルビン血症）を合併しないトランスアミナーゼ値の高値は6カ月以上の経過観察を行い，異常が持続する場合に肝生検の適応となる。いったん基準値になっても再度上昇することがあり，連続的に6カ月間のトランスアミナーゼ値を観察することが重要である。**表2**に適応疾患を示す。脂質代謝異常については，非アルコール性脂肪肝疾患以外は確定診断に至らない場合が多く，脂肪染色や電子顕微鏡所見で脂肪沈着が肝細胞内に見られることが特徴である。

このように，診断に至らなくとも臨床経過と病理組織を併せて検討していくことは将来の病態解明に重要な役割を果たす。慢性肝機能異常の終末像は肝硬変である。肝硬変に至ってから原疾患を特定するのは非常に困難である。

▶ 急性肝不全

急性肝不全には，肝移植でしか救命できない予後不良な疾患群が存在する。

表3　急性肝不全の成因

自己免疫性肝炎
若年性特発性関節リウマチ関連
肝炎関連再生不良性貧血
ミトコンドリア異常症
EBウイルス感染症
薬物性
川崎病

表3に急性肝不全の成因を示す。早期に肝生検を行うことで，成因の予測や病態の把握が可能であり，治療戦略にも役立つ。急性肝不全の診療に肝組織を検討することは重要である。

■ 禁 忌

以前は，悪性腫瘍，骨髄移植後，非代償性肝硬変などが禁忌とされていた。しかし医療技術の向上により，現在はこのような疾患でも禁忌となっていない。欧米ではINR>1.5，血小板数が5万/mm^{3}の症例を禁忌としながらも，新鮮凍結血漿あるいは血小板の投与で検査値を補正してから肝生検を行っている[1, 2]。筆者らも基本的には同様の適応で，肝生検をリアルタイムの超音波ガイド下で行っている。しかし急性肝不全の症例は，人工肝補助療法を行いながら上記の値より改善した時点で肝生検を行うことはあるが，血小板輸血や新鮮凍結血漿を投与して検査値を補正しながら肝生検を施行することはない。Fontan手術後などの心疾患関連で抗凝固薬を服用している症例については，出血時間を測定するとともに小児循環器専門医と緊密に連携をとりながら適応を決めている。あらかじめミトコンドリア異常症が疑われる症例では，筆者らは肝生検での診断は行わない。

■ 手 技

▶ 生検針

生検針には，Menghini針とTrucut針がある。Menghini針は検体が長く採取できる利点があるが，肝硬変や線維化の強い症例では線維組織が吸引圧で断片化してしまうため，サンプリングエラーが多

い。一方，Trucut針は外筒が刃になっており，内針の陥凹部に検体が採取されるためサンプリングエラーが少ないので，筆者らはTrucut針を使用している。通常2回穿刺するが，必ず穿刺方向を変更してなるべくサンプリングエラーを回避している。

▶ 方法

表4および図に方法を示す。

表4　済生会横浜市東部病院小児肝臓消化器科（肝生検マニュアル　第2版）

【肝生検前日までに準備】
①同意書やワークアップの確認
　　肝生検の同意書，レントゲン，心電図が外来で行われているか確認
②肝生検の実施時間帯を確認
　　★午前か午後かでパスが異なるため事前に確認する
③肝生検クリニカルパスを登録
　　★各注射の用量を入力（アトロピン 0.01mg/kg，セルシン 0.3mg/kg，ケタラール 1mg/kg）
　　★カルバゾクロム（商品名：アドナ）の投与量

体重	アドナ	ブドウ糖液量
＜10kg	10mg	10mL
10kg以上25kg未満	25mg	20mL
25kg以上	50mg	20mL

　　★肝生検後の出血の程度を確認するために検査終了3時間後で血算をオーダーする
④病理提出の検体数を確認
　　★脂肪染色や電顕の有無を指導医に確認
⑤就学前の小児では前日にルート確保し，輸液（ソルデム3A 10～20mL/hr）を行う
　　日勤帯でルート確保し，ヘパロックにする。21時から輸液を開始する
　　目的：低血糖予防，急変時の対応を迅速にする
【肝生検当日】
①15分前に前アドナ静注
②施行直前に硫酸アトロピンを静注
③エコーで確認しながらマーキング（穿刺医師が行う）
　　★打診で肝肺境界を確認
　　★肝肺境界，肋骨弓，前腋窩，中腋窩をマーキング（肋骨ラインも）
　　★エコーでまず胆囊と腎臓の位置を確認
　　★左乳頭から肩峰に向かうビームで，5cm先まで安全なラインを探す
　　★従命可なら深呼吸もさせて肺に重ならないかを確認
　　★目印を付けた後に心臓エコー用プローベで確認
④肝被膜まで生検針が到達したら，エコーを見ながらプローベを皮膚にあてる（写真[1]）
⑤腹部エコー画面で，胆のう・腎臓・肺が描出されない位置を確認後，呼吸状態をみながら穿刺する（写真[2]）
⑥生検後は，補助者が生検針を清潔に受け取り，生理的食塩水を含ませたガーゼにくるんで組織を取り出す（写真[3]，[4]）
【肝生検当日－検査以降】
①終了後にもエコーで肝実質穿刺部位，腹水を確認
②後アドナを静注
③肝生検3時間後（腹帯を巻き終えてから3時間後），採血（血算，必要に応じて項目を追加する）
　基本的には看護師採血で可。但し，以下のバイタルサイン異常があるか，不隠が強い場合は医師を呼び，採血を依頼する
⑥バイタルサインが下記範囲を逸脱した際にはDr.callし，下記検査を行う
　　バイタルサインの正常値は，患者の年齢に合わせた値を継続指示に入れる
【呼吸数】

年齢	毎分の呼吸数
乳児（＜1歳）	30～60
幼児（1～3歳）	24～40
就学前小児（4～5歳）	22～34
学童（6～12歳）	18～30
思春期以降（≧13歳）	12～16

＊上記範囲内であっても，鼻翼呼吸，胸壁陥没，頭部の上下首振りあるいはシーソー呼吸などの呼吸努力の増加の兆候があった場合には同様の検査を行う

【心拍数】

年齢	覚醒時	睡眠時
＜生後3カ月	85～205	80～160
3カ月～2歳	100～190	75～160
2～10歳	60～140	60～90
＞10歳	60～100	50～90

＊上記範囲内であっても，呼吸周期とは無関係なリズム不整があった場合にはDr.call

【血圧】

年齢	収縮期血圧（mmHg）
満期産の新生児（0～28日）	＜60
乳児（1～12カ月）	＜70
小児	
1～10歳	＜70＋（年齢×2）
＞10歳	＜90

【検査項目】
・腹部超音波検査
・心臓超音波検査
・胸部・腹部X線検査
・血液検査（血算，血液ガス，凝固，血糖，）

【肝生検翌日】
①朝に診察し，問題なければ安静解除
②アドナ静注後抜針

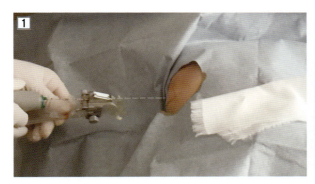 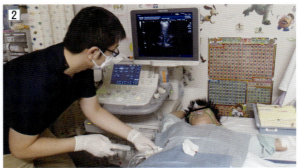
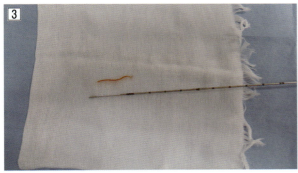 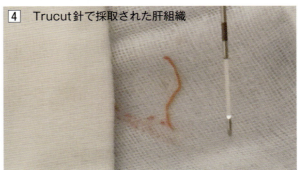

4 Trucut針で採取された肝組織

図　Trucut針での採取手順

1 皮膚に小さな切開（筆者らは18Gの注射針を用いている）を施した後，皮下まで穿刺針を挿入する。2 エコー画面を見ながら穿刺針が肝表面に到達したことを確認する。3 4 検体採取時は，穿刺針から取り出した材料を生食で湿らせたガーゼにくるむ（くるまないと採取された肝組織が飛散することがあるので注意が必要である）。

▷ 合併症

最も多い合併症は出血である。重篤な合併症は，①死亡，②輸血を必要とする出血，③カテーテル塞栓術・外科的処置，④血性胆汁，⑤胆汁瘻，⑥胆嚢破裂，⑦気胸などがあげられる[2]。出血の回避には術前の問診が重要であるが，肝生検前に予測できず，肝生検による肝病理所見を知ることで初めてその病態が明らかになることがある[1]。筆者らが現在までに経験した合併症と危険因子を表5に示す。

▷ 穿刺回数

トロント小児病院で以前は病理診断のために肝芽腫の乳児の腫瘍部位に対し，最大12回の穿刺を行っていた。腫瘍性病変以外の最大穿刺回数は5回で，最も多い穿刺回数は2回であった[1]。確定診断のためには十分な肝組織の採取が必要であるが，穿刺回数が多ければ合併症の発生率も高くなるため[3]，現在では穿刺回数を最大2回までとし，急性肝不全例は1回としている。筆者らは事前にミトコンドリア異常症が疑われる場合は，肝生検は行わない。

表5 合併症と危険因子

	危険因子
検体採取不能	肥満
oversedation	肥満
血性胆汁	穿刺回数6回
腹腔内出血	骨髄異型性症候群
死亡	ミトコンドリア異常症

■ 文献

1. Amaral JG, et al. : Sonographically guided percutaneous liver biopsy in infants : a retrospective review. AJR Am J Roentgenol 187: W644-649, 2006
2. Govender P, et al. : Sonography-guided percutaneous liver biopsies in children. AJR Am J Roentgenol 201: 645-650, 2013
3. Patch D, et al. : Biopsy of the liver. In Dooley JS, et al.(eds): Sherlock's diseases of the liver and biliary system, 12th ed, Wiley-Blackwell, West Sussex, 36-47, 2011

外科医／移植外科医へのメッセージ

- 開腹肝生検を行う場合はwedge標本ではなく肝針生検を行って深部を採取してほしい。

総論 9 腹部超音波検査 （abdominal ultrasonography）

••• Key points •••▶

- 腹部超音波はまず行うべき画像検査である。
- 非侵襲的な検査であるので，繰り返し行うことで正常な構造を認識することが異常を見つける第一歩である。
- 「習うより慣れる」である。

■ 腹部超音波検査を行うべき患者

　各種画像検査の特徴を比較すると表のようになる。腹部単純X線を航空写真に例えると，腹部超音波検査は街なかを写すリアルタイムの映像である。つまり腹部単純X線は，イレウス症例における腸管ガスの分布の評価など全体像の把握には向いているが，細部をリアルタイムに評価することができない。一方で腹部超音波検査は，プローブを当てた範囲では詳細な評価が可能であるが，全体像の把握が苦手である。また，消化管ガスの影響を受けやすい，術者の技量により診断能力に差が生じやすいなどの欠点がある。CTでは術者の技量の差は少ないが，放射線被曝があるため発達途上の小児ではその適応を考える際に必ず考慮すべきである。放射線被曝の点を除けば，CTは腹部超音波には劣るが，近年のマルチスライス型においては細部の評価も可能であり，かつ3D構築することで全体像の把握もできる。

　各種画像検査を選択するにはその特徴を十分に理解する必要があるが，腹部超音波は，非侵襲的，放射線被曝がない，リアルタイムに多くの情報が得られるなどを考えると，消化器疾患においてまず最初に行うべき画像検査であり，必要に応じて繰り返し行うことで治療効果判定や病期の進行の評価ができる。

■ 検査のコツ

　機器の設定やプローブの使い方などで初心者が最低限知っておくべき操作方法などをいくつか記載する。

表　各種画像検査の比較

	腹部超音波	単純X線	CT
放射線被曝	なし	約2.6mGy/枚	約11〜17mGy
得られる情報量	多いが全体像の把握が難しい	少ない	多いが，腹部超音波検査と比べると細部の評価は劣る
検査時間	慣れないと長い	短い	短いが，ときに鎮静が必要
術者の熟練	必要	さほど必要ではない	必要ではない
消化管ガスの影響	大きく受ける	受けない	やや受ける
保険点数（平成28年度）	530点	85点	560〜1,020点

プローブの選択

通常，肝臓などの実質臓器の評価にはコンベックス型のプローブを選択する（図1）。消化管などの管腔臓器や浅層の評価にはリニア型を選択する。超音波は周波数が高くなると深部に到達しにくくなるが，より細かい評価が可能となる。

乳幼児や体格の小さい小児の肝胆道系の評価では5〜7.5MHzのコンベックス型のプローブを選択する。肥満患児では体格が大きいうえに脂肪が超音波を反射してしまうため，深部まで超音波が到達しにくい。したがって年長の肥満患児には，成人同様3.5MHzのコンベックス型を選択する。

見やすい画像を得るために

機器により設定方法が多少異なるが，見やすい画像を得るためにいくつか覚えておくべき設定がある（図2）。まずは深さ別に輝度を設定するのだが，最近の機種のなかには自動で設定してくれるものもある。次に見たい深さにフォーカスを合わせる。例えば総胆管を評価したければ，総胆管の深さにフォーカスを合わせることで画像がより鮮明となる。さらに評価したい部位が適切な大きさで表示されるように拡大・縮小，ズームの機能を用いて調整する。拡大は画面に表示される範囲が単純に浅くなっていくだけであるが，ズームはフォーカスが合っている部分を中心として拡大していく。プローブの周波数を調整できる場合には患児の体格や評価部位により，前述の超音波の特徴を考慮して周波数を調整する。

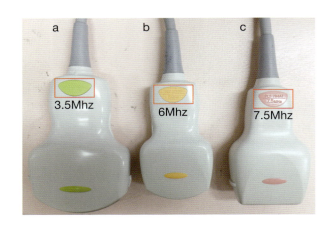

図1　プローブの選択
a, b：コンベックス型　c：リニア型

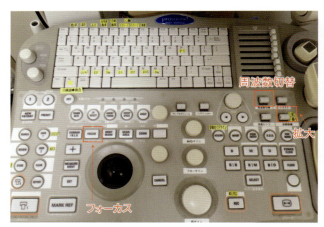

図2　見やすい画像を得るための機器の設定

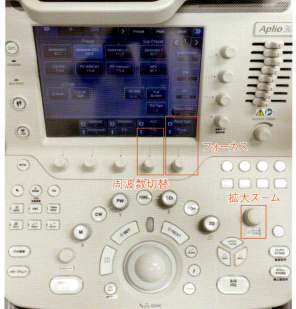

9．腹部超音波検査（abdominal ultrasonography）

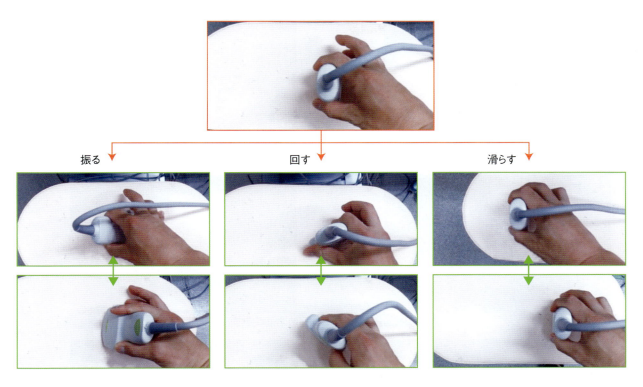

図3　プローブ操作の基本

▶ プローブの操作

　プローブ操作の基本は，振る，回す，滑らす，の3つである（図3）。いずれの場合もプローブを持った手のどこかを必ず被検者の体に接しておくことで固定する。

振る

　プローブは原則として体表面に対し垂直に立てたまま観察するが，振る場合はプローブを短軸方向に倒して観察する。肋骨弓下から肝臓横隔膜直下を観察するときなどに用いる。

回す

　プローブの中心部を軸として，動かさないように固定し，回転させる。病変の大きさを計測する場合には，短軸方向，長軸方向を用いる。

滑らす

　プローブを垂直に立てたまま，前後左右に体表面を滑らせて観察する。消化管などの長いものを連続的に観察する場合などに用いる。

▶ 観察の実際

　観察の順序に決まりはないが，見落としのないように自分で決めておくとよい。観察の妨げにならないように，あらかじめ上衣は剣状突起より頭側に，下衣は恥骨付近まで下げておく。ゼリーで汚れないようにタオルやティッシュペーパーなどを服の裾に挟んでいるのをよく見かけるが，観察の妨げになるので筆者らは行っていない。主な走査部位とプローブの当て方を図4a〜fに示す。いずれの走査法においても，自分の観察したい部位が画面の中心に見えるようにする。

　次にそれぞれの観察のコツについてを記載する。

心窩部正中走査（図4a）

　十分に描出されない場合，深呼吸ができる年齢であれば深呼吸をしてもらう。

心窩部横走査（図4b）

　見にくい場合には，"振る"のプローブ操作を用いたり，深呼吸ができる年齢では深呼吸をしてもらう。

39

小児臨床肝臓学

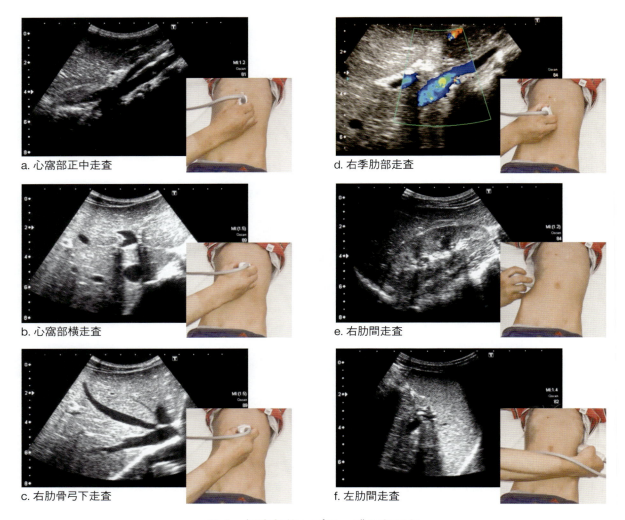

a. 心窩部正中走査
b. 心窩部横走査
c. 右肋骨弓下走査
d. 右季肋部走査
e. 右肋間走査
f. 左肋間走査

図4　観察部位とプローブの当て方

右肋骨弓下走査（図4c）

　見にくい場合には，"振る"のプローブ操作を用いたり，深呼吸ができる年齢では深呼吸をしてもらう。筋肉の発達した小児では，呼気時にプローブを押し込み，吸気してもらうことで観察しやすくなる。

右季肋部走査（図4d）

　膵頭部や肝門部を観察する際に用いるが，見たい部位を描出するために，"回す"，"滑らす"を利用する。

右肋間走査（図4e）

　"回す"を使ってプローブを確実に肋骨の走行に一致させてから，"振る"を使って見たい部位を描出する。図4eに示すプローブの角度ではなく，図4eから90度回転した方向で観察しようとしているのをよく見かけるが，肋骨の走行を考えると間違いであることがわかるはずである。また肺の空気が被らないように，呼気位で観察したほうがよい場合がある。脂肪肝を評価するために肝腎コントラストを観察する際には図4eのように肝臓と腎臓が同じ深さで描出する。肝臓の裏に腎臓を描出してしまうと，あたかも肝腎コントラストが陽性（脂肪肝）であるかのように見えてしまうことがあるため，注意する。

左肋間走査（図4f）

　図4eと同様に肋骨の走行を考えたうえでプローブを当てる。必要に応じて深呼吸をしてもらい観察する。

上達のコツ

▶習うより慣れる
　非侵襲的な検査であるため，とにかく繰り返し実際に行ってみることである。検査技師や放射線科医などに任せていると小児特有の疾患を見落とすことがあるだけでなく，自分のトレーニングにもならない。また正常な構造が頭に入っていないと，異常は見つけられない。

▶答え合わせをする
　上級医と一緒に観察したり，自分の超音波所見とCT画像や内視鏡画像とを照らし合わせることで，診断技術は向上する。特にCT画像と比較することで，立体構造を理解しやすくなる。

▶細かいことは気にしない
　肝臓の区域や門脈枝，胆管枝など最初は覚える必要はない。特に小児内科医では必要のない場合が多い。必要であれば，あとから確認すればよい。

▶目印を見つける
　肝臓に関しては，門脈や胆管の枝を目印にするので，「▶細かいことは気にしない」と矛盾するようであるが，実質臓器は基本的に固定されているため，わかりやすい。しかし消化管などの管腔臓器を観察する場合には，腸腰筋，虫垂，回盲弁，膀胱などを目印に観察すると部位を特定しやすい。

▶決めつけない
　超音波診断を行う際は，疾患特有の所見を見つけることが重要である。しかし疾患を頭の中で決めつけて所見を探すと，それ以外の疾患を見落とすことにつながる。したがって疾患特有の所見を探しつつ，正常とは異なる所見を幅広く見つける視点が重要である。

主な疾患とその所見

▶胆道閉鎖症
triangular cord sign（図5a）
　門脈分岐部に隣接した三角形，もしくは管状の高エコー領域でこの所見は感度84％，特異度98％と言われている[1]。

胆嚢萎縮（図5b）
　胆道閉鎖症患児の多くは胆嚢が超音波検査で描出されない。また胆嚢が描出された場合でも，胆道閉鎖症患児では哺乳後の胆嚢収縮がみられない[1]。

▶先天性胆道拡張症
　先天性胆道拡張症の分類としては，戸谷分類（50頁図5参照）[2]が一般的に用いられている。I

🔊自験例　　　　　　　　a | b

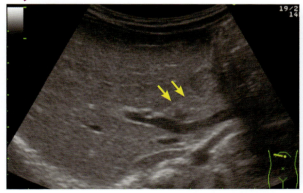
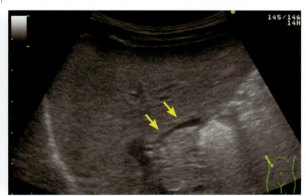

図5　胆道閉鎖症
a：triangular cord sign：門脈分岐部に接した三角形の高エコー領域（矢印）。
b：胆嚢の萎縮：哺乳8時間後でも胆嚢は拡張しない（矢印）。

小児臨床肝臓学

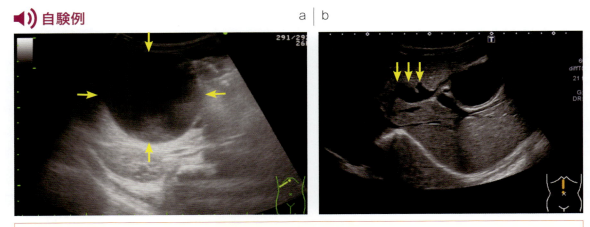

図6 先天性胆道拡張症
a：Ⅰa型。右肋骨弓下走査で著明に拡張した総胆管が描出される（矢印）。
b：ⅣA型。著明に拡張した総胆管と肝内胆管（矢印）が描出される。

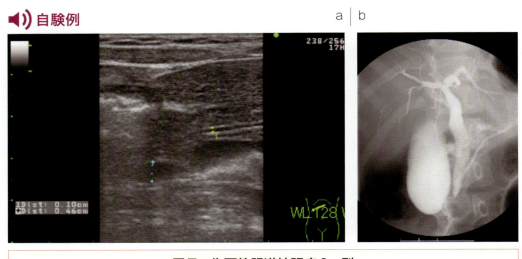

図7 先天性胆道拡張症Ⅰc型
a：月齢96カ月で，総胆管は4.6mmであり，同月齢の上限値4.3mmを超えている。
b：ERCP（内視鏡的逆行性胆管膵管造影では合流部異常と総胆管の筒状の拡張が認められる。

型，Ⅳ型は総胆管が拡張しているため，比較的簡単に描出できる（図6）。胆管拡張のない膵・胆管合流異常と先天性胆道拡張症Ⅰc型（図7）を区別する際にはエコーで測定した胆管径と月齢別小児総胆管径基準値[3]を参考にする。小児胆管径の正常上限値は60カ月（5歳）で3.9mm，120カ月（10歳）で4.5mm，180カ月（15歳）で5.0mmであり，患児の月齢による基準値[3]の上限をもって正常範囲とし，それ以上を拡張，それ以下を非拡張とする。

▶ **急性肝不全**
胆囊壁の肥厚と内腔の虚脱（図8）

胆囊壁の層構造が明瞭となり，一見すると胆囊とわからないときもある。川崎病，血球貪食症候群など，急性肝不全以外の病態でもみられる所見である。

9．腹部超音波検査（abdominal ultrasonography）

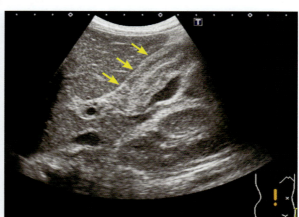

図8　急性肝不全（腹部超音波検査所見）①
胆嚢壁は著明に肥厚し，内腔は虚脱している（矢印）。

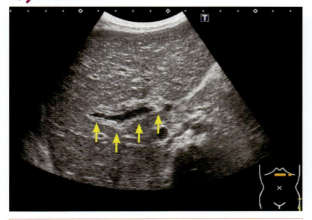

図9　急性肝不全（腹部超音波検査所見）②
門脈周囲の高エコー領域（periportal collar）（矢印）がみられ，肝実質は粗糙となる。

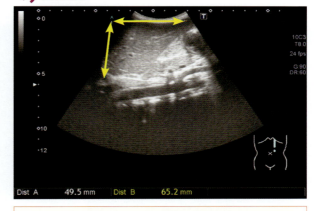

図10　急性肝不全（腹部超音波検査所見）③
肝萎縮の評価のための計測。心窩部縦走査で肝と大動脈・上腸間膜動脈を描出し，肝の縦と横の長さを経時的に計測する。

periportal collar（図9）

小児では急性肝炎，急性肝不全に比較的よくみられる。門脈周囲の炎症細胞浸潤を反映していると考えられ，筆者らは急性肝不全における免疫抑制薬，副腎皮質ステロイド投与の判断基準の1つとしている。

肝全体の萎縮

肝臓の萎縮は内科的治療に抵抗を示す兆候であり，萎縮をきたす前に病態に応じて適切な治療を開始することが重要である。小児期は肝臓も成長とともに大きくなり，個人差もあるため一度の計測で萎縮を評価することは難しい。筆者らは図10のように縦走査で肝臓と大動脈を同時に描出し，左葉の大きさを経時的に評価することで萎縮を判断している。

小児臨床肝臓学

自験例　　　　　　　a | b | c

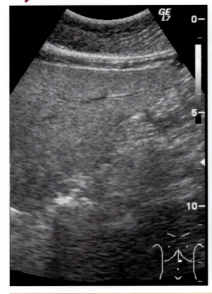
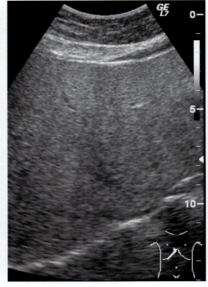
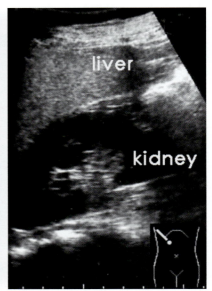

図11　非アルコール性脂肪性肝疾患
a：辺縁鈍　b：脈管不明瞭化　b：肝腎コントラスト陽性

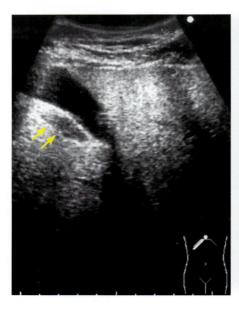
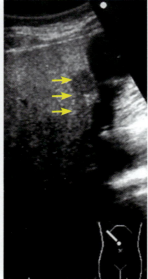

自験例

図12　非アルコール性脂肪性肝疾患
Focal spared area（矢印）と深部エコー減衰

肝実質エコーの不均一化

肝細胞の脱落を反映して，肝実質エコーの不均一化が見られる。また，肝内血管周囲の高エコーも見られるようになる。

▷ 非アルコール性脂肪肝（NAFLD）

肝辺縁は鈍化し（図11a），肝静脈，門脈などの管内の構造物が見えにくくなる（図11b）。肝内の輝度が上昇し，肝腎コントラストが陽性となる（図11c）。胆嚢周囲など血流の多い部位では脂肪が沈着しにくいため，周囲と比べてエコー輝度が低くなる（図12）。脂肪がエコーを反射するため，深部ほど暗く見える深部減衰と呼ばれる現象が見られる（図12）。

44

9．腹部超音波検査（abdominal ultrasonography）

🔊 自験例　　　　　　　　　　　　a | b

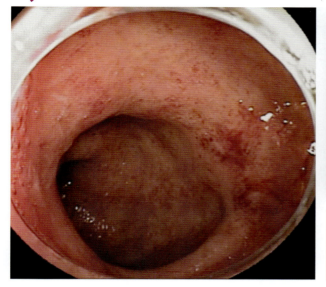
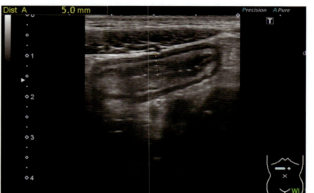

図13　潰瘍性大腸炎
内視鏡(a)で炎症所見がある部位に一致して，腹部超音波検査(b)では腸管壁の著明な肥厚が見られる。

▶ **潰瘍性大腸炎（図13）**

　通常は直腸から連続して左側結腸優位の腸管壁の肥厚が見られる。結腸では3mm以上（正常3mm未満）に肥厚する。ただし原発性硬化性胆管炎に合併する潰瘍性大腸炎は，直腸病変が軽微，もしくは炎症所見のない場合があるので注意する。

❇ **文　献**

1. Schlesinger AE, et al.：Congenital abnormalities. Kuhn JP, et al.(eds)：Caffey's Pediatric Diagnostic Imaging, 10th ed, Mosby, Philadelphia, 1450-1467, 2004
2. Todani T, et al.：Classification of congenital biliary cystic disease: special reference to type Ic and IVA cysts with primary ductal stricture. J Hepatobiliary Pancreat Surg 10：340-344, 2003
3. 濱田吉則, 他.：小児胆管径の基準値からみた胆管拡張の定義の問題点．胆と膵31：1269-1272, 2010

小児臨床肝臓学

総論 10 内視鏡的逆行性胆管膵管造影
(endoscopic retrograde cholangiopancreatography：ERCP)

••• Key points •••▶

- ほかの診断モダリティで診断困難な膵・胆道疾患の診断に用いる。
- 末梢胆管の評価，膵管の評価はMR胆管膵管撮影(MRCP)よりも優れる。
- 成人領域では治療目的での施行が成人領域では主流である。

■ 適応と禁忌

　内視鏡的逆行性胆管膵管造影(ERCP)は，computed tomography(CT)やmagnetic resonance imaging(MRI)などの診断モダリティの進歩により成人領域では診断目的に行われる件数は減少し，治療目的に行われることが多くなってきている。小児の胆膵疾患は多彩であり，先天性異常に基づき新生児期に診断されるものから，無症状で偶然に発見されるものまでさまざまであるが，内視鏡的診断や治療が必要となる胆膵疾患は成人と比べて少ない。しかし小児においては，自己免疫性肝炎(autoimmune hepatitis：AIH)と原発性硬化性胆管炎(primary sclerosing cholangitis：PSC)の鑑別や，AIH/PSCオーバーラップ症例の診断のためにはERCPが必要である。また，小児でのMR胆管膵管撮影(magnetic resonance cholangiopancreatography：MRCP)では，膵管が十分に描出されないこともしばしばあり，胆管拡張のない膵・胆管合流異常や膵癒合不全などの診断にはERCPが有用な症例もある。偶発症に関しては，膵炎・高アミラーゼ血症が最も多いが，多くは軽症例である。しかし幼少児では症状を自ら訴えられない場合もあり，かつ，小児のERCP後膵炎の診断や重

症度判定に関する統一された基準もない。さらに，ERCP後膵炎予防のために蛋白分解酵素阻害薬を経静脈投与する効果に関しての十分なエビデンスが小児例にはない。

　ERCPの禁忌に関しては，小児内視鏡全般の相対的禁忌として，凝固異常，好中球減少症，不安定な呼吸循環状態があげられる。またERCP自体の禁忌としては，内視鏡検査が行えないほどの全身状態不良，スコープ通過が困難な食道・胃・十二指腸狭窄があげられており，急性膵炎の急性期に関しては通常禁忌であるが，胆石性膵炎の場合には緊急内視鏡治療の適応である。

■ 胆道疾患

▷ 硬化性胆管炎

　硬化性胆管炎には，HIV感染，免疫不全，Histiocytosisなどが基礎にある二次性と，基礎疾患がなく高率に炎症性腸疾患を合併する原発性の2つに大きく分けられる。また乳児期には胆道閉鎖症(biliary atresia：BA)との鑑別が必要となりnear-miss BAとも呼ばれる新生児期発症硬化性胆管炎が知られている。いずれの硬化性胆管炎も**図1**に示すような所見を呈し[1]，診断には胆道造影でこれらを確認することが必須である。小児期でのPSCは自己免疫現象が強くみられ，自己免疫

性肝炎との鑑別，もしくはオーバーラップが常に問題となる。また小児では，肝外胆管の病変が軽微もしくはない場合も多く[2]，肝内胆管の病変を正確に評価するためには，MRCPよりもERCPのほうが確実である。小児では開腹もしくは腹腔鏡下経胆嚢胆道造影が行われることもあるが，肝内胆管が十分に造影されずに造影剤が十二指腸に漏れ出てしまう場合が少なくない。

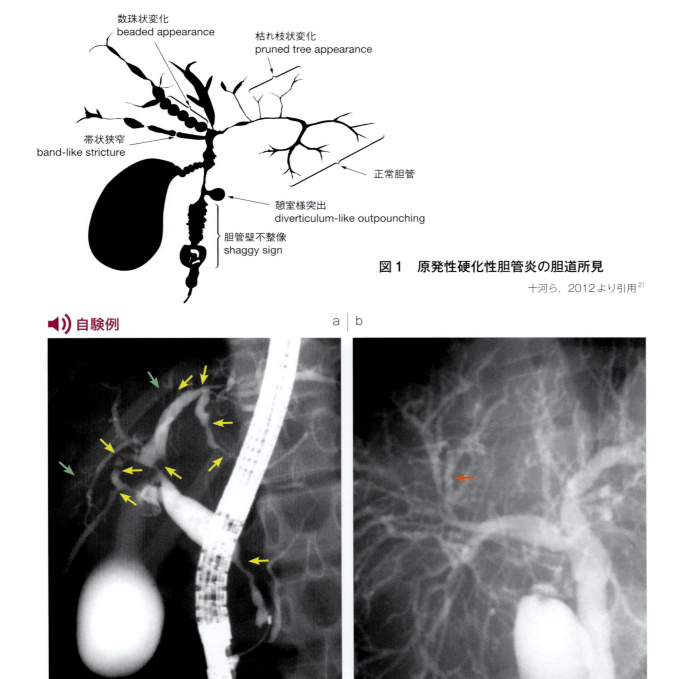

図1　原発性硬化性胆管炎の胆道所見

十河ら，2012より引用[2]

図2　原発性硬化性胆管炎の内視鏡的逆行性胆管膵管造影像 ①

黄色矢印：多発性狭窄（multifocal stricture）　緑矢印：枯れ枝状変化（pruned tree appearance）
橙矢印：数珠状変化（beaded appearance）

多発性狭窄（multifocal stricture）
さまざまな長さの狭窄が肝内外の胆管に多発性にみられる（図2a）。

枯れ枝状変化（pruned tree appearance）
肝内分枝の減少がみられる（図2a）。これは進行した肝硬変などでもみられる。

数珠状変化（beaded appearance）
短い輪状の狭窄と正常もしくはわずかに拡張した部分が交互にみられる（図2b）。

帯状狭窄（band-like stricture）
長さ1～2mmの短い狭窄がみられる（図3a）。

壁不整（shaggy sign）
明らかな狭窄はないが胆管壁の不整がみられる（図3b）。

憩室様突出（diverticulum-like out pouching）
憩室に似た突出で，しばしば隣接する狭窄と狭窄の間にみられる。

▷ 胆道閉鎖症（BA）

BAは胆管の破壊性炎症の結果として肝外および肝内の胆管が線維化により閉塞する疾患で，最終的には胆汁性肝硬変に至る。わが国では出生1万人に1人で，男女比は1：1.7と女児に多い。通常は新生児期～乳児期早期にかけての遷延性黄疸や白色便で異常が確認される。胆道シンチグラフィで胆汁排泄が認められず，8時間の哺乳中止後の腹部超音波で，胆嚢が描出されないか痕跡程度しか認められない，さらにtriangular cord sign陽性などからBAを強く疑い，経胆嚢胆管造影と肝生検で診断される。腹部超音波で胆嚢を観察する場合，3時間程度の哺乳中止では正常であっても胆嚢が観察されない場合が多いため，糖水を飲ませたり経静脈輸液を行うなどして少なくとも8時間は哺乳を中止する。

しかし，BAの一部では非定型な経過により胆道シンチグラフィや腹部超音波では，Alagille症候群，新生児期発症硬化性胆管炎，進行性家族性

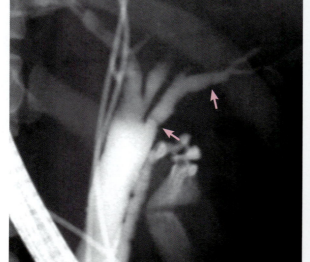 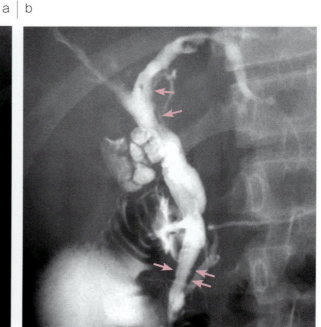

図3　原発性硬化性胆管炎の内視鏡的逆行性胆管膵管造影像 ②
a：帯状狭窄（band-like stricture）（矢印）　b：壁不整（shaggy sign）（矢印）

自験例

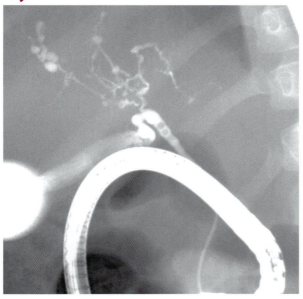

図4 男児3歳，先天性肝線維症
国立成育医療研究センター臓器移植センター
笠原群男先生，福田晃也先生のご厚意により掲載

肝内胆汁うっ滞症（progressive familial intrahepatic cholestasis：PFIC）など，ほかの胆汁うっ滞性疾患との鑑別が難しい症例がある。このような場合には経胆嚢胆管造影の前にERCPが行われることがある[3~6]。造影される総胆管や総肝管は狭細化している場合が多いが，拡張していることもある[3,4]。いずれの場合も肝内胆管が造影されないことが診断につながる。

▶ ductal plate malformation

胆管原基（ductal plate）の発生異常が原因となる疾患の総称である。主な疾患としてはCaroli病と先天性肝線維症があるが，原則的にこれらの疾患，特にCaroli病に対してERCPを行うことは逆行性胆管炎を惹起するため禁忌とされている。

Caroli病

総胆管は通常において正常であるが，拡張していることもある[7]。肝内の正常胆管の間が球根状に拡張する[8]。肝外胆管が正常であることが硬化性胆管炎との鑑別になる。

先天性肝線維症

太い線維帯の中に比較的大きな胆管が門脈を取り囲むように多数みられる。肝硬変と異なり，門脈-中心静脈架橋形成を伴う線維化はみられない。肝内胆管は狭細化し，ERCPでは造影されないこともある。肝内胆管が造影される場合には拡張した胆管がみられ，末梢の細い胆管は"berry-like dilation"と呼ばれるように拡張する[9]（図4）。肝外胆管は通常拡張しない。

▶ Alagille症候群

JAG1，*NOTCH2*，*HNF1β*などの遺伝子異常により，肝内胆管減少，心血管系の異常，特徴的顔貌，椎体の異常，眼科異常，腎疾患，成長障害などをきたす疾患である。新生児期から乳児期にかけて胆汁うっ滞をきたす疾患であり，BAとの鑑別が常に問題となる。肝内外の胆管は極めて細いのが特徴であり，ERCPでは肝内胆管が造影されないことが多く，造影されても細く，低形成である[10]。

▶ 先天性胆道拡張症（CBD）

先天性胆道拡張症（congenital biliary dilatation：CBD）は拡張部位や形状から大きく5つに分類される（図5）[11]。CBDの診断は通常は，エコーやCTなどの非侵襲的検査で可能であるが，これらの画像検査で確定診断がつかない場合や，術前の膵・胆管合流異常を詳細に評価するにはERCPが有用である。

▶ 総胆管結石

通常は腹部超音波やCTなどで診断が可能であるが，下部総胆管に嵌頓した結石はエコーでは腸管ガスなどのartifactで確認が困難なこともあり，カルシウム成分の少ない結石ではCTでも診断に苦慮することがある。このような場合にはERCPで総胆管内に造影剤の陰影欠損がみられれば，診断が可能であり，そのまま砕石術・結石除去術に移行することができる。溶血性疾患の合併がない場合には，胆石の原因として膵・胆管合流異常の鑑別のためにERCPを考慮する。

ただし，小児の総胆管結石は比較的大きな結石

小児臨床肝臓学

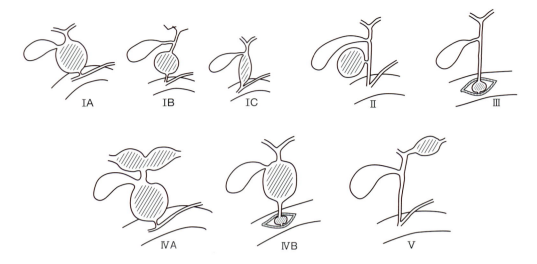

図5　先天性胆道拡張症のTodani分類

Todaniら，2003より引用，一部改変[11]

でも自然落石することが多く，化膿性胆管炎や胆石性膵炎の合併がない場合には待機的にERCPを施行してもよい。

膵疾患

　成人と小児では急性膵炎の成因は異なり，薬剤性，感染性，高脂血症を除くと，内視鏡的診断が有用な疾患である[12〜17]。また特発性が20〜30％を占めるが，MRCPやCTなどの画像診断で異常がない症例に対してERCPが行われず，診断が確定されていない症例が含まれている可能性がある。特に小児ではMRCPで膵管を描出することは難しく，MRCPで異常がなくても胆管拡張のない膵・胆管合流異常は否定できない。

　ERCPや各種画像診断，血液生化学検査などでも原因を特定できない，急性膵炎，反復性膵炎，慢性膵炎症例では，遺伝性膵炎を考慮する。嚢胞線維症はCFTR遺伝子変異により発症するが，欧米白人では出生約3,000人に1人であるのに対し，わが国では約150万人に1人と極めて稀である。また，PRSS1遺伝子変異，SPINK1遺伝子変異による膵炎が若年性膵炎の原因として報告されている。ERCPやMRCPでは膵管拡張，膵管狭窄，

膵石，蛋白栓を認める症例が多く，反復する膵炎に胆道造影で異常を認めた場合には遺伝子検査を考慮するが，膵炎の家族歴がない症例も少なくない[18]。筆者らが経験したSPINK1遺伝子変異に

🔊 自験例

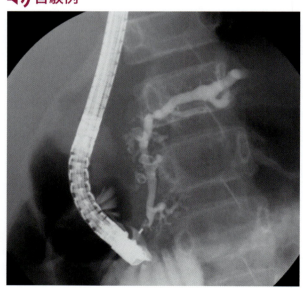

図6　女児8歳，遺伝性膵炎の内視鏡的逆行性胆管膵管造影像

SPINK1遺伝子変異による。膵管は分枝膵管まで著明に拡張している。

よる遺伝性膵炎の8歳女児例のERCP所見を図6に示す。

文 献

1. MacCarty RL, et al. : Primary sclerosing cholangitis: findings on cholangiography and pancreatography. Radiology 149 : 39-44, 1983

2. 十河 剛, 他. : 小児原発性硬化性胆管炎発症早期のERCP所見. 小児外科 44 : 250-253, 2012

3. Guelrud M, et al. : ERCP in the diagnosis of extrahepatic biliary atresia. Gastrointest Endosc 37 : 522-526, 1991

4. Ohnuma N, et al. : The role of ERCP in biliary atresia. Gastrointest Endosc 45:365-370, 1997

5. Petersen C, et al. : Endoscopic retrograde cholangiopancreaticography prior to explorative laparotomy avoids unnecessary surgery in patients suspected for biliary atresia. J Hepatol 51 : 1055-1060, 2009

6. Shanmugam NP, et al. : Selective use of endoscopic retrograde cholangiopancreatography in the diagnosis of biliary atresia in infants younger than 100 days. J Pediatr Gastroenterol Nutr 49 : 435–441, 2009

7. Schlesinger AE, et al. : Congenital abnormalities. Kuhn JP, et al(eds) : Caffey's pediatric diagnostic imaging, 10th ed, Mosby, Philadelphia, 1450-1467, 2004

8. Sherlock S, et al. : Cysts and congenital biliary abnormalities. Disease of the liver and biliary system, 11th ed, Blackwell Science , 583-596, 2002

9. Alvarez F, et al. : Congenital hepatic fibrosis in children. J Pediatr 99 : 370-375, 1981

10. Piccoli DA : Alagille syndrome. Suchy FJ, et al(eds) : Liver disease in children, 2nd ed, Lippincott Williams & Wilkins, Philadelphia, 327-342, 2001

11. Todani T, et al. : Classification of congenital biliary cystic disease: special reference to type Ic and IVA cysts with primary ductal stricture. J Hepatobiliary Pancreat Surg 10 : 340-344, 2003

12. Brown CW, et al. : The diagnostic and therapeutic rcle of endoscopic retrograde cholangiopancreatography in children. J Pediatr Gastroenterol Nutr 17 : 19-23, 1993

13. Paris C, et al. : Endoscopic retrograde cholangiopancreatography is useful and safe in children. J Pediatr Surg 45 : 938-942, 2010

14. Pfau PR, et al. : Endoscopic retrograde cholangiopancreatography in children and adolescents. J Pediatr Gastroenterol Nutr 35 : 619-623, 2002

15. Jang JY, et al. : Endoscopic retrograde cholangiopancreatography in pancreatic and biliary tract disease in Korean children. World J Gastroenterol 16 : 490-495, 2010

16. ASGE Standards of Practice Committee, et al. : Modifications in endoscopic practice for pediatric patients. Gastrointest Endosc 79 : 699-710, 2014

17. 真口宏介, 他. : 膵・胆管合流異常の画像診断. 日消誌 111 : 690-698, 2014

18. 鈴木光幸, 他. : PRSS1およびSPINK1遺伝子異常による小児期急性膵炎の臨床的特徴とその管理. 日小児栄消肝会誌 26 : 12-20, 2012

小児臨床肝臓学

総論 11 生検材料の処理と固定法

••• Key points •••▶

- 検査目的に応じて処理法が異なるので事前に検討する。
- 生の検体は秒/分を争って速やかに固定に処する。
- 生の検体を生理的食塩水に保存するのは厳禁。
- 固定と脱脂脱水過程で組織染色の品質は不可逆的に決定される。

生体から採取された材料は検体と総称される。検査目的に応じて処理法が異なるので注意する必要がある。肝臓を対象とする場合は，希望する取得情報により，①電子顕微鏡での超微形態検査用のグルタール固定，②酵素の活性検査の特殊用途，免疫蛍光抗体法用や脂肪染色時の生検体未固定のままの凍結薄切ブロック作製，③グリコーゲン保持のための嫌水固定のカルノア固定であるが，通常の注文ではホルマリン液での速やかな浸漬でよい。グリコーゲンなどの糖質は無水系での操作に留意する必要がある。そのための固定剤として注目されているのがカルノア固定液で，クロロホルム：無水アルコール：無水氷酢酸を３：２：１の混合液とし使用直前に作製する。

■ 固 定

生体から採られた生組織検体は瞬時にそれぞれの機能態を喪失し，単なる物体に変貌する。しかもそれらは止むことなく有機体から無機体へ変質し，放置すれば腐敗していくこととなる。この物質の変質過程をできるだけ速やかに停止させ，その構造的属性を保つ操作を固定と言う。それゆえに秒/分の単位で速やかに固定しなければ顕微鏡のレベルで変質し，続く操作の質に大きく影響す

る。特に注意すべきは，いかなる理由があろうとも生理的食塩水に保存することだけは禁忌である。細胞/組織死の後はひたすら膨化して変質するからである。一般的に固定には蛋白質の収斂剤であるホルマリンが用いられる。重金属固定液やアルコールも同様の効果を期待できるが，組織の過剰収縮を避けることや重金属の環境汚染の観点から，現在は使われていない。

採取された生検体を薄切して検鏡してみるとコントラストの乏しい漠とした像しか得られない。これを着色して色分別の良好な視野像を得るための工夫が，顕微鏡の歴史に伴い進歩してきた。そこには２つの異なる側面があり，１つは良好な薄切標本の作製で，もう１つは薄切標本からの多様な情報取得の工夫である。

前者は脱脂脱水過程と評されるパラフィン包埋までの処理で，ここでの不適切性はそれ以降の染色反応の最適性を損なう。後者は目的に応じて選択される多様な染色法である。

■ 脱脂脱水過程と薄切

組織を数 μm 以下に薄切するには固形媒体にあらかじめ組織を包埋する必要がある。ほとんどはパラフィンに包埋されるが，油脂のパラフィンに

組織を馴染ませるために障害となる水分と脂質を除去する必要がある。最近この操作は自動脱脂脱水機で対処されている。続いてパラフィンブロックから薄切され，スライドガラスに貼付された薄切標本は，染色過程に移る前にあらかじめ油脂パラフィンを除去して(脱パラ)，それ以降の各種染色法に供される。

■ 染色対象となる多様な情報分別

金属などの無機質を除いて，染色対象のほとんどは蛋白質である。歴史的には，①HE染色に代表されるように核と細胞膜と細胞質の構成成分のみの荷電反応が対象であったが，②鍍銀反応に代表される嗜銀型の錯イオン反応，③銀親和反応などが開発された。しかし画期的なのは，④免疫反応を利用することで，免疫組織染色による酵素を含む生体成分の多様な鑑別染色が可能となったことである。さらに細胞骨格の発見と膜形質の多様性を含む遺伝子表現にまで応用拡大されたことは，細胞種のみならず，その機能態や増殖態の模様までも可視化できるようになった。

小児臨床肝臓学

総論 12 肝臓の発生

··· Key points ···▶

- 栄養物保全と膠質浸透圧の保証進化。
- 腸管吸収物の酵素処理系の集約的組織化。
- 肝実質をくまなく補填できる一次小葉の発見。
- 血管性隔膜による機能単位（小葉）保全のシステム構築。

■ 個体体制のあり方

　肝臓発生を解説する前に，肝発生を理解するための個体発生のあり方から概説する。

　単一生命体の原核動物（細胞は多細胞個体での表現で非細胞性細胞と言われる）から多細胞個体の成立には，一定の原理原則を無視した試みはすべて失敗した進化淘汰の現実がある。それは19世紀初頭にBichat[1]（図1a）によって指摘された二大原理（図1b）で，第一は素材を取り込みエネルギーのみならず組成素材の不断の入れ替えのための，摂取，消化，排泄の各過程の組織化，第二は周囲を感知し情報を統合分析して運動に転化するシステムの組織化である。前者は植物機能，後者は動物機能として二極化し，これに立脚しない生物は存続しえない。

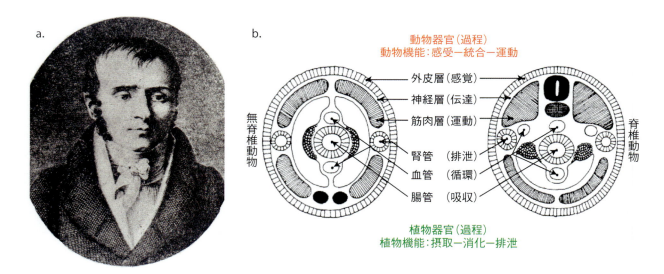

図1　個体体制の普遍原理

a：Marie François Xavier Bichat。1822年，人類史上初めての個体観を樹立した。X. Bichatのその後の医学の歴史は，より還元的な抽象化認識へと変質していった。　b：動物個体における植物機能と動物機能。動物個体における植物過程と動物過程の体内配置で，背側は後者，腹側は前者に相応する。

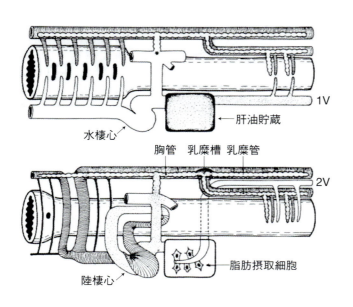 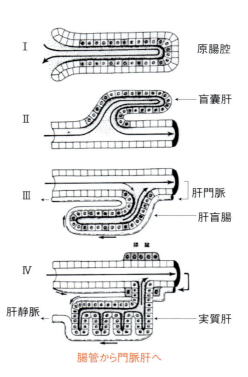

原腸腔
盲嚢肝
肝門脈
肝盲腸
肝静脈
実質肝
腸管から門脈肝へ

図2　肝臓の系統発生

一瞬もとどまることのない物質の流れにおいて，①腸管壁から吸収した物質の蓄え，②それらの酵素による素材変換，③血管と細胞間の間質を常に接着させる膠質浸透圧の確保の三点は進化の一大事である。この重要課題を依託された肝形態は限られた空間のなかで，腸管からの吸収物を入れる門脈に肝細胞を一様に接触させる工夫の歴史であった。図は貯蔵と腸管壁処理時代（腸肝）から門脈血の一様接触を工夫しての腸壁からの独立過程（門脈肝）である。
1. 腸管粘膜吸収血液の蝟集(いしゅう)する心前の静脈器官　2. 二次静脈導入によるclean & hormon richな脾臓・膵臓からの静脈血の導入　3. 腺葉構制から細胞索網組成（図4参照）への接触効率の向上　　　　　三木，1978より引用[3]

　器官発生には2つの側面があり，1つは系統発生，もう1つは個体発生として類別されているが，これはもともと不可分な類型化で，そこに内在するのは個体存続の永続化のなかでやむなく生じた帰結である。それは植物機能の根幹とも称すべき無機質を含む三大栄養素の解体と再合成の内界化である。Rössle[2]はこれを経腸的消化(enteral digestion)と称し，それに対し腸を経ない消化として避腸的消化(parenteral digestion)を区別し，特に後者を炎症の本態として定義している。
　この内界化での進化のなかで最たるものは個体存続の構成成分のリニューアルと運動エネルギーの確保である。ここに肝臓でしか成し得ない根本課題がある。

肝臓の系統発生

　肝臓の系統発生[3]は前者の植物機能の統合的機能集約の場として発現する。個体体制の規模拡大に伴うエネルギー貯蓄と，細胞と毛細血管の物質交換での間質を空(empty)にするために必須のnegativeな組織圧の確保と言う一義的機能課題を負わされている。図2は系統発生での物質貯蓄の様子であり，後者はグロブリンの4倍以上の膠質浸透圧を有する血漿アルブミンの産生によって実現可能となる。この役割はほかの臓器では代行不可である。いずれにせよ胃後区間postgastric segmentでの脂質乳化作用の場として膵臓とともに生じた十二指腸のhepatic pouchに濫觴(らんしょう)の地が求められる。すなわちpostgastric segmentでの脂質detergent分泌能を有する腸壁細胞群として出発する(腸肝時代)。続いて腸壁細胞の特異分化として登場した粘膜細胞は，腸管の壁から次第に腸管静脈である門脈の壁へと所在を変え，門脈血に一様に湯浴みできる空間を集約的に組織化して行った歴史を辿る(門脈肝時代)。

肝臓の個体発生

　肝臓の個体発生では場の設定の条件として，①腸管静脈の低圧区間内，②広域一様灌流のための血路と肝細胞の可及的接触面増大のための空間内等方性，③血液-肝細胞接触の空間的平等性があげられる。しかし肝細胞は発生の経緯として，腺管構造のしがらみを脱する形でしか上記のような条件を満たせない。Malpighiの描写した肝小葉では腺管としての形態を保持した形で描かれているので興味深い(図3)。しかし現実には図4のように肝細胞は細胞の腺索から面索へと変貌を遂げ，それによって分泌腺と血液の豊かな接触面を保障できる内分泌細胞型の索網組織を折衷的に実現している。これにより肝臓は外分泌腺の特性を保持した内分泌臓器にシフトしたことになる。ここで最大の課題は，より多くの肝細胞が門脈血との一様な"接触"をいかにして実現しうるかであったが，現実には高圧帯(high potential membrane)の創設により可能となった。この膜こそ，肝臓の存立基盤である血管性隔膜という実存的構造なのである。

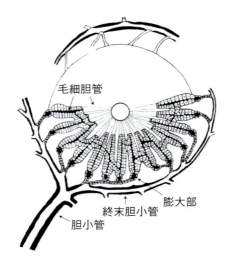

図3　Malpighi

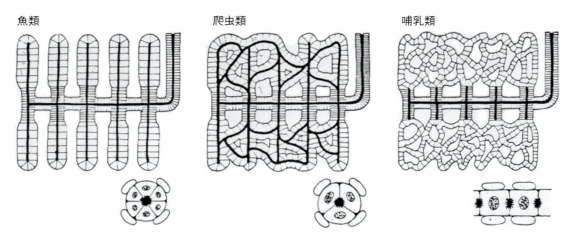

図4　肝実質の系統発生

小葉内での外分泌機能(胆汁分泌)を残存させた肝細胞索は門脈血との接触を実現させるべく，単純腺管形態からsolid tubular型，さらにtubule内腔を肝細胞索内を網目状にnetwork化させる"bile canaliculi"型に変換させて緊密な門脈血との一様接触を可能にする究極の形態を進化させた。

三木，1978より引用[3]

個体発生では在胎3週間過ぎから十二指腸区域の腹側に陥凹が生じ，頭側（肝部）と尾側（胆包部）に2つの膨出が生ずる。その結合部は総胆管であるが，前者は横中隔（後の横隔膜の一部）に入り，密な網状細胞索の肝実質の急激な展開増大に連なる。在胎3〜7カ月には胎児期の盛んな解毒中間代謝のみならず，造血の場を提供する。また，胆汁分泌は4カ月頃から始まる。

一般に生体の機能は無数とも言える構造単位によって実現されている。その処理過程は1秒以内に処理可能な小葉の直径1mm以下の世界で，現実の肝実質を観察すると約200万個の古典小葉単位が作動しているが，これは並列処理型の壮大なコンピューターモジュールにたとえられよう。高圧臓器である腎臓や心臓のごとく構造そのものが機能を体現するのとは異なり，ここに肝臓のもつ臓器特性がある。それは一定の安定化構造に依って保証された環境下で単一細胞に機能の全てを預託する，ほかの組織にみられない特性である。前者は血管性隔膜の保全であり，後者は細胞内の並列処理型の無数とも言える迅速酵素反応系の存在に集約される。それは実臨床の肝組織の解読において，しばしば疎かにされやすい。

文 献

1. Bichat MFX. : Recherches physiologique sur la vie et la mort. Gabon Libraire, Paris, 1822
2. Rössle R : Referat über Entzündung. Cbt Allg. Pathol Anat 33 : 18-68, 1923
3. 三木成夫：生命の形態学. 総合看護 13：89-131, 1978

小児臨床肝臓学

総論 13 正常肝臓組織

... Key points ...▶

- 器官化における機能実質の均等性を実現するための導管区間と実質区間の分節。
- 実存的血管性隔膜のシステム構築のための流入路(inlet venule)の有機的展開。
- 肝実質のモザイク流床による求心流(convergent flow)システムと肝細胞索のG6PD/NADPHの活性分布。
- 導管区間の周囲囲繞の実質区間Glisson鞘の網状展開。

　肝臓に関する臨床データや画像解析の進歩は，肝実質の循環動態のみならず細胞機能動態の把握にまで肉薄して，肝外の動脈，門脈の分別やAPシャント，細胞機能に画像面からの言及がされるようになった。しかし生理的な肝組織構造の認識や循環特性の基本形を認識しないと，病的局面でのデータ解読やイメージの真偽判断はおぼつかない。

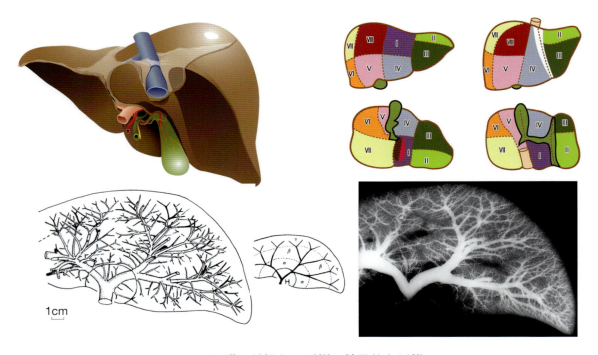

図1　肝臓の外観と門脈樹の特異的な形態

腸管からの静脈内に発現した巨大な充実細胞塊である肝臓は横隔膜下行と胃腸管展開での限られた空間内で異形な外見形態を強いられている。その豊かな門脈樹との関係は一様であるが，樹枝の分岐形態は被膜下では等分岐(dichotomic)であるのに対し，内部では不等分岐(monopodic)の形態をとりやすい。

生理的肝組織の一般的なイメージはGlisson鞘を含む六角形模様の中心静脈像である。その空間内三次構造の描出の歴史は拙著[1]を参照されたい。ここでは正常肝臓の実際の組織復構図について概説する。

　筆者は門脈樹の走行に注目して，肝実質の構造を解析したが(図1)，図2には弱拡大の組織再建図を示す。肝小葉での肝機能を支える導管区間と実質区間を大別し，導管区間のみを眺めるとGlisson鞘と静脈の対応が1:1であることが認められる。導管区間の軸を中心に十数個の肝小葉(古典的小葉)が群生している。そこに実質区間を加えると，Glisson鞘枝が数倍以上に急増し小葉塊を囲繞するのに対し，中心静脈の末枝は不相応にしか増えていない。図3はその小葉の内実を活写したもので，数個以上の非閉鎖系のsubunit(一次小葉)から構成されている。そこには複数個の中心静脈最末枝(terminal twig)と周縁には小葉間に張られた模様が現れる。この模様こそが流入門脈血を貯める高圧帯(high potential membrane)で(図4)，そこから一斉に末枝に流入するconvergent flowと，隣り合う小葉との両面灌流を通して安定した相互存立を保証する決定的な実存構造である。つまり機能単位の小葉は一定の原理的制約での空間分割により，一種のVolonoi小体型の多面体を成している[2]。そして隣り合う接合面に張り巡らされているのが，このhigh potential membraneにほかならない。この膜の存在認識に至ったのは1910年Debeyre[3,4]の，"見えども見えない血管性隔壁"の観察であった。その後シェーマで強調したPfuhl[5]の"Vascular Septum"の図5はあまりにも有名な肝小葉図の1つである。

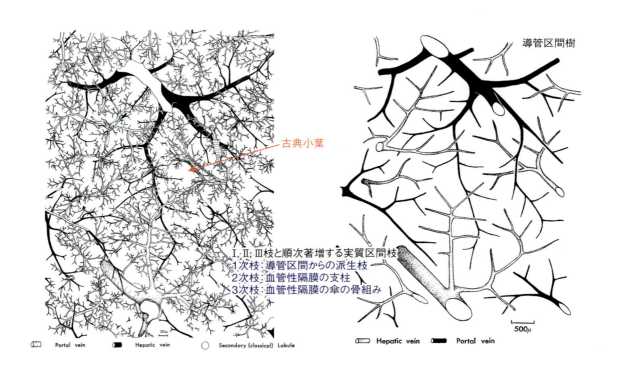

図2　肝実質の高位区間でのGlisson鞘/門脈樹と静脈樹

実質区間と導管区間。5mm四方の組織塊を連続復構図で眺めたものであるが，Glisson鞘には導管区間とも称すべき樹形が抽出可能である。それは対応する静脈樹と1:1の相応性があるが，それ以降の実質区間では，静脈の乏分岐性に対して枝分かれした無数のGlisson鞘枝の異常な頻分岐性が特徴的である。この頻分岐囲繞空間こそが古典的(二次)小葉である。なお，肝硬変を含む実質変貌の大半は実質区間内での出来事で，原則として導管区間樹は保全される。

小児臨床肝臓学

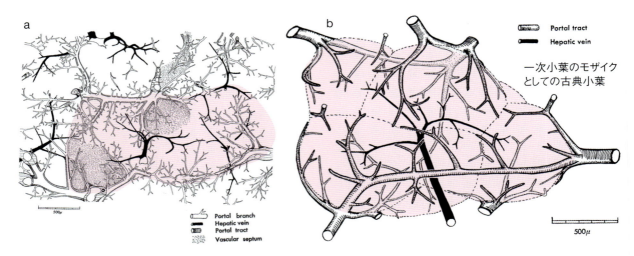

図3 古典的（二次）肝小葉の内外展望
a：古典的小葉（肝組織観察での六角模様）を内部から眺めると複数の導出極を有する8〜11の開かれた一次小葉からなる。これを1枚のスライドから判断することは困難である。b：外部から眺望した組織復構図である。

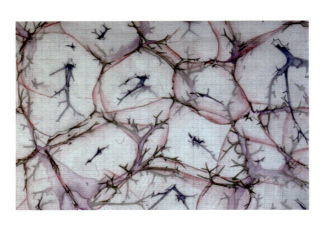

図4 シャボン玉様の血管性隔膜外観

高圧 potential の血管性隔膜を線でなぞって重ねたもので，シャボン玉様の隔壁模様が顕然と立ち現れる。そしてその存在こそが，中心に向かう求心流（convergent flow）の確保のみならず，隣り合う相互保全の決定的な保証構造となっている。その破綻は高圧部を軸として周囲に放散する divergent flow への変換に転じ，肝硬変型の循環形態となる。

この肝実質内に1.7m^{2}の規模でシャボン玉状に張り巡らされた膜の実現には2つの前提条件が不可欠である。生理的肝実質では，①導管区間に支えられた実質区間の健全設定，②膜の血流を支える inlet venule の設定である。

導管区間と実質区間

Matsumotoら[6]は，肝臓のみならずあらゆる臓器の組織には不可避な構造分化として，この区間の区別観念の導入が避けられないとしている。この言葉の奥には優れた構造認識があり，単位の均等性を実現するには複数の樹枝から一定の等規模な派生枝を必要とするが，肝被膜直下以外は等

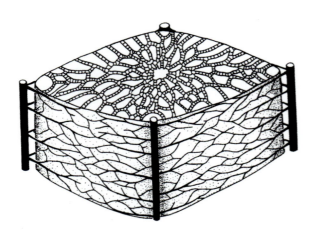

図5 Pfuhl の有名な肝小葉図

60

分岐(dichotomy)はほど遠い。単位的定常循環導入を担う下位枝が空間的整合性に応じて分岐できる自由度の高い高位区間を導管区間と呼び，そこから派生する下位枝は同質性の高い次序の樹枝で古典小葉の隔壁を灌流することとなり，この区間を実質区間と呼ぶ。したがって樹枝のサイズで12代の枝などと言うのは実態を失している。現実には太い箇所からも種々の太さの樹枝が分岐し，切り取った空間を一様に補填する定常枝が一定の間隔で分布している。この実質区間は血管性隔膜を支えるinlet venuleに至るまでに，高位，中位，下位の3段階の序列性がある(図2)。

inlet venuleの設定（図6）

　この言葉の定義は，門脈血が肝実質内に流入する小葉間の界面類洞を充盈させる起始枝であるが、決定的なのはその分布における位置である。それは血管性隔膜によって類洞流床の血流potentialが均質に保持され，小葉中心に向かう求心性血流が担保される厳密な空間関係にある。隔膜面からは類洞が1,800個/mm^{2}の規模で一斉にスタートする。その見事な配列模様は，隔膜部での隔壁枝の膜面に噴き出す主inlet venuleのほかに、Glisson鞘に面する低圧域の補填用の補助的inlet venuleと，Glisson鞘周囲のパラボラ型アンテナ枝の三様のinlet venuleから構成されている。この三枝により流入された類洞網工の形態特徴が，続く小葉中間帯のまっすぐな平行配列の索状層に対し無秩序な点からも，high potential pooling作用の構造的特質が認められる。そして中心部で類洞vectorが再びrandomizeされて流出極が均等化されている。

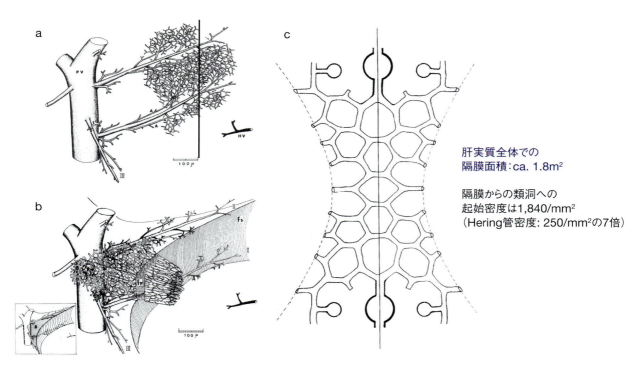

図6　inlet venuleの設定

a：membranous high potential zone by inlet venule
b：supportive distribution of the inlet venule
c：血管性隔膜の横断図。bilateral perfusion resourse for parenchymal continuity
隣り合う小葉の恒常性を保証する両面高圧循環面（血管性隔膜）を成り立たせているのは複数のinlet venuleによる共同機能である。それは膜面に含まれる主枝とGlisson鞘実質区間の両脇の補助枝と隔膜の行き届かない基幹Glisson鞘周囲のparabola派出枝の三種類が区別される。cは隔膜の横断面での高potential面の上下3階構造の外観図である。

肝実質全体での
隔膜面積：ca. 1.8m^2

隔膜からの類洞への
起始密度は1,840/mm^2
（Hering管密度：250/mm^{2}の7倍）

小葉実質の機能的分化

こうして実現された小葉は，それを構成する肝細胞（図7，図8）にとってどのような生活環境を付与されたと言えるのであろうか。この設問は肝組織の正確な病理観察を可能にするうえで，最も重大かつ避けて通れない。具体的には，①隔膜の両面等質性，②convergent flowによる類洞の漸減性，③周縁帯と中心静脈周囲の類洞vectorの乱走化（randomization），④肝細胞索の極性分化による類洞面の取り込みと毛細胆管への排泄の細胞内極性分化，⑤周縁帯と中心部での酵素活性の極性分化，この5点の視点が必須となる。この極性のあり方で，個々の肝細胞の命運が左右される。

①は隣り合う小葉の格差解消の是正システムで，いったん破綻すると不可避な結節性放散流循環に陥る（例は肝硬変の結節存続の弱肉強食の世界）。

②は末梢ほど相対抵抗が高まることで狭隘類洞の肝細胞と物質交換組織圧の保全により，peliosis型の拡張やDisse腔拡大の病的局面から肝細胞の機能が低下する。

③は既述の血流potentialの等圧性均等化機構である。

④は各種の酵素過程の遅滞・促進に応じて，グリコーゲン消費の多寡，淡明化，空胞化，脂肪酸代謝のリポクローム細粒，肥満，中性脂質，クワシオコルの必須アミノ酸不足脂肪化，乏酸素性の類洞面の微小空胞変性（fine

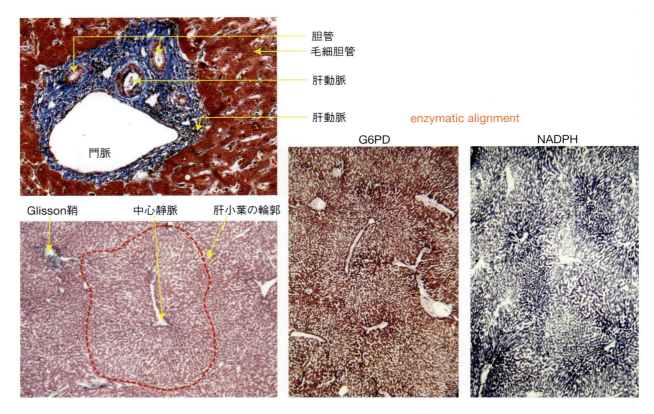

図7 肝臓組織図外観

後にみるように，互いの間の目に見えない隔壁膜を開発することによって，無数の機能単位（肝小葉）が成立したが，膜の支柱とも言えるGlisson鞘には太い導管区間と細い実質区間で小葉隔壁成立の起点となるinlet（portal）venuleの有機的構造の把握は困難である。ここでは高血圧周縁から低血圧中心へのconvergent flowと中心ほど漸減する肝細胞索の模様に注目したい。そこには前者域でのG6PD活性と後者域でのNADPHの活性優位性が特徴的である。

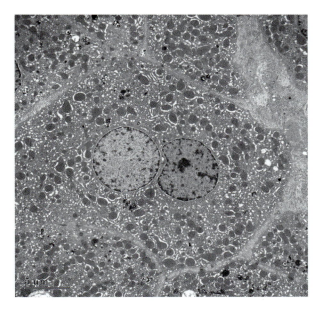

図8　肝細胞の超微形態

超微形態では肝細胞の代謝過程を一細胞でこなさざるを得ない高度に凝集されたER系と酸化過程必須のミトコンドリア系，類洞壁に面した取り込み顔面部と排泄口の毛細胆管の絨毛部の分化がみられる。

vesicular change）など，多様な胞体表現を呈する。

⑤は周縁帯でのG6PDと中心域でのNADPH活性優位性や自己免疫性肝炎での細胞融解好発性，有毒な酵素障害に代表されるように，肝実質傷害の分布に関わる。

以上の考察は，個々の組織観察による病徴的病理学とは異なる事柄を教えてくれる。

動脈灌流の実態

動脈血は肝全体に張り巡らされた胆道樹の壁面を灌流する。しかし胆管壁面毛細管網の灌流範囲には限界があるので，中枢から末梢まで一様に張り巡らされた管周壁の毛細管meshへの到達方法は，単なる等分岐（dichotomy）では不足ゆえに不等分岐（monopodique）法に加えて長区間枝から短区間枝の複数の枝でカバーせざるを得ない。図9はその実態を復構法でたどったものであるが，複数の枝がGlisson鞘内に並列して配在されている。ここで特筆すべきは，肺での気管支樹毛細管網を灌流する気管支動脈血を導出する気管支静脈の存在とは対照的に，Glisson鞘内には胆管導出静脈を欠落している事実である。前者は高酸素濃度な肺胞流床ゆえに気管支静脈の1％前後しか流入し得ず，固有静脈を開発してそこに導出している。胆管動脈血はすべて肝動脈血として類洞流床に注ぐ。この際，胆管の始発箇所のヘリング管は240個/mm²であるが，それに沿わない類洞流床への直達枝が20％近く存在しているので，流入口は300個/mm²のレベルである。この場合は高圧ゆえに流入口は赤血球1，2個が通過できる程度で，勢いよく流入する大口径の門脈流入模様とは対照的，かつ高圧動脈血ゆえの周囲放散型のdivergent flowを旨とするために，肝細胞索構制での血管性隔膜形成を模索してきたinlet venule型の有機的分布方式ではなく状況依存型である。

ここで関連的に避けることができないのはリンパ管である。系統発生からみて，リンパ管は高圧動脈血に不可避的に生ずる過剰漏出液の細静脈での吸収の残余分の一次貯流路として進化してきたが，その流れは末梢に生じて動脈周囲性に中枢に流れる。肝臓の場合も動脈の最末端の胆管周囲毛細管網の漏出分の収納不能がGlisson鞘内やGlisson被膜の結合組織内を時にD2-40染色陽性のリンパ管脈路を露にしながら介在している。特徴的なのはリンパ液が他組織のそれとは異なり，アルブミン濃度が高いことである。また，特に肝

小児臨床肝臓学

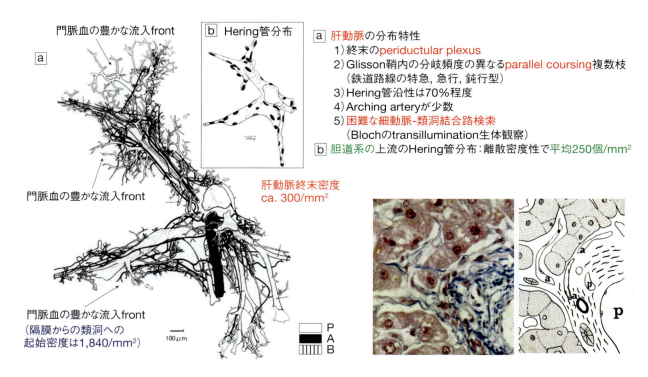

図9　肝動脈樹の肝実質内灌流

Glisson鞘実質区間の第一段階枝から最終第三段階枝の3管系の模様の復構図である。ⓑはHering管の肝実質からの始動部の分布図で，その密度は平均250/mmである。これらは細胆管へとまとめられるが，分岐頻度の異なる複数の枝が共存しながら，主胆管へ合流する。肝動脈はperitubular plexusを灌流するが，Hering管に沿う終末は70％程度である。分岐頻度の異なる複数の枝が共存し，弓状の動脈もみられる。それぞれ終末は太い内径で流入する門脈とは対照的に，追跡困難なほど狭い毛細管を経て類洞流床に達する。

硬変のようにconvergent flowに転化し動脈優位になった局面では，拡大した結合組織や肥厚した肝表面のGlisson被膜内に貯留しながら過量となり，"肝臓が汗をかく"と言うような腹水の主要な産生場所となる。

循環確保のための工夫

▷ 太区間のGlisson鞘，静脈周囲の一様循環確保のための工夫

空間には周囲との関係でそれだけでは補填しきれない領域が存在する。その端的な部位は粗大な高位のGlisson鞘，静脈周囲，被膜直下の界面空間である。図10は太いGlisson鞘の周りの小葉空間の切り取り方の具体的な実態図である。Glisson鞘から大小のGlisson鞘枝が垂直に派出する状況と血管性隔膜が垂直に壁面にぶつかって特有な亀甲模様を生じさせている。壁面にもGlisson鞘枝が含まれることに留意したい。

また，Glisson鞘のサイズが大きくなるほどGlisson鞘内の門脈の澱みplexusが増加し，肝門部で最大規模に発達する。この脈路の由来については，実質形成途上での廃用性残存脈路の痕跡である可能性が高い。特徴としては，肝傷害での実質区間路の一般の傷害好発性から逃れやすい。門脈血行異常症のように固有の実質区間門脈枝の潰れや消失に伴い，類洞流床が低圧化すると一種のsalvage routeとして，肝全体に類洞の選択的血路拡大を惹起した，いわゆる"異所性門脈路"の展開に至る(図11)。これは門脈血行異常症のように肝全体に及ばない場合でも，過形成結節や肝腫瘍での類洞圧の低下により容易に代償支援に動員されやすく，局所性異所性血路の発生源と成りうる。

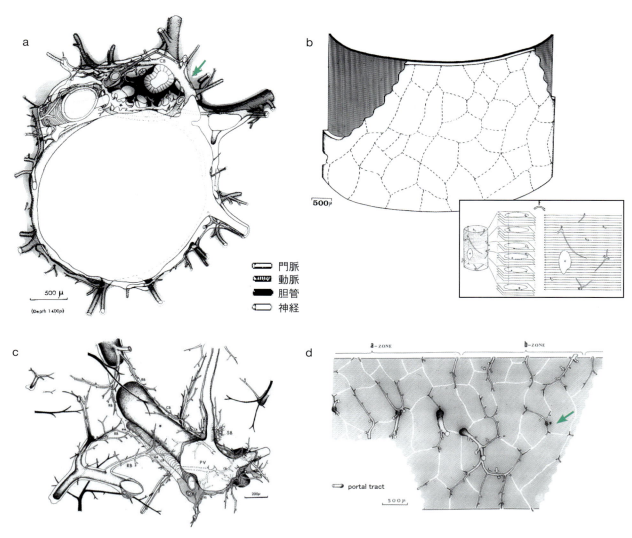

図10 高位Glisson鞘周囲の小葉模様

a：退縮血路の残存枝によるGlisson鞘内portal plexusの存在(矢印)　b：一次小葉モザイクの血管性隔膜の垂直接点による亀甲模様　c：実質区間Glisson鞘による壁面匍匐　d：portal plexusからのoutlet(矢印)

"灯台下暗し"のごとく，太いGlisson鞘区間周囲空間はどのように流入/流失の小葉模様が保証されているのであろうか。結果は一次小葉を単位に複合小葉(古典的小葉)の種々の細断された次序の小葉が，壁面の血管性隔膜がヒットする網状模様を作りながら補填されている。ここでは幹Glisson鞘に垂直な分岐や壁内匍匐Glisson鞘枝がそれらを支えている。また太い幹Glisson鞘には構造展開の際に重要度を減じた残存枝がportal plexusとして中枢部程増加して観られるが，これも細々と同域の小葉血路保全に補助的役割を演じている。しかし，門脈枝の系統的閉塞を主徴とする特発性門脈圧亢進症(Banti症候群)では類洞圧の低下とともに，この種の普段の補助枝が異所性門脈路展開の主役を演じ，「特発性門脈圧亢進症」の名称も「門脈血行異常症」に変更されて以来久しい。

これらを前提に同域の小葉による補填状況をみると，壁面に接する肝実質は古典的小葉の1/2，1/3のsubunitにより逐一埋められている。これは大静脈の周囲や肝被膜直下の肝実質でも同様であり，これらの状況は低圧系臓器の肺の小葉による空間補填の原則とも同様である(**図12**)[7]。

小児臨床肝臓学

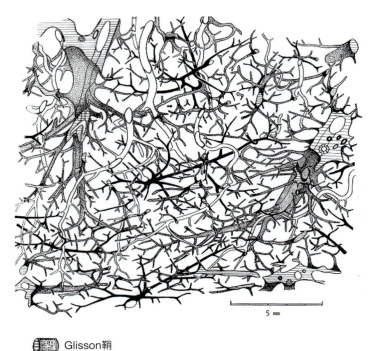

図11 特発性門脈圧亢進症での異所性門脈路（肝実質復構図）

実質区間Glisson鞘からの流れを断たれた肝実質では類洞内圧の低下とともに狭窄から免れた門脈路からの血液に依存せざるを得なくなる。肝実質内を巨大化した門脈が、その細枝を軸とするnodularityを呈しながら単一細枝型の無鞘枝として、ところによりGlisson鞘内を縦横に横切りながら肝実質全体へ行き渡っていることが認められる。ここでは血管性隔膜は確認できないが解体されている。

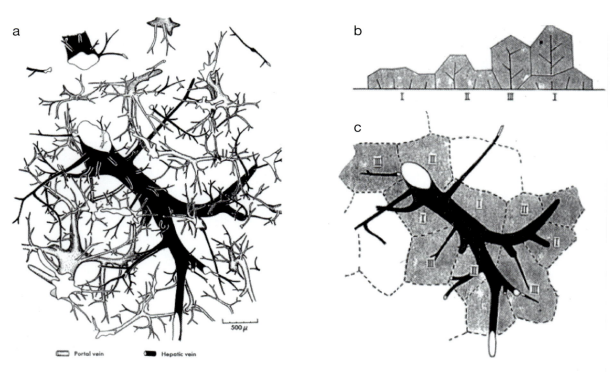

図12 大静脈周囲の小葉模様
a. 粗大Glisson鞘の場合と同様にここでも分断subunitの空間補填の状況がみられる。
b, c：古典小葉を構成する一次小葉（松本/河上）のモザイクによる補填方式

松本，1977より引用[7]

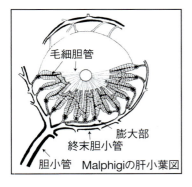
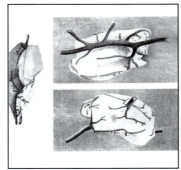
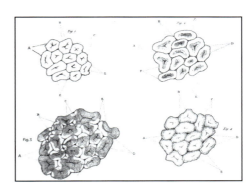
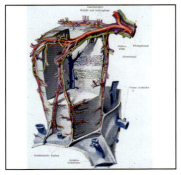
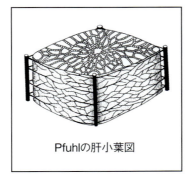
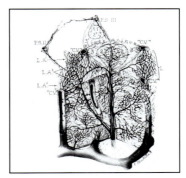
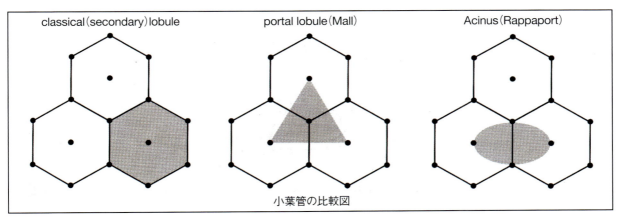

図13　肝小葉観の多様性

Malphigiの肝臓についての初原的把握をはじめとし，多様な小葉観が提唱された。ここではDebeyreとPfuhlの肝小葉の保全性を保証する血管性隔膜の認識に達した本質的な偉業に注目する必要がある。

■肝小葉論の理解と現実（図13）

　肝小葉論についてはさまざまな意見があるが，もともと小葉単位の概念は器官機能の最小単位として定義されており，上記の限界空間補塡の1/2，1/3のmoduleがそれに当たる。現在，欧米の肝臓学者によって最も賛同されている一次小葉以外の肝小葉観は，この現実に直面するとその根拠を失う。古典（二次）小葉では全空間の補塡が不可能で，そのsubunitの一次小葉ですべてが隙なく補充塡されている。それに対し，わが国で現在最も流布している細葉説とそのエッシャー流の錯視シェーマの世界は，血管性隔膜の実存性を認識しない放散流（divergent flow）に頼らざるを得ない

小児臨床肝臓学

"改築肝"の表現像で，部分的に妥当するも正常肝での小葉の実態とは異なった逆の流床世界である。

以上がこれまでの肝小葉観の大枠であり，その実態に迫るべく筆者の観察経験の詳細を説明する。

肝被膜直下を除いて，切る方向の如何を問わず，大小のGlisson鞘が一定の間隔を置いて点在するのみで，その間は肝細胞索の小さな集合である。しかし相接する至短のGlisson鞘同士を結んで連続切片でその線を重ねると，肝実質が多面体の小塊の集合となってシャボン玉様の構造が出現する（図4）。この膜様構造は図6cのように門脈細枝の一定の間隔の分布に血流のhigh equipotential zoneを形成する。こうして張られた面から，今度は一斉に中心静脈に向中心的（convergent）に流入するが，preferential flowをたどると一定のvector群のモザイクパック模様が鮮明となる。convergent流入方式は血液が"渋滞"するため，肝細胞との接触時間を稼ぐうえでは好都合である。

一方，実質区間の中枢側Glisson鞘（第1次枝）周囲は血圧ポテンシャルが高く，血圧ポテンシャルの低い末梢Glisson鞘（第3次枝）に比べて中心静脈までの距離が大きいため，前者の周囲には血管性隔膜に沿う鎌状の高圧ポテンシャルゾーンができる（本項ではこれを鎌状地帯と呼ぶ）。

こうして成立した肝小葉の多面体はそれぞれ静脈性の芯棒を持っているが，サイズ規模の一様性はこれ以上分割できない"単位"として登場することになる。この構造は歴史的にも最初に認識され，古典的小葉と呼ばれているのであるが，筆者らはこの実態を観察するなかで，これらがいくつかのsubunitから構成されていることに気づかされた。図3はそのsubunitを内面視，外面視したものであるが，古典的小葉は8〜11個のばらつきがあるものの，流入面が多極化すると同時に静脈極も対向して多枝化している。この最末梢こそRappaport[8]の指摘する中心静脈最末枝（terminal twig）なのである。

このようなことから，この古典的小葉が示す内的多極性の楔状小塊を便宜的に"一次小葉"と呼び，その集合の古典的小葉を"二次小葉"と称した。ここで留意すべきは"一次小葉が肝の最小単位である"という誤解である。臓器小葉の位置にはやはり二次小葉が納まり，一次小葉は亜小葉の位置にしか置けない。すなわち一次小葉が機能的にも構造的にも開放性であるのに対し，二次小葉は閉鎖性であり，その意味でも"肝小葉"の位置に座しているのである。一般的に実質は細動脈流入極と細静脈導出極に張られた毛細管流床に存立基盤を置いている。ここでは血液と実質細胞の物質交換が1秒以内に終了される厳密な条件下に置かれている。肝臓では膜面と静脈極の距離は約400 μmで，この距離はほかの臓器に比べ驚くほどの近似値である。流床条件との妥協がこのような古典小葉の多極化に至ったのであろう。

ここで問題となるのは閉鎖系の小葉内のゾーンの画定方法である。図13は肝小葉の捉え方の諸説であるが，"ゾーン"なる言葉はRappaport[9]の細葉論に由来する。Rappaportはこれを小葉内血圧の高低，酵素活性の分布から説いたが，それは現実とはかけ離れたものであり，小葉内酵素活性の綿密な観察を重ねた肝臓解剖学者から激しく反証されて久しい[10, 11]。

✿ 文献

1. 河上牧夫，他．：肝小葉のとらえ方―時代的変遷と現在の視点．形態学的観点から．肝胆膵45（3）：337-348，2002

2. Suwa N：Supracellular structural principle of multicellular organisms. Acta Pathol Jpn 32（Suppl 1）：47-61，1982

3. Debeyre A: Morphologie du lobule hépatique. Bibliogr Anat 19: 249-263, 1910

4. Debeyre A：Circulation port du lobule hépatique. Bibliogr Anat 20：189-225, 1910

5. Pfuhl W：Die Leber. In：Handbuch der mikroskopischen Anatomie des Menschen. (Ed), Möllendorf W V, Band V：

Verdauungsapparat. Teil 2 : Magen, Leber, Gallenwege. Springer, Berlin, 235-425, 1932

6. Matsumoto T, et al. : The unit-concept of hepatic parenchyma--a re-examination based on angioarchitectural studies. Acta Pathol Jpn 32(Suppl 2) : 285-314, 1982

7. 松本武四郎：肺(第10章). 飯島宗一, 他.(編)：岩波講座現代生物科学10, 組織と器官, 岩波書店, 東京, 315-372, 1977

8. Rappaport AM, et al.: Subdivision of hexagonal liver lobules into a structural and functional unit; role in hepatic physiology and pathology. Anat Rec 119:11-33,1954

9. Rappaport AM : The microcirculatory acinar concept of normal and pathological hepatic structure. Beitr Pathol 157:215-243, 1976

10. Teutch HF : Regionality of glucose-6-phosphate hydrolysis in the liver lobule of the rat : metabolic heterogeneity of "portal" and "septal" sinusoids. Hepatology 8 : 311-317, 1988

11. Teutch HF, et al. : Three-dimensional reconstruction of parenchymal units in the liver of the rat. Hepatology 29 : 494-505, 1999

小児臨床肝臓学

総論 14 肝組織の病的変容の基本形態動向

••• Key points •••▶

- 傷害パターンの全貌。
- 血管性隔膜保全肝での細胞傷害型と血管性隔膜破綻後の構造障害。

　肝臓でのさまざまな易傷害性には傷害の種類と程度の二側面がみられるが，劇症肝炎でも inlet venule の保全が確保できれば再生正常化も可能である。それは習慣的な慢性型から急性型まで多様であるが，これまでみてきた肝傷害の予後の観点からは，もっぱら血管性隔膜傷害の規模に集約される。次に，その変貌の基本形を概説する。

　肝臓に加わる傷害原因は，感染，循環障害，代謝障害など，さまざまである。これらは時に小葉の相互依存の基盤を根底より揺さぶり，それが終局的には肝硬変という共通の変容となる。この変容は隣り合う小葉相互の保持を保証する血管性隔膜の破綻過程に原因がある。図1にさまざまな肝細胞傷害組織像を示す。その多様性が物語るのは小葉間に張り巡らされた血管性隔膜の，揺り動かし，部分的破綻，全面破綻までのスペクトラムがあり，当然ながらそこにはさまざまな程度の反作用として代償動向が加わっている。

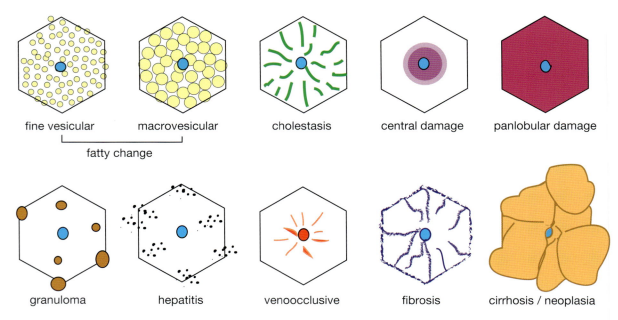

図1　肝細胞傷害パターン
肝細胞は種々の傷害にさらされている。その代償修復が困難となり臨床データ上のみならず，組織像にも異変が現れる。乏酸素，代謝遅延，排泄障害，循環障害，感染，血管性隔膜破綻など多様である。

血管性隔膜の保全局面

以下の諸疾患は肝実質の顕著な傷害にも関わらず，その機転が血管性隔膜を支えるinlet venuleの攻撃に特化しているわけではないので，比較的膜傷害は進みにくい。

▶ 代謝障害による

先天性の酵素活性異常では肝実質は比較的"silent organ"と言われている。Teutchらが小葉内酵素活性の綿密な研究をしており，ここでは化学反応を反映する活性勾配を，periperal zoneのG6PD活性優位，NADPH活性優位を指摘する。中毒肝や脂肪肝でのcentral，peripheral zone傷害はそのゾーン傷害性が顕著に現れる。

▶ 循環異常による

腸管の静脈内器官である肝臓は流入-流出のわずかな圧差で維持されている。そのため腸管血量の減少や肝静脈血圧の低下による脈圧の低下は，肝臓にとって重篤である。しかしこの状況での肝実質障害は，中心域の肝細胞索の萎縮・細胞消失の形をとり類洞は著明に拡張するが，周辺帯は比較的保存されやすい。慢性心不全によるうっ血肝に至る場合がある。

▶ 肝傷害による

肝細胞の急性脱落は劇症肝炎に至るまでに多様であるが，再生能力の高い肝臓はその機縁が去れば比較的速やかに現状復帰しやすい。図1は肝細胞傷害のパターンである。急性肝傷害の初期摂動から進展の姿はさまざまであるが，中心性傷害でinlet venuleは保全され膜破壊に乏しく改築が起こりにくい。広範な肝細胞消失による劇症肝炎ですら甲型肝硬変に直行するのではなく，正常肝に復帰しうる。これは血管性隔膜のフレームワークが保たれている間は改築が起こりにくいということを示唆している。

アルコール性肝炎は中心帯における細胞の消失と中心静脈消失性類洞硬化症を特徴とする。隔膜は保全されinlet venule傷害を欠くものの，重篤な導出路狭窄のため結果は重篤で，再生が小葉枠内に限定されるので，進行するとほかの肝硬変と明確に区別される細結節性肝硬変へと進展しやすい。

▶ 胆汁うっ滞による

胆汁うっ滞は上流から下流の胆汁流路のあらゆる区間の狭窄/閉塞で生じうる。一般に閉塞部位が下流であるほどGlisson鞘の細胆管増生が目立ち，上流になるほどmarginal zoneの肝細胞で褐色顆粒増多性腫大をきたしやすい。とりわけ肝内胆汁うっ滞症ではcentral zoneにより強調される毛細胆管胆汁うっ滞を生じやすい。薬物性胆汁うっ滞はこの形になりやすく，Glisson鞘の硬化性拡大も合併するが，原因除去により完全復帰が期待できる。

これらのなかで特筆すべきは原発性胆汁性胆管炎（primary biliary cholangitis：PBC）である。この疾患は軽症から進行例まで5つのステージに大きく分けられる。①initiation，②marginal zone肝細胞の褐色顆粒腫大，③Hering管中心性のinterlobular lymphocytosis and microgranuloma，④perilobular sclerosis，⑤irregular nodularity with hepatic indulationで，この状態は不均等性が高くても肝動脈流床の最末端に位置するHering管の持続性炎症活動を機転とし，炎症の場が肝動脈流床のperilobular spaceに限局し，門脈流床を比較的温存することで門脈流床の肝細胞を標的にするウイルス性肝炎や小葉枠の厳密性をときに無視する自己免疫性肝炎と異なる。なお病徴的に強調されるPBCでの胆管炎は両者の標的の違いを示すもののここを一次的に標的と言うより，肝動脈流床での炎症持続に関与していると思われる。

▶ ウイルス性肝炎による

Hepatotrophic virusによる肝傷害は最も多い。DNAウイルスに代表されるB型肝炎とRNAウイルスに代表されるC型肝炎とでは基本像が異なる。すなわちB型肝炎は，①小葉内のランダム

な個別標的性を示す，②Glisson鞘ではより末端を傷害してinlet venuleを潰しやすい，③それに沿ってリンパ小節形成を促す，④肝小葉のframeのガタツキをより早期にかつ強く発現しやすい。これに対しC型肝炎は，①周辺ゾーンに好発，②斑状標的性かつ，③感染細胞のballooning〜混濁腫脹〜封入体形成の細胞変性の姿となりやすい。

いずれも慢性化に伴うGlisson鞘の肉芽性変貌は両側小葉の平衡的保全を保障する血管性隔膜の一様性を喪失させ，流入モザイク塊の分断など類洞流床のconvergent flow体制からdivergent flowへ変換する。すなわち結節性肝硬変の発現である。

▶ 自己免疫性肝炎による

本疾患の傷害の基本性格は，①門脈流床内の肝細胞融解で，胞体の"ボロ雑巾"像を一次性の基本像とする，②頻度的には軽症例での小葉中心性が多いが，進行するとsectal, lobular, multilobularと小葉枠にとどまらず進展する，③これに対する炎症活動の場はGlisson鞘周縁帯に好発し形質球の誘導が強い，④C型肝炎に比べリンパ小節形成傾向は低いが，修飾像においてウイルス性活動性肝炎やPBCの組織像と類似性を示すことがある。

■ 血管性隔膜の破綻局面

血管性隔膜の破綻局面を図2に示す。膜破綻によるequipotential flowと肝小葉の相互依存性の喪失を通して実質が分断され，ついには"葡萄の房"のようになるが，さまざまな肝硬変成立（図2, 図3）に至る経緯を構造面から概説する。

▶ inlet venuleの破綻

肝臓の恒常性の基盤である血管性隔膜の最大の支援機構はinlet venuleの展開である。この破綻はウイルス性肝炎の慢性化によって最も顕著に

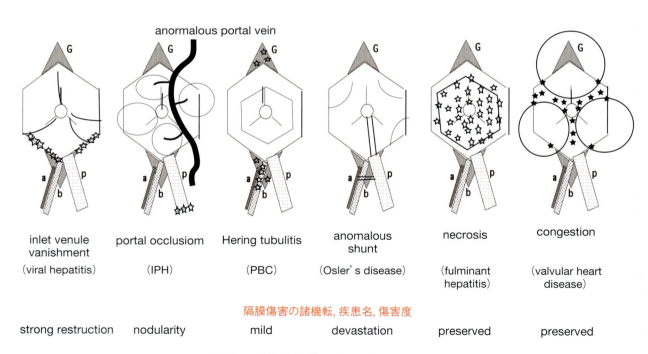

図2 血管性隔膜のさまざまな破綻像

血管性隔膜破綻をきたす最大の機縁はinlet venule 傷害で，C型肝炎を代表とするウイルス性肝炎はハイリスクである。Osler病や門脈血行異常症では血管性隔膜無視型の傷害を呈する。それに対して小葉中心傷害型では血管性隔膜の保全があれば再生修復が可能であって肝硬変への転落を免れやすい。

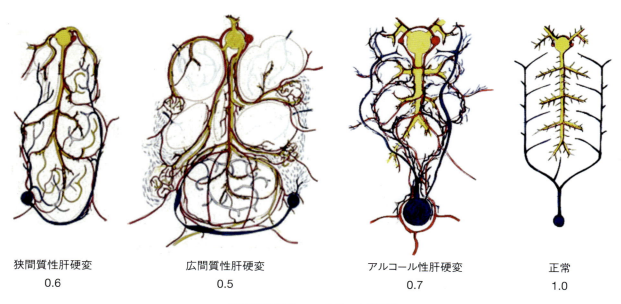

狭間質性肝硬変	広間質性肝硬変	アルコール性肝硬変	正常
0.6	0.5	0.7	1.0

肝硬変の血路remodelingの諸形態

図3　肝硬変の多様性

肝硬変は血管性隔膜傷害が前景に出た間質幅の大小の甲乙肝硬変や中心静脈の退行性破綻を主徴とするアルコール性傷害で，実質分画の模様が大幅に異なる。図は組織復構図を概略したものである。数字はinternodal septa／血管性隔壁比

発現しやすい。とりわけC型肝炎においては，リンパ球浸潤がほかに比べてGlisson鞘のより末梢側に強く発現しやすいため，隔膜破壊がより速やかに進行しゾーン性の解体となる。

▷ **血管抵抗の挿入**

日本住血吸虫卵の漂着によるGlisson鞘硬化症に代表される間質線維症例では高頻度に高位門脈路の狭窄が生じ，ときに異常な脾腫を伴う門脈圧亢進をきたしやすい。これが特発性に生じた場合，"特発性門脈圧亢進症（別名Banti症候群）"と呼ばれるが異所性門脈路[1]を発生させることから，現在では"門脈血行異常症"と改名されている。病態生理的には肝実質への灌流前の抵抗挿入のため，洞前性(presinusoidal)portal hypertensionと呼ばれる。この種の肝臓で洞内圧はむしろ低く，肝硬変のような線維化間質内での導出路の狭隘化による洞後性(postsinusoidal)resistanceのため洞内圧の高い門脈高血圧とは異なった病態を呈する。その実態は系統的な高位実質門脈の潰れと，通常では勢力のない基幹Glisson鞘内の門脈迷路枝からの代償的流入血路の新生である。これらは類洞壁の性状を有し，Glisson鞘と不即不離の関係をもって実質内を長区間枝にたどりながら随所で側枝を出し，結節状の栄養圏を形成しやすい。このため既存の血管性隔膜は廃用性萎縮に陥る。

▷ **側副路シャントによる変容**

Osler病（遺伝性出血性毛細血管拡張症）に代表される病態では肝Glisson鞘に不均等に生じたシャント血路のため，門脈血が肝細胞との接触を欠いたまま体循環に短略的に流入して全身血を門脈化していく。そのため肝動脈血も門脈化され，これに依存する肝細胞群が部分的に生ずるため，独特のキメラ的栄養多様性が生じやすい。この場合も本来の血管性隔膜は存在理由を失い，廃用性萎縮に至る。

▷ **流出路の傷害**

肝小葉中心域の肝細胞のみならず，中心静脈を軸とする導出極寄りの類洞の荒廃，消失を招く病

小児臨床肝臓学

態である。その最も代表的な例がアルコール性肝炎である。小葉中心域には線維化が生じ，進行とともにその部分の静脈は退縮して見分けるのが困難となる。原則としてinlet venuleは保存されるが，流出障害による小葉ごとの拘束条件が強いため，複合小葉性の代償が効きにくく，一様に小さい再生結節を取り巻く荒廃静脈帯のなかに血管性隔膜が取り込まれていく。そしてここでは多量の血液をどのように導出するかに主な構造的課題がある。

組織傷害因子によりその終末像である実質改変の姿形はさまざまであるが，基本形は図3に代表され，図4はその多様性をカテゴライズしたものである。

肝実質の基盤喪失

肝傷害の進行に伴う肝実質の基盤喪失については，肝細胞群のさまざまな規模での変性・壊死・消失が生じ，再生と崩壊の連鎖が繰り返されることになる。その時間tでのスピードdN/dtは障害

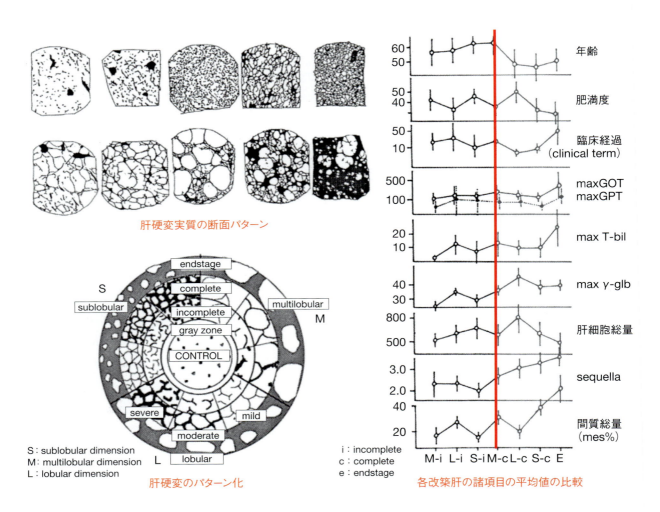

図4　肝硬変の実質分断の主たる7カテゴリーと臨床経過の特徴

思考上は結節の大小と間質の狭広3レベルの21の類型は，現実には7型で済まされる。incompleteとcompleteは分隔の不完全incompleteか完全completeかの区別である。肥満度は体重/身長の体表面積nomogramで勾配の角度である。粗大結節程の実質量の減少，complete型での高齢好発層などが注目される。

河上ら，2003，島，1994より引用[2, 3]

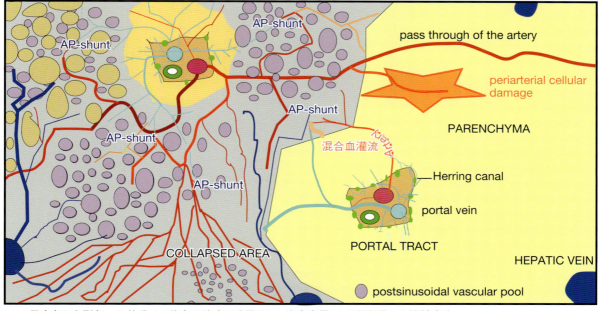

1. 保全部と虚脱部への仕分けで後者の流床は分隔された流床廃用として肝細胞との接触喪失
2. 虚脱領域の類洞流床の虚脱か再利用の仕分けで大半は無効血路として荒廃静脈路へ
3. 再利用の際のAとPの攻防での妥協血路新生：混血のAP-シャントと結節辺縁の帰還灌流
4. 動脈灌流路での血路に沿う周囲肝細胞の過酸化ダメージ
5. 動脈の"門脈血化"の度合いが進めば進むほど上昇する肝実質の動脈依存度

図5　肝硬変での分隔域の血路内実

虚脱部sequesterationでの門脈流床Pは肝細胞との接触喪失と，低圧ゆえに退縮/消失する。高potentialの動脈血Aは無効血液として荒廃静脈路へ流れ去る。保全部ではAとPの妥協的血路新生で，混血のAP-シャントとして結節周縁の帰還灌流を成す。他方，動脈血の"門脈化"の度合いが進むと，肝実質の動脈依存度が高くなる。

Nの大きさに比例する（dN/dt= CN）。予想されるように対数正規分布に従い，漸次加速型の病跡（nosography）をたどらざるを得ない。ここで生じる問題はかつて存在した肝細胞が消失した後の類洞流床ネットワークに関するものである（図5）。

肝硬変では，経過とともに一定のサイズに切り取られた結節はそれ自体の肝細胞が脱分化し崩落せざるを得ない。いわば被災後の後片付けの問題である。流入血は門脈と動脈であり，障害部には血圧の勝る動脈が圧倒的な優位をもって占拠するが，本来の応需性を欠いた状態では，血路自身の流体力学的法則に委ねる以外にはない。その結果が，肝実質との交渉を欠いたsequestration領域での無駄とも言える多数の並列性long coursing動脈の発達で，Hagen-Poiseuille式（管径が一定＞円管を流れる粘性流の法則）で算出可能な流路エネルギーの消費を待ち，最寄りの沢状の静脈路を経由し肝静脈に流失される。この場合の血流量は総流路の抵抗に依存している。

一方，門脈血も応需性を欠いたまま，消滅を余儀なくされ残存結節周囲でのみ需要に応じて単独ないし流れ込む動脈血との間に成立したAP-シャントを成す以外にない。しかもその際には，門脈血の高圧下ゆえに内径は正常肝での動脈流入部のごとく赤血球1，2個がようやく通過できる規模と成らざるを得ない。終局的には動脈主導のconvergent flowではsystemic circulatory bloodの門脈化"portalization"に応じて，con-

小児臨床肝臓学

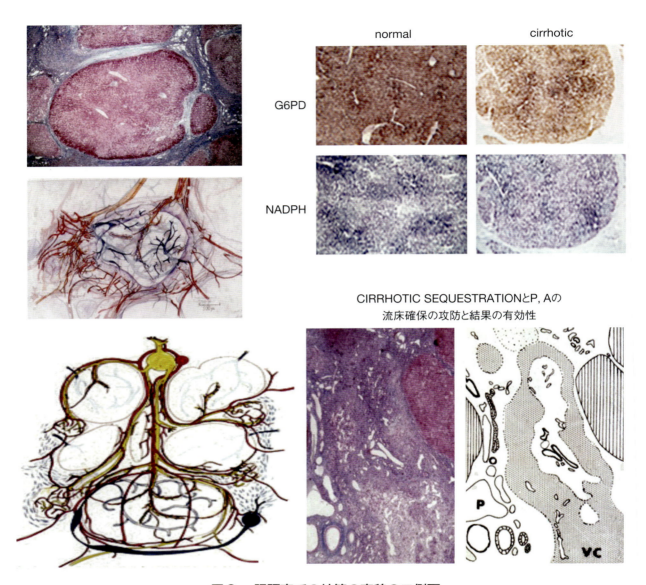

図6　肝硬変での結節の変貌の二側面

甲乙型では残余結節でのremodelingが顕著である。図は甲型肝硬変の粗大結節の復構図であるが、脱落実質での肝細胞との接触を欠いた動脈優位のシャント血だけの分隔域が次第に拡大する。代償機能増大に伴う残存実質の粗大化と内部でのG6PD, NADPHに観る実質内のremodelingが如実である。

vergent型の結節へと変容を余儀なくされる。

最後に実質脱落の進行した肝実質の終末様相である間質の幅広の甲型肝硬変を図6に示す。

■小児肝疾患の特性

小児肝疾患の一般的な特徴を概説する。出生時は肝臓も母体環境から完全に独立する過程に加わるさまざまなストレスに対する克服が必要となる。

第1に、その不完全性の表現像であり、これはすべての個体が避けて通れない不安定な摂動ストレスとその修復過程である。

第2に、出生児の先天異常である。肉眼的から、遺伝子/酵素の分子レベルの異常の種類と程度による病態で、これには早期発症(early failure)と晩期発症(late failure)が区別される。

第3は、後天的要因による個体体制の適応不全

型障害で，栄養・代謝，感染，循環障害など，さまざまな要因がある。

　内在する生理機構として，小児の組織側の対応性は決して未熟ではない。むしろフレキシブルな高さや再生力の強さでは，成人のそれをはるかに凌駕する。高齢者と比べると，過程は迅速である（高齢者の遅滞過程での時間の感覚は短く，幼年者が逆に長く感ずる逆相関係は生命心理学の課題である）。ここで注目すべきは，個体の小ささと未体験に基づく小児過程の許容限界の少なさと脆弱性である。早期成熟曲線をたどる肝臓では，その特性が病変の現実に深く干渉しても，形態変容の基本原則は成人の肝疾患病変と大きな差がみられないのは驚くべきことである。

文 献

1. 河上牧夫：特発性門脈圧亢進症(IPH)のformal pathogenesisの解明．日本人の病気と病理学．病理学の挑戦 人体病理学(臓器病理)肝　異常門脈血行症．病理と臨床17(臨増)：269, 1999

2. 河上牧夫, et al.：肝臓の組織構築と改変．組織構築・改変と疾患．病理と臨床21(11)：1210-1218, 2003

3. 島　穂高：肝硬変組織像のカテゴリー化に関する研究　とくに画像解析パターンを通して．東女医大誌64：112-124, 1994

小児臨床肝臓学

総論 15

染色法の実際と特殊染色

••• Key points •••▶

- 染色は個別的な問いかけにより，情報の重複を避けて種類を選別する。
- 問いかけには構造分析型と存在証明型があるが，構造分析型にはCD7やCD10が有用であり，存在証明型にはoil，金属，胆汁酸など多様である。
- 腫瘍は原発と転移，発癌母地のmodalityにおいて，特に肝細胞の分化選別や胎生器官成立の糖鎖抗原CA19-9が参考になる。
- ライソゾーム病やミトコンドリア異常症には超微形態観察が必須となる。

　ここでは肝傷害の実態を把握するために援用される染色法について概説する。染色には，概況把握のための染色と，特定の部位や成分の存在証明の染色に大きく分けられる。

■ 概況把握のための染色

　細胞核の所在を通して炎症や腫瘍の把握に優れたHE染色，結合組織のframeworkのあり方の構造描出に優れたMasson-野口染色が代表としてあげられる。Masson-野口染色は肝細胞の胞体の微妙な質感や顆粒描出にも優れ，HE染色のモノクロ画像に対してカラー画像にたとえられ，その物質解像力は飛躍的に高まる。その中間の鮮明さゆえ，それに次ぐのはPAS染色であろう。これは中性多糖類用の染色法であるが，細胞膜の鮮明染色性に優れている。その他には血管/類洞壁のreticulin framework用の嗜銀線維染色や弾性線維用のエラスチカ・ワンギーソン(Elastica van Gieson：EVG)染色が機能的な構造把握の大いなる助けとなる。

■ 特定部位や成分の存在証明の染色

　存在証明の標的染色を理解するうえで必要なものとして，細胆管用のCK7染色と毛細胆管network用のCD10染色がある(図)。CK7染色は胆管の分布の多寡のみでなく，肝細胞からの化生様neogenesisの存否やその分布まで明らかにできる。CD10染色は肝細胞索での分泌胆汁路の微絨毛な胆汁通路の保全性を描出できる。その他ではCD31/34染色の細血管壁とD2-40染色によるリンパ管壁染色，また炎症性細胞のCD panel(特にCD3，4のT-リンパ球，CD20のB-リンパ球，CD138による形質細胞の選別染色やIgGのheavy chain / light chainの各染色，CD68のマクロファージ証明)が優れている。

　物質の存在証明では，脂質，グリコーゲン，鉄，銅の染色も可能である。沈着物のアミロイドーシスにはCongo-red染色やDSP染色，ウイルス感染体では，HBs，HBcの染色，サイトメガロウイルス(CMV)やエプスタイン・バールウイルス(EBV)のEBERはよく用いられている。

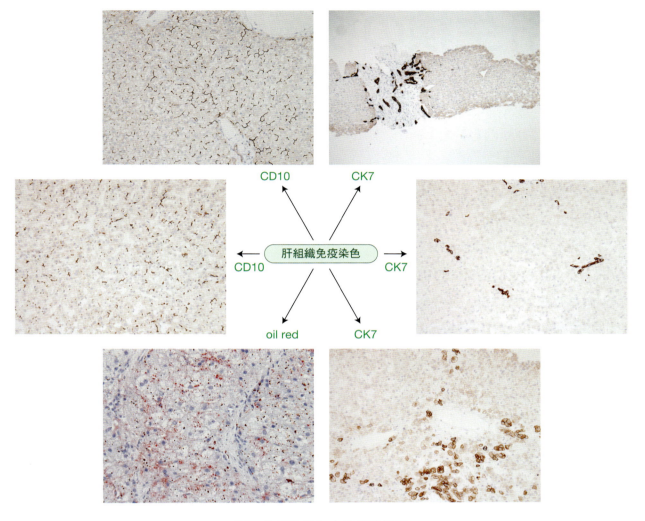

図　免疫染色による構造解析
CK7染色による細胆管系のあり方とCD10染色による毛細胆管の保全度は，構造の傷害像を分析するうえで参考となる。

　また，腫瘍性増殖病変の鑑別に，肝細胞，細胆管，胆管，幹細胞の区別や転移癌での細胞素性と細胞回転のマーカー検索が可能となったことは，画期的である。

　一方，症例によっては電子顕微鏡による超微形態検査が必須である。この場合は一般のグルタール固定標本での観察でよいが，ライソゾーム病やミトコンドリア異常症には必須である。

小児臨床肝臓学

総論 16 肝生検の検鏡法

••• Key points •••▶

- 基本は小葉構造の保全度を小葉サイズ，類洞Disse腔の狭小化の有無，肝細胞索での毛細胆管，類洞の拡張の点からチェックする。
- 隣接小葉の保全を保証する血管性隔膜のあり方と同域の核糖原などの変化
- 小葉内での傷害の性状と分布パターン
- 肝機能全般を担う肝細胞の性状
- 血管性隔膜の破綻の状況と肝実質の分断様式や代償性動向
- 傷害に対する炎症細胞浸潤のあり方

　肝組織の検鏡法は漫然と組織を眺めて，大枠をつかみ直感的に一定の診断カテゴリーにあてはめ，それが妥当かを精査し判定することも可能である。しかしこのタイプの診断では診断名の既存枠への放り込みに満足できても，既存の診断名に収まらない諸々の情報取得を獲得するには不足であり，またリスクが高い。

　診断行為には2つの大きな課題がある。それは分類カテゴリーの妥当性と十分な情報取得である。この問題を克服するには，プレパラートが提示する内部を正しく読みとり，そのためには"作法"とも言える規範に準拠することが望まれる。

　以下は肝組織の病的変容が形態保全のための実存システムとしての血管性隔膜を傷害する初動D相と，それに抗する諸種の代償過程C相と，それでも叶わぬ代償不全による破綻のあり方R相の三層観察である。

▷ 初動D相：初期傷害のあり方

　これは検体を観察し全体を通して，一体何がどのように傷害を起動させたかという問い掛けである。外因としての傷害因子のtoxin，infection

などに加えて，内因性の組織形成異常，代謝異常，自己免疫異常など，さまざまである。そしてそこに展開するのは構成細胞の初期障害像で，空胞変性，虚血変性，淡明変性，封入体，好酸変性，壊死，消失など，さまざまである。この事態を受け止める肝実質側では，多少の傷害に対しては以下のような代償機構を発動させ，組織恒常性の維持に向けて働く。その初期相をどのように読み取るかが問われる。

▷ 代償過程C相：代償過程のあり方

　代償の第1相は細胞肥大による欠落機能の自己補填である。これは細胞次序で，parenchymal nodularityを呈することもある。第2相は，障害，脱落部分の再生補填である。ここでは完全修復による全面的な完全補填と一部の必然的な欠落を余儀なくされる，いわゆる部分補填が区別される。

　完全補填では血管性隔膜の支持体である流入路（inlet venule）の保全が続く限り，隣接小葉間の保全が保証され，小葉中心域の脱落が顕著であっても完全回復の望みは十分ありうる。劇症肝炎が，いわゆるwidebandの壊死後性甲型肝硬変にな

80

らずに正常肝に回復した事例の生検観察の結果はその事態を如実に語っている。しかし，inlet venule傷害では小葉間の血圧ポテンシャルの両面保全が困難となり，隔膜が破られ，ついには血流圧に依存した求心流（convergent flow）に切り替わり，それに依存する肝実質のnodularityしか許容されなくなる。ここに至るとすでに肝硬変の段階に突入したことになる。

部分補塡では小規模な脱落のレベルから肝機能の代償能に干渉する広域のレベルまで多様であるが，肝臓では血管性隔膜に沿う線維症や脱落硬化域の拡がった馬鈴薯肝や瘢痕肝に変貌することもある。ここで注目すべきは肝実質の脱落域の残余類洞血路の行き着くところである。動脈血と低圧系の門脈路の争奪戦の場となるのだが，血圧が圧倒的に高い動脈血が優勢に傾くのは想像しやすい。灌流すべき対象を失った門脈血は著減する。このように脱落域は一種の隔離地帯となり"動脈血の最寄の通り道"としてのみの空間内存在を呈するが，残存実質での血管性隔膜保全域では正常肝同様の酵素分布パターンが存続している。このようなケースは肝硬変と誤認されやすい。

▶ R相：破綻像のあり方

以上のような代償能を超えてストレスが加わると代償不全に陥る。その相では，肝実質は終局的には肝硬変とならざるを得ない。肝硬変は一種の実質分画で，初期には小葉次序での分画パターンが好発しやすい。しかし血管性隔膜に保証された一蓮托生の保全肝と異なり，各結節はそれぞれがminiature liver（微小肝臓の集合体）として限られた空間内での弱肉強食の存在条件を付与され，一般的に肝硬変では小型結節ほど淘汰されやすく，次第に大結節性肝硬変への移行を余儀なくされる。

ここでは初期に，肝実質の質量が個体の需要に応じきれなくなる絶対的萎縮と代償能は賄えてもその限られた能力ゆえに多様なストレスに対して自己破綻しやすい，いわゆる脆弱性（vulnerability）による合併症に至るリスクが著しく増大する。

絶対的萎縮：萎縮性肝硬変の究極の姿は，肝細胞の分化保全が困難となり，胆管上皮様の化生に転ずるのみならず，門脈血流の遅滞による軸性血栓を伴って究極的破綻性肝不全に陥りやすい。

脆弱性：合併症として最も多いのは急性門脈血流途絶性の多斑状肝壊死である。

その他：絶対的萎縮への転落，さらには腫瘍の合併による破綻が続く。

これらは剖検例からの実感であるが，現在では剖検例の著減により事態把握が困難なばかりでなく，肝移植などの置換医療によりますます事実が見えにくくなっている。

■ 観察法の実際

肝病理専門家や熟練した観察者は，それぞれ固有の観察法を開発しているように，もともと自得すべきものなので，絶対的手法はない。したがってここでは筆者らの日常観察での方法を参考までに提示する。それを足場に読者が批判的に，さらに発展的に解消し，固有の観察法を取得することを願う。

▶ HE標本観察

hematoxylin染色で細胞核を頼りに，その核質のあり方のみならず，密度，分布を通して対象組織の概略把握を行う。傷害部の存在のあり方や炎症細胞の分布も把握しやすい。

▶ Masson-野口染色

Masson-Glodnerのoriginal染色をもとに改良したMasson-野口染色は，構造認識において圧倒的な効用を発揮する。それはコラーゲンのanilin blueとアゾフロキシンポンソーの陰影に赤色系の色素選別性で，細胞内顆粒，封入体，ホルモン，沈着物，金属に対しても多染色性を取得できる。線維化を問題にする肝組織観察には必須で，ここに至って概略把握の確定感が得られる。

▶ PAS染色

PAS染色は細胞膜分離の良好な像とグリコーゲン糖原量の査定に役立つが，通常の標本作製過程での糖原溶出を避けるにはCarnoy固定（グリ

小児臨床肝臓学

コーゲン証明用の固定液）が望まれる。さらにジアスターゼ処理PAS染色は傷害細胞でのリポクローム顆粒の存在証明や，急性肝炎でのcelloid陽性細胞の証明に有用である。

▶ **基質フレームワーク観察**

基質フレームワーク観察には鍍銀染色と弾性線維に基づく。鍍銀染色は血管壁の密な囲繞を特徴とするreticulin網を，弾性線維は血管壁やGlisson鞘基質のあり方を観察するのに提供される。

▶ **特殊染色**

必要に応じて，Fe，Al，Cuなどの金属類やoilやグリコーゲンの特殊染色が必要となる。

▶ **免疫染色**

免疫染色は諸種の蛋白質のみならず，構成組織成分の全体把握に優れている。

　a．筆者らはCK7染色での細胆管と，CD10染色での毛細胆管網の描出を試みている。

　b．CD3，4，10，20染色のリンパ球分画，CD68染色のマクロファージ分布，CD138染色による形質球。分布とheavy chainやlight chainの免疫グロブリンの分析。

　c．B型肝炎ウイルスでのHBs抗原やHBc抗原の存在証明。

▶ **小葉内の肝細胞のあり方**

重要なのは上記の諸変化を知ったうえでの包括的再観察である。そのねらいは"すべての機能を一細胞が担う肝細胞の所与の現実"に考察を誘うものでなければならない。ここで肝機能の臨床データとの相応性の吟味を行うが，regressiveかhyperplasticか，肝細胞索と類洞の関係，Disse腔emptyの完全性などの究極的な判定を読み取る行為でもある。

以上の観察をもとに基準的注目点をまとめる。
①血管性隔膜は保全されているか否か。
②傷害されていればその傷害の形態表現と程度。
③小葉内の肝細胞の保全度。
④Glisson鞘胆管系のあり方。

⑤小葉保全でのGlisson鞘のあり方と炎症細胞浸潤の状況。
⑥脈管系のあり方：門脈，中心静脈，肝動脈。
これらの構造の異常を**図1**，**図2**に示す。

■ 細胞次序での変化

▶ **肝細胞壊死（cellular necrosis）**

これにはアポトーシスと虚血死，C型肝炎ではC型肝炎ウイルス特異的細胞障害性T細胞によるcytotoxity（ここでは実質には小リンパ球の"ant march"型のelectiveな散発分布を呈しやすい），マクロファージの貪食死，ragged cell化，mallory bodyを伴う自己免疫死などの多様性を区別しなければならない。

▶ **脂肪化（fatty change）**

栄養過多性の中性脂肪貯蓄型の粗大脂肪滴変性から，必須アミノ酸欠乏型のdystrophicな微細脂肪滴変性などさまざまである。これがびまん性に生じて脂肪肝と称する。アルコール傷害では脂肪球の膜破綻によるアルキル化合物析出と，それに対する炎症反応が誘導されやすい。

▶ **空胞変性**

虚血性で最も生じやすい局面で，幼少児ほど発現しやすい。

▶ **明斑壊死**

胞体の淡明腫大像で，実態は界面活性作用を旨とする細胞内自己消化の形を呈する。新生児肝炎や，新生児・乳児の胆汁うっ滞ほど多核巨細胞化しやすい。

▶ **遅発性結節**

late nodule：DNAウイルス傷害のB型肝炎に生じやすい単一細胞性の肉芽組織の一種。

▶ **Celloid陽性マクロファージ**

壊死細胞の貪食による過酸化脂質過程の生ずるlipochrome granuleの細胞内死貯留で，急性肝炎の特徴の1つである。消化PAS染色で，細胞内のPAS陽性顆粒析出で，存在が鮮明となる。

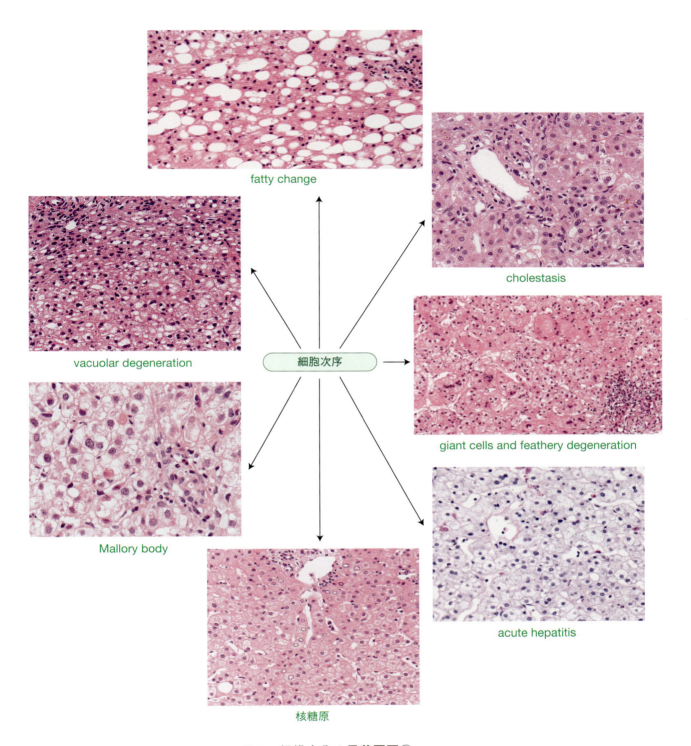

図1 組織変化の曼荼羅図①

小児臨床肝臓学

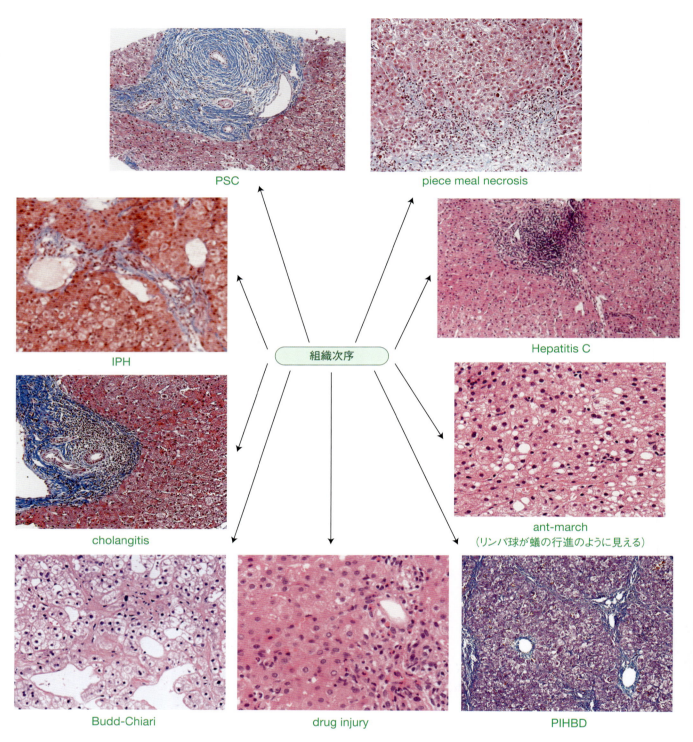

PIHBD (paucity of interlobular bile ducts)：非症候群性肝内胆管中断，PSC (Primary Sclerosing Cholangitis)：原発性硬化性胆管炎
IPH (idiopathic portal hypertension)：特発性門脈圧亢進症

図2　組織変化の曼荼羅図②

▶ 胞体内封入体

B型肝炎での小葉周縁帯での細胞内封入体（Olcein染色陽性の志方小体）。

▶ 細胞内褐色顆粒

Dubin-Johnson症候群に代表される細胞内の脂肪酸過酸化顆粒で，肝臓は褐色から黒色化する。原発性胆汁性胆管炎では小葉周縁帯により顕著に発現しやすい。

▶ 胆栓

毛細胆管内や細胆管に貯留した胆汁凝集物で，毛細胆管内では胆汁栓を中心に肝細胞索のrosettないし腺管配列をきたすことがある。

▶ 淡明細胞壊死

胞体のボロ雑巾様変性壊死で，ときに細胞融解性である。自己免疫性肝炎の傷害の特徴である。

▶ 蓄積症

Fe，Cu，Alなどのミネラルや複合脂質/糖質/蛋白質の蓄積が原因である。

▶ アミロイドーシス

類洞壁の格子線維の蛋白分解能に関し発現部位を限定されるが，そこでの前アミロイド素材のアミロイド物質への転化現象である。肝臓では，類洞壁沈着のdiffuse type（ハム肝）と血管壁主体のvascular typeが区別される。

■ 組織次序での変化

▶ 炎性細胞動態の変容

a. plasmacytosis：IgG4に代表される肝炎で注目される。

b. eosinophilia：感作性肝炎で，薬物性傷害も含まれる。

c. macrophage induction：細網症やvirus-associated hemophagocytic syndrome（VAHS）型のウイルス性傷害

d. lymphocytic nodule：C型肝炎でGlisson鞘に生じやすいprimaty noduleが代表的である。自己免疫性肝炎やB型肝炎でも病期により発現しやすい。

e. 肉芽腫granuloma：PBCでの細胆管炎を起点に非乾酪性の肉芽腫を認めることがある。粟粒結核の肝病変。

f. 肝膿瘍：上向性化膿性炎症や敗血症での転移膿瘍。エヒノコックス原虫症。

g. リンパ性白血病：リンパ球の異常な巣状浸潤が特徴的。

▶ 小葉循環の変容

a. bile duct regression：Alagille症候群などのPIHBD群。

b. portal regression：異常門脈血行症（古称のIPH：特発性門脈圧亢進症）や肝硬変に代表される慢性障害に伴う門脈の潰れに代表されるGlisson鞘での門脈路の退縮ないし消失。

c. venous regression：門脈血の減少に伴う中心静脈の消失過程で，細結節性の実質分画を余儀なくされるアルコール性肝硬変では特に特徴的。

d. 異所性門脈：anomalous portal vein in IPH。

e. peliosis hepatisと 肝紫斑病。

▶ 組織構制の変容

a. 血管性隔膜に沿う線維化や細胆管増生像。

b. 小葉中心の類洞硬化症。

c. P-Vのbridging 脱落ないしsclerosis。

d. 斑状実質脱落sequesterationを好発させる自己免疫性肝炎型の実質細胞融解。

e. Meyenburg complex：Glisson鞘内の胆管単独の異常増生・拡張。

f. 導管区間Glisson鞘での主胆管周囲性のonion skin sclerosis。

g. 既述の多様な次序の実質分画の肝硬変などがあげられる。

しかし，病徴とはあくまでも好発（manifestation）であり，病気そのものではない。その本態把握と予後判断には既知の知識や権威信奉ではなく，形態把握の修練に裏打ちされた深い洞察が期待される。

各論

新生児〜乳児期の胆汁うっ滞

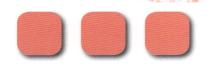

小児臨床肝臓学

新生児〜乳児期の胆汁うっ滞

1 新生児黄疸（neonatal jaundice）

... Key point ...

- 新生児黄疸は複合要因による新生児期にみられる症候名であり病名ではない。

■ 新生児黄疸とは

新生児期に見られる黄疸を理解するためには，胎児期から新生児期のビリルビン代謝のダイナミックな移行を知る必要がある。すなわち胎児赤血球の寿命は比較的短く，ヘモグロビンからビリルビン生成の亢進がみられる。肝細胞内ではビリルビン抱合や毛細胆管への輸送・排泄が未発達（未熟）である。したがって大部分の新生児では，生後3〜7日頃にかけて軽度の間接高ビリルビン血症を呈し生後2週以内に自然に消失する，いわゆる"生理的黄疸"が見られる。

一方，このビリルビン代謝系には先天性，遺伝性の疾患（状態）が存在し，また，低出生体重，低栄養，完全静脈栄養など，多くの要素が加わることにより黄疸は増強される。新生児期には上記の黄疸のほかに，母乳栄養，溶血機転，感染症，先天代謝異常などの黄疸を伴う疾患が見られる。

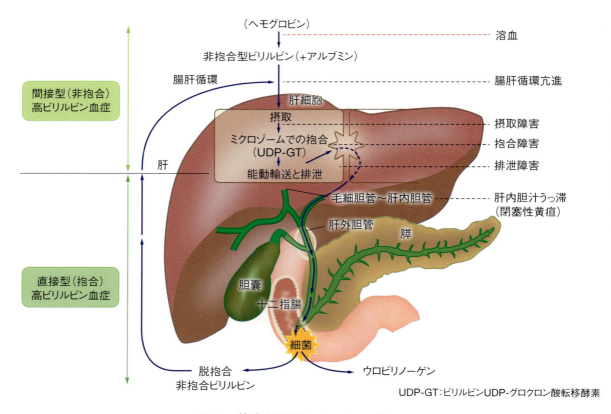

図1　黄疸が発現するメカニズム

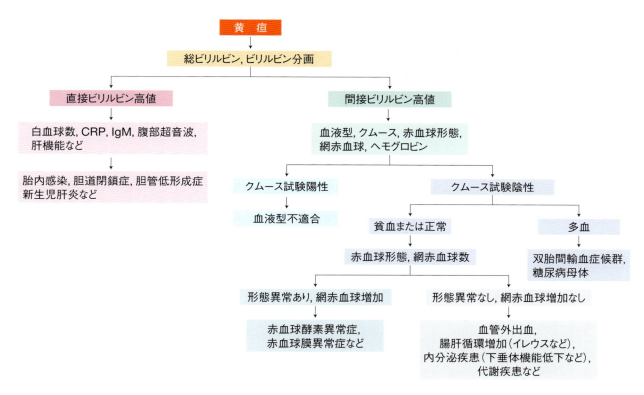

図2　新生児黄疸鑑別診断のアプローチ

表　新生児の病的黄疸を示す所見

生後24時間以内に可視黄疸がみられる(早発黄疸)
血清総ビリルビン値の上昇速度が5mg/dL/24時間を超える
生後72時間以降の血清総ビリルビン値が正期産児で17mg/dL,未熟児で15mg/dLを超える
生後2週以降も可視黄疸が残る(遷延性黄疸)
直接ビリルビン値が1.5mg/dLを超える

黄疸が発現する主なメカニズムを図1に示す。新生児黄疸は,複合要因を総称する症候名であり各疾患の鑑別診断のポイントを押さえることが重要である。図2に新生児黄疸の主な鑑別診断のアプローチを示す。

まず,新生児黄疸が病的か否かを知ることからはじめる。そのためには病的黄疸を疑う所見を見逃さないことが大切である。表に病的な新生児黄疸の所見を示す。

▶ビリルビン生成の亢進

新生児期は赤血球の寿命が70～90日と短く,多血である。さらに腸内細菌叢の未発達により,ビリルビンの腸・肝循環が亢進し,ビリルビン生成が増加している。これらは生理的新生児黄疸の一因であり,また溶血性貧血や感染症などで黄疸が増強される。

▶ビリルビン・アルブミン結合能の低下

病的新生児にみられる,低アルブミン血症,アシドーシス,低血糖,飢餓,低体温などによる遊離脂肪酸や薬物などは,ビリルビン・アルブミン結合を阻害し,遊離ビリルビンが増加する。これは血液脳関門の未熟な生後1週間未満の新生児において,ビリルビン脳症(核黄疸)の発症要因となる。

▶ビリルビンの肝細胞への取り込みの低下

Gilbert症候群などで取り込みが低下する。

▶グルクロン酸転移酵素活性の低下

生理的新生児黄疸,先天性グルクロン酸転換酵素欠損のCrigler-Najjar症候群(Ⅰ,Ⅱ型),低酸素血症,感染症,薬物などでこの酵素活性が低下し,抱合が阻害される。

▶ 胆管系におけるビリルビン排泄能の低下

新生児は直接ビリルビンの毛細胆管の排泄能の未熟性により，血液の間接ビリルビンが大量に増加した疾患において軽度の直接ビリルビンの上昇を認めることがある。

■ 診 断

すべての黄疸は眼球結膜（強膜）から出現し，次いで全身に広がる。間接型高ビリルビン血症では淡黄色〜黄橙色，直接型高ビリルビン血症では暗褐色調を呈するとされるが，微妙な色の変化で重症度を決めるには熟練が必要であり，血液検査をしてビリルビン値とその分画を知ることが大切である。間接型高ビリルビン血症は，軽症であれば黄疸以外の症状はみられない。しかし溶血，特に血液型Rh不適合による重症例では，重症の貧血のため胎児期に心不全を生じることがある。また生後1週間以内の重症例では核黄疸（脳神経核にビリルビンが沈着する）の危険性があり，嗜眠，易刺激性，痙攣などの神経症状が現れることがあり，脳性麻痺を残し，神経学的な予後不良となることがある。黄疸発症の時期，持続期間，便の色，直接ビリルビン値の上昇の有無，全身症状，随伴症状などが重要である。

▶ 生後24時間以内の早発黄疸

すべて異常であり，何らかの溶血の存在を示唆する。母児間血液型不適合が最も多い。RhではRhDが主体であるが，亜型Rh（C,E）不適合のこともある。ABO不適合は，O型の母親とA型またはB型の児の場合であるが，Rh不適合よりもはるかに軽症である。その他，閉鎖性出血（頭血腫など）や胎内および周生期感染がある。ウイルスとしては，サイトメガロウイルス（CMV），風疹，エンテロウイルスなどで，細菌としては大腸菌による，髄膜炎，敗血症など，その他にはトキソプラズマ感染症，梅毒などがある。

▶ 生後1週間以内の黄疸

ほとんどが間接型ビリルビンの生理的新生児黄疸である。直接ビリルビンがわずかでも（1.5mg/dLあるいは15％以上）増加していれば，明らかに異常である。

▶ 生後1，2週間以後の黄疸

間接ビリルビンの場合はほとんどが母乳性黄疸であるが，Gilbert症候群，溶血性疾患，甲状腺機能低下症などがある。

■ 管理・治療

病的黄疸であれば，原疾患に対する治療が必須である。生後1週間以内で間接型高ビリルビン血症が著明なときは，核黄疸を防ぐため高ビリルビン血症に対して，光線療法，交換輸血などの治療を行う。光線療法は波長420〜470nmの青色光，または緑色光を皮膚に照射し，光エネルギーによって脂溶性間接型ビリルビンを水溶性に変換することにより，胆汁への排泄が促進され，血清ビリルビン値の低下を促進させる。直接ビリルビンが増加している場合は，光線療法はブロンズ色に皮膚色が変わるので注意する。

生後2週間以降であれば，母乳性黄疸などで血清ビリルビン値がたとえ20mg/dLを超すようなことがあっても，核黄疸の危険はほとんどないので高ビリルビン血症自体に対する治療は通常必要ではない。しかし母乳性黄疸の原因もさまざまであり，特に体質性黄疸であるCrigler-Najjar症候群Ⅱ型では核黄疸が生じる可能性があるので速やかに鑑別を要する。生後3，4週間以降になると，直接型高ビリルビン血症がよくみられる。この際は，可及的速やかに胆道閉鎖症の鑑別をしなければならない。

内科医／移植外科医へのメッセージ
- 新生児黄疸で最も重要なことは胆道閉鎖症を可能な限り早く診断することである。

新生児〜乳児期の胆汁うっ滞

2 胆道閉鎖症
（biliary atresia：BA）

••• Key point •••▶

- 早期診断と早期外科治療が重要であるが，診断が遅れる例が多い。マススクリーニングへの取り組みが必要である。

■ 胆道閉鎖症とは

　胆道閉鎖症（BA）は胎児期〜出生前後に肝外胆管が完全に閉鎖する疾患である。1950年代に肝門部腸吻合術（葛西手術）が考案されるまで，BAは治療不可能な疾患であった。葛西手術により，救命率は改善したが，BAは原因不明であること，救命された小児でも長期予後は必ずしも良好でないことなどから，1980年代になって肝移植が普及した。

　BAは世界的にみても人種差はなく，出生1万人に1人の割合で発生し，男女の比率は0.6：1.0程度と女児に約2倍多く発生する[1,2]。遺伝的には多脾症候群でBAの頻度がやや高いことが知られている。BAの原因はいまだ解明されておらず，多くの仮説が提唱されている。主な説は，器官発生異常，ウイルス感染，免疫異常，血行障害などである。このなかで病因の1つとされる胆道系発生異常（ductal plate malformation：DPM）は，BAの20〜40％の症例において肝内胆管に

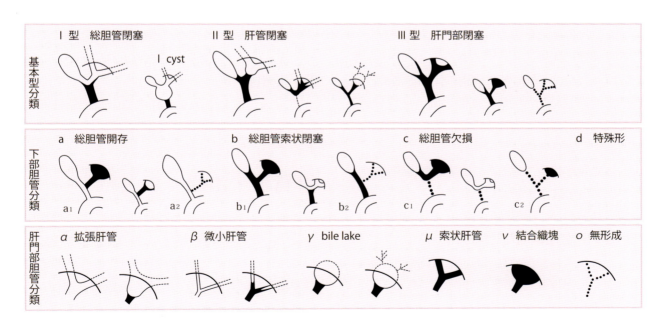

図1　胆道閉鎖症の病型分類
葛西森夫ら，先天性胆道閉鎖塞（鎖）の新分類試案，日小児外会誌(12)，1975より引用

みられるとされる[3]。DPMのみでは胆管閉鎖の原因を説明できないが，胎生の早い時期に胆道が閉鎖する要因を受けている可能性がある。またDPMを有する症例は肝線維化が急速であり，予後不良の可能性がある[2]。

BAの肝外胆管の閉塞形態を記載するため病型分類が用いられている(図1)。このなかでⅢ-b₁-νが最も頻度の高い組み合わせである。

診 断

黄疸，薄い便色と烏龍茶色の濃褐色尿，肝腫大が見られる。便色は典型例では灰白色となる。多くの自治体では2012年頃から，便色カードが母子手帳に付記している。便色カードでの判定は保護者の主観が入るので，筆者は保護者にスマートフォンなどで便の撮影をすることを勧めており，実際に医師に見せ，医師が便色を確認すべきである。なお便色カードをコピーすると微妙な色が判定できない。胎便の色調異常を呈するのはBA例の約30%とわずかであり，これがBAは先天性でない根拠の1つである。早期診断ができた例での肝臓は硬くないが，進行すると硬い肝臓と脾腫が目立つ。胆汁うっ滞に伴う脂肪吸収障害が脂溶性ビタミンKの低下を惹起し，頭蓋内出血をきたし，これを契機に発見される例もある[2]。BAの全国集計によると全体の約4%に頭蓋内出血を認め，頭蓋内出血を認めた例での出血時日齢は平均59日であり，非出血例に比較すると手術日齢は遅く，葛西手術による黄疸消失率も低いと言われる[2]。

血液生化学検査ではBAの確定診断はできない。新生児黄疸の鑑別診断となるが，鑑別診断できない場合は速やかに開腹胆道造影をする。超音波で肝門部の結合組織塊がtriangular cord sign (TCS)として高頻度で見られ，比較的特性が高いが，図1に示すように多彩な病型があるので，TCSを描出できない例も少なくない。また胆嚢の存在を超音波で見ることも大切であるが，やはり病型によっては胆嚢が描出できる例もある。なか

自験例

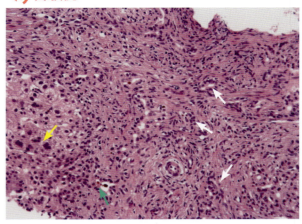

図2 肝組織像(HE染色)
黄矢印：巨細胞性変化　緑矢印：胆汁栓
白矢印：細胆管増生
典型的なBAの肝組織である。門脈域は細胞浸潤と線維化により拡大している。門脈域周辺には細胆管の増生が見られる。肝実質には巨細胞性変化，胆汁栓が見られる。

には胆管拡張症と鑑別を要するBA例もある。BAの診断に胆道シンチグラフィは有用であり，BAでは腸管への排泄は全くない。しかしその他の新生児黄疸でも同様の所見が得られるので，感度は高いが特異性は低い。肝組織の検査は重要であり，特に鑑別診断ができない場合は必須である。

肝組織

典型例を図2に示す。肝細胞の巨細胞性変化，胆汁うっ滞，門脈域の炎症細胞浸潤と線維性拡大，進行すると胆汁性肝硬変となる。

管理・治療

手術法には葛西手術と肝移植があるが，肝移植は葛西手術後の経過不良例に対して最後の手段として用いられる[2]。多くのBA例では肝門部の瘢痕組織を切除して，その切離面を腸管で被うように吻合する葛西手術が行われる[2]。

外科手術後の晩期合併症として門脈圧亢進症が重要である。また門脈圧亢進症として，二次性肺

血流異常がある。肺高血圧症と肝肺症候群があり，初期には症状が目立たないので定期的，例えば6カ月ごとに循環器専門医に経過観察を依頼する。

葛西手術後に黄疸が遷延する例，コントロール不能な肝肺症候群などの合併症を有する例は，肝移植が必要となる。移植後の生存率は全体の90%と良好である[2]。

文献

1. 日本胆道閉鎖症研究会．http://jbas.net/biliary-atresia/（2016.12.13アクセス）
2. 仁尾正記：胆道閉鎖症．小児内科 43：1022-1026, 2011
3. Desmet VJ：Congenital diseases of intrahepatic bile ducts：Variations on the theme "ductal plate malformation". Hepatology 16：1069-1083, 1992

内科医／移植外科医へのメッセージ

- 肝門部腸吻合をして黄疸が消失しても肝硬変が進展する例がある。
- 門脈圧亢進のため二次性肺血流異常をきたす（肺内動静脈シャントや肺高血圧）例がある。これらが不可逆性になる前に肝移植が必要である。

小児臨床肝臓学

新生児〜乳児期の胆汁うっ滞

③ Alagille 症候群
(Alagille syndrome)

••• Key points •••▶

- 胆汁のなかには，ビリルビン，胆汁酸，リン脂質，コレステロールなどが含まれており，無黄疸性の胆汁うっ滞であることが多い。
- アトピー性皮膚炎のなかにAlagille症候群が潜んでいることが少なくない。

■Alagille症候群とは

Alagille症候群は1975年にフランスの小児科医であるDaniel Alagilleが初めて症候群として報告した症候性の肝内胆管低形成症であり，主要症状として，①肝内胆管低形成に起因する胆汁うっ滞，②特徴的顔貌，③心血管異常，④椎骨の異常，⑤眼科的異常，の5徴候がある[1]。これら5徴候すべてが揃う例を完全型，すべてが揃わない例を不完全型と呼ぶこともある。

発生頻度は胆道閉鎖症の約1/10であり，10万人に1人の割合である。性差はなく，多くの症例で常染色体優性遺伝型をとる。1977年に20番染色体短腕領域に原因遺伝子として*JAG1*（*Jagged 1*）遺伝子が同定され[2,3]，この遺伝子異常は本症の約70%に検出される。残りの症例のなかでは，*Notch2*遺伝子異常によることが2006年に報告された[4]。*JAG1*遺伝子も*Notch2*遺伝子やNotchシグナル伝達系に関与する蛋白をコードする遺伝子であり，Notchシグナル伝達系は，胆管，血管，神経，造血などの発達過程に深く関与している[2〜4]。したがってAlagille症候群は，Notchシグナル伝達系の異常によると考えられるが，遺伝子異常と臨床表現型の間には明らかな相関は認められない。

■診 断

典型例では乳児期から，黄疸，灰白色便，肝腫大を呈し，症状の進行に伴い皮膚瘙痒が出現する。高度の胆汁うっ滞が続くと高コレステロール血症のよる黄色腫が認められ，黄色腫は手背関節部に好発する。

血液生化学検査では，直接ビリルビン，総胆汁酸，γ-GTP，コレステロールが上昇する。通常の場合，トランスアミナーゼ値は正常〜軽度上昇にとどまる。一般的には乳児期以降になると黄疸は改善する傾向にあるが，胆汁うっ滞は持続するので皮膚瘙痒は頑固に持続する。1歳を過ぎても黄疸が改善しない例では，慢性肝不全となり肝移植が必要になる例がある。

◀)) 自験例

顔貌は特徴的であり（図1），広く突出した前額部，軽度の両眼開離，くぼんだ眼，小さく尖った顎，鞍鼻ないし筋の通った鼻が特徴であるが，新生児期にはこれらの特徴は明らかでない。ほかの原因による新生児でも栄養状態が悪い場合はAlagille症候群に類似した顔貌を呈することがあるので注意する。

心血管異常の約70%は末梢性肺動脈狭窄症である。その他では，Fallot四徴候，肺動脈弁閉鎖，

3. Alagille症候群（Alagille syndrome）

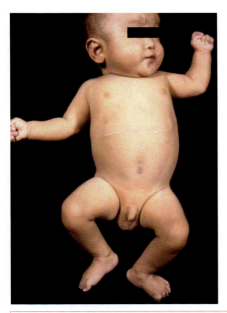

🔊 自験例
図1　Alagille症候群の1例
筆者が1975年に初めて経験したAlagille症候群の1例。この症例は胆道閉鎖とされ肝門部腸吻合術が行われた。その後に胆管炎を反復し，5歳時に肝不全で死亡した。

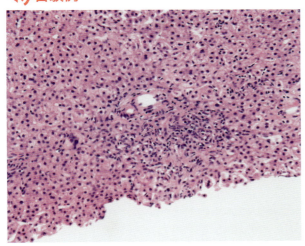

🔊 自験例

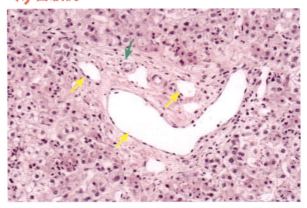

🔊 自験例
図2　HE染色（（強拡大）図1と同一の症例）
黄矢印：門脈　緑矢印：動脈
生後3カ月時の開腹術時に得られたWedge肝生検。門脈域は13カ所得られた。門脈域には門脈と動脈はあるが胆管は見られない。

図3　肝針生検HE染色（弱拡大）
在胎39週，出生時体重2,810gの男児。新生児マススクリーニングで異常はなかった。生理的黄疸は軽度であった。1カ月健診で脂漏性湿疹，灰白色便を指摘された。生後1カ月の検査ではT-Bil 2.6mg/dL，D-Bil 1.8mg/dL，AST 180 IU/L，ALT 239 IU/L，γ-GTP 722 IU/L，PT 97%であった。精査のため生後6カ月時に当科に入院した。入院時黄疸はなく，Alagille症候群の顔貌，収縮期心雑音があり超音波では肺動脈狭窄が見られた。血液検査ではT-Bil 1.0mg/dL，D-Bil 0.8mg/dL，AST 131 IU/L，ALT 131 IU/L，γ-GTP 308 IU/Lなどであった。10カ所以上の門脈域が得られたが，いずれにも小葉間胆管は存在しなかった。

心房中隔欠損症，心室中隔欠損症が認められる。また血管病変として，もやもや病，脳動脈瘤，大動脈狭窄，腎動脈狭窄などの血管病変が報告されている。椎骨の前弓（椎体）癒合不全が通常は無症状である。その他では，半椎体，椎骨癒合，潜在性二分脊椎なども報告されている。

眼の異常として，後部胎生環遺残，網膜色素変性，網膜脈絡膜の萎縮など，腎臓の異常としては，尿細管性アシドーシス，異形腎，異所性腎，水腎症，囊胞腎などが報告されている。その他では半数の症例で成長障害がみられる。多くの症例では，天然パーマのようなカールした毛髪がしばしばみ

られ，泣き声はハイピッチであり，本症例をたくさんみていると顔貌と泣き声だけで本症例を疑うことができる。また一部の症例では，聴力障害，思春期遅発，軽度の知的発達異常もみられる。

▶ 肝組織

肝組織所見では，細胆管の増生や炎症反応を伴わずに小葉間胆管が経時的に減少する(図2，図3)。

また，乳児期早期に胆汁排泄が少なく胆嚢や肝外胆管が狭小化し，胆道閉鎖症との鑑別が困難な症例もあり，開腹胆道造影や肝生検が必要になる。

肝組織所見が重要であり，Alagille症候群では小葉間胆管の低形成ないし消失を証明する。ただし乳幼児期には低形成や消失が認められない例もあるので，経時的な肝生検をする必要がある。また肝内胆管低形成を証明するには十分な数，例えば10カ所以上の門脈域を検索する必要がある。

■ 管理・治療

▶ 内科的治療

利胆および皮膚瘙痒の軽減を目的にウルソデオキシコール酸やコレスチラミンなどが用いられるが，著効は得られない。皮膚瘙痒に関してリファンピシンが効果的な例もあるが，長期間使用すると耐性菌の出現が危惧される。2015年度からナルフラフィン塩酸塩(商品名：レミッチ)が保険適用されAlagille症候群に使われており，約1/2の症例に効果的であった。しかし残念ながら多数例での検討や，肝組織変化との比較検討はされていない。胆汁うっ滞の脂肪吸収障害に関しては脂溶性ビタミンを補充する。体重増加不良例では中鎖脂肪酸トリグリセリド(middle chain triglyceride：MCT)ミルクを用いる場合もある。

▶ 外科的治療と肝移植

胆道閉鎖症と異なり，肝門部腸吻合は無効であるばかりか胆管炎を惹起する可能性があるので行ってはならない。胆汁性肝硬変，門脈圧亢進症，慢性肝不全，成長障害など，QOLが著しく悪化すると肝移植の適応となる。両親など近親者がドナーになる場合は，ドナーがAlagille症候群不全型の可能性があるので，ドナー肝に胆管減少がないことを確認したほうがよい。肝移植成績は良好であるが，合併する心疾患，腎疾患が予後を左右する。

文献

1. Alagille D, et al.: Hepatic ductular hypoplasia associated with characteristic facies, vertebral malformations, retarded physical, mental, and sexual development, and cardiac murmur. J Pediatr 86：63-71, 1975
2. Oda T, et al.: Mutation in the human Jagged 1 gene are responsible for Alagille syndrome. Nat Genet 16: 235-242, 1997
3. Li L, et al.: Alagille syndrome is caused by mutations in human Jagged 1, which encodes a ligand for Notch 1. Nat Genet 16：243-251, 1997
4. McDaniell R, et al.: NOTCH2 mutations cause Alagille syndrome, a heterogenous disorder of the notch signaling pathway. Am J Hum Genet 79：169-173, 2006

内科医／移植外科医へのメッセージ

- Alagille症候群は肝門部空腸吻合術の対象にならない。極めて稀ではあるが，胆道閉鎖症とAlagille症候群の合併例が報告されている。
- 胆汁うっ滞があっても黄疸が見られない症例もある。原因不明の皮膚瘙痒がある場合，成人であっても一度はAlagille症候群を疑ってほしい。

新生児〜乳児期の胆汁うっ滞

特発性新生児肝炎
(idiopathic neonatal hepatitis：INH)

••• Key point •••▶

- 特発性新生児肝炎の診断は除外診断である。特に家族発症例は先天代謝異常の可能性が高い。

特発性新生児肝炎とは

新生児肝炎とは生後1カ月以内に徐々に始まる肝内胆汁うっ滞を主徴とする肝炎で、病理組織学的には巨細胞性肝炎の像を特徴とする原因不明の疾患と定義されている。1952年にCraigらにより胆道閉鎖症と類似した臨床症状を呈しながら、肝外胆道の閉鎖がない疾患と報告されていたが[1]、のちに多くの原因がみつかったためかつて本症と診断された疾患のなかから、シトリン欠損による新生児肝内胆汁うっ滞症（neonatal intrahepatic cholestasis caused by citrin deficiency：NICCD）、Alagille症候群、進行性家族性肝内胆汁うっ滞症などが、新生児肝炎のなかから独立した。現在では、表に当てはまらないものを特発性新生児肝炎（INH）と呼んでおり、かつては胆道閉鎖症と同様に約1万人に1人の割合で存在した。現在ではほとんどみられなくなったが、それでも原因が特定されずINHと診断せざるを得ない例は残っている。

本症は低体重出生児が多く、また男児に多い。大部分は散発性である。

表 鑑別すべき主な疾患

鑑別を要する疾患	特徴	鑑別ポイント
胆道閉鎖	10,000人に1人、女児にやや多い	開腹胆道造影が有用
全身感染症としての肝炎	CMVによる例が多い。敗血症や梅毒もある	血中のCMV量をPCRなどで測定する
Alagille症候群	100,000人に1人	特徴的な顔貌は新生児期にはわからない。心雑音がある
汎下垂体機能低下症	γ-GTPが高値にならない例がある	PFICとの鑑別が問題になる
シトリン欠損による新生児肝内胆汁うっ滞症（NICCD）	欧米人に頻度は少ないがアジア人に多い	肝組織では炎症、脂肪変性、胆汁うっ滞が見られる
21トリソミー	新生児期にはダウン症の顔貌が目立たない例も多い	重症例は肝線維症の可能性が高い
静脈栄養関連肝障害	超低出生体重児や壊死性腸炎で腸切除例がしばしばみられる	感染、栄養障害、サイトカイン、エンドトキシンなど、多様な因子が関与していると考えられる
α1アンチトリプシン欠損症	欧米では多いが、わが国では稀である	呼吸器症状が目立つ
先天代謝異常	胆汁酸代謝異常、ニーマン・ピック病C型など	新生児マススクリーニングで発見されない疾患も多い
進行性家族性肝内胆汁うっ滞症（PFIC）	胆汁うっ滞があるにも関わらずγ-GTPが高くならない	良性反復性のタイプがある

診断

　黄疸，灰白色便〜淡黄色便，濃黄色尿（烏龍茶色）が主な症状であり，全身状態は良好のことが多い．生後1カ月頃から黄疸や便尿色の異常に気づき，比較的早期から脂溶性ビタミンK，Dの欠乏がみられ，ときにビタミンK欠乏による頭蓋内出血で発症することもある．その他では，体重増加不良（低血糖は低出生体重児にしばしばみられる），肝腫大，脾腫がみられる．検査所見では直接ビリルビン高値，トランスアミナーゼ上昇，血清総胆汁酸高値，γ-GTP高値などがみられる．腹部超音波検査では胆道閉鎖症と異なり，胆嚢や総胆管は観察されるが，胆汁うっ滞が強いと描出できないこともある[2]．

肝組織

　肝病理所見は重要であり，約1/3の症例で肝細胞の一部ないし大部分が巨細胞化し（図），正常肝細胞の数十倍の膨化，数個（5個以上）の細胞核を含み，細胞質は淡明化し胆汁色素顆粒の沈着が見られる．肝細胞の壊死はほとんど見られず，拡張した毛細胆管に胆汁栓を認める．また類洞内にしばしば髄外造血巣を見たり，Kupffer細胞の腫大や動員が見られる．門脈域では主にリンパ球の浸潤によって拡大するが，線維化はほとんどなく細胆管増生もほとんどない．

管理・治療

　特異的な治療法はない．表に記した疾患の鑑別が重要である[3]．特にわが国では頻度が高いNICCDの鑑別は重要である．対症療法としては，ウルソデオキシコール酸（10mg/Kg/日）や脂溶性ビタミン（A，E，D，K）を投与する．体重増加

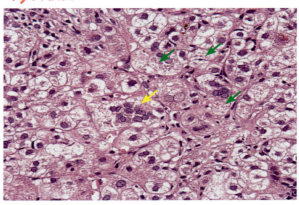

図　特発性新生児肝炎症候群HE染色（強拡大）

中央（黄矢印）に巨細胞が見られ，細胞質は淡明化し胆汁色素顆粒の沈着が見られる（緑矢印）．拡張して毛細胆管に胆汁栓を認める．類洞内に髄外造血巣を見る．

不良，高アミノ酸血症（チロジン，メチオニン），高ガラクトース血症があれば，特殊ミルク（中鎖脂肪酸含有ミルク，乳糖除去ミルク，蛋白・アミノ酸代謝異常ミルクなど）を選択する．

　一般的に予後は良好であり，1歳頃には改善することも多いが，急性ないし慢性肝不全例に対して肝移植を行ったとする報告例もある．

文献

1. Craig JM, et al.：Form of hepatitis in neonatal period simulating biliary atresia. AMA Arch Pathol 54：321-333, 1952
2. 田澤雄作：新生児胆汁うっ滞．日小児会誌 111：1493-1514, 2007
3. Gottesman LE, et al.：Etiologies of conjugated hyperbilirubinemia in infancy: a systematic review of 1692 subjects. BMC Pediatr 15：192-201, 2015

新生児～乳児期の胆汁うっ滞

5 進行性家族性肝内胆汁うっ滞症
(progressive familial intrahepatic cholestasis：PFIC)1, 2, 3

••• Key points •••▶

- 黄疸の症例では，必ず総ビリルビン値，直接ビリルビン値，AST，ALT，γ-GTP，総胆汁酸を測定する。
- 治療抵抗性のアトピー性皮膚炎や皮膚瘙痒症ならびに原因不明の低身長の症例では必ず，AST，ALT，γ-GTP，総胆汁酸を測定する。

■ PFICとは

PFICは，乳児期早期からの胆汁うっ滞で発症し，その後QOLを阻害するひどい皮膚瘙痒や成長障害をきたし，最終的には肝硬変や肝癌に至る予後不良な希少疾患である。以前はByler病としてよく知られており，米国ペンシルベニア州に多く居住するキリスト教の一派であるAmish派の"Byler"一族にみられた致死的な肝内胆汁うっ滞症から命名された[1]。その後，類似疾患がグリーンランドに在住するエスキモーにも多発していることが報告され，Nielsen症候群，cholestasis familiaris groenladica，Greenland familial cholestasisなどと記載された[2]。1998年にBullらはByler病の責任遺伝子を解明し，PFIC-1と命名した[3]。また同年に中東のByler病様症状を有する家系から別の責任遺伝子が同定され，PFIC-2として分類された[4]。

一方，1959年にSummerskillら[5]は反復する黄疸発作にも関わらず予後良好な胆汁うっ滞症を報告し，Summerskill症候群として知られたが，その後benign recurrent intrahepatic cholestasis(BRIC)という疾患名が一般的となり，BRICはPFICと同じ遺伝子異常を有することが判明した。

PFIC-3の責任遺伝子は，Alagille症候群を提唱したDaniel Alagille氏が所属していたフランスのBicetre病院からPFIC-1やPFIC-2より2年早く同定されている[6]。胆汁うっ滞性肝硬変症で肝移植を行った小児2例の肝組織からノーザン・ブロット法によりmultidrug resistance(MDR)3のmRNAの発現低下がみられることを報告した。MDR3は薬物の排泄やその他の薬物動態をつかさどるmultidrug gene familyに属している。

▶ 病因(図1，表)
1. PFIC-1，BRIC-1

ヒトの胆汁排泄をつかさどる毛細胆管上皮や消化管上皮は，二層の細胞膜で構成され外膜と内膜が非対称であることが特徴である。外膜にはスフィンゴリピドやホスファチジルコリンが局在しているが，内膜にはアミノホスホリピドやホスファチジルセリンが局在している。このホスホリピドの非対称を平衡状態に維持するために二層の膜は絶えず細かく動いている。この動きは外膜から内膜へflipと，内膜から外膜へflapの動きが混在している。

Flippaseは，ホスホリピドを"flipping"することを促進する一連の蛋白の総称である[7]。Flippaseの責任遺伝子がATP8B1であり，前述した

とおりBullらが同定した。PFIC-1およびBRIC-1はこの異常により発症する。ATP8B1の変異によりアミノホスホリピドやホスファチジルセリンのflipping機能が低下し、ホスファチジルセリンの濃度が外膜で増加する。これによって正常ではスフィンゴリピドならびにコレステロールが豊富な外膜の液性恒常状態が障害されると考えられている。この脂質の不均衡が膜の構成要素を障害し、過剰なコレステロール分泌が胆汁酸排泄ポンプの活性を阻害していると推測されている。

2. PFIC-2/BRIC-2

PFIC-2/BRIC-2では、肝細胞から毛細胆管への胆汁酸の排泄が障害されている。責任遺伝子は、ABCB11で細胞内から細胞外へATP依存性に基質を輸送するATP-binding-cassette(ABC)トランスポーターに属する胆汁酸輸送体(bile salt export pump：BSEP)をコードしている。

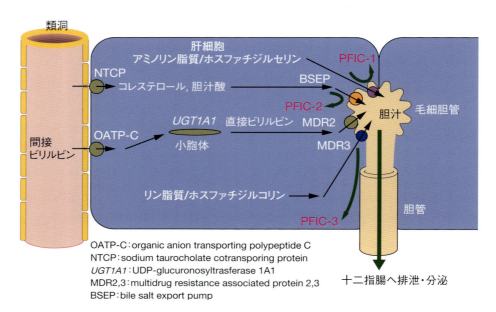

図1 胆汁成分（ビリルビン、胆汁酸、コレステロールなど）の流れとその異常

表 PFIC/BRICの比較と特徴

疾患名	責任遺伝子	遺伝形式	発症年齢	自然経過	随伴症状・特徴	血清 γ-GTP	肝病理組織像
PFIC type 1 (Byler病)	FIC-1 (ATP8B1)	常染色体劣性	乳児期	慢性進行性	慢性下痢、皮膚瘙痒	低値～正常	肝硬変への進行あり
PFIC type 2 (Byler症候群)	BSEP (ABCB11)	常染色体劣性	乳児期	慢性進行性	皮膚瘙痒	低値～正常	巨細胞性肝炎、肝硬変への進行あり
PFIC type 3	MDR3 (ABCB4)	常染色体劣性	乳児から成人まで	慢性進行性	胆汁中リン脂質低下	高値	肝硬変への進行あり
BRIC type 1	FIC-1 (ATP8B1)	常染色体劣性	新生児から成人まで	反復性	発作時に黄疸、皮膚瘙痒	低値～正常	肝硬変への進行なし
BRIC type 2	BSEP (ABCB11)	常染色体劣性	新生児から成人まで	反復性	発作時に黄疸、皮膚瘙痒	低値～正常	肝硬変への進行なし

🔊 自験例

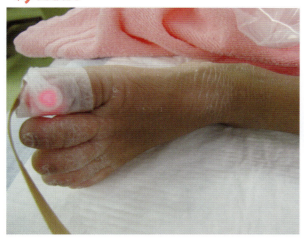 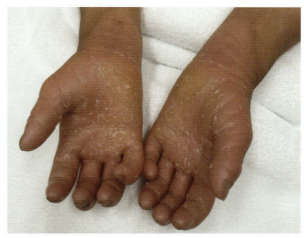

図2　胆汁うっ滞症でみられる皮膚瘙痒症
皮膚は硬化し，結合織の増殖がみられる。手と足は別の症例。

3．PFIC-3

PFIC-3は，ホスファチジルコリンが毛細胆管上皮の内膜から外膜へ流出していく際の肝細胞保護に重要な役割を担っているMDR3蛋白の異常により，リン脂質の胆汁への流出が障害される。MDR3もABCに属しているがコードされている遺伝子はABCB4である[8]。

▶ 所見
1．症状

PFIC-1/PFIC-2は乳児期の黄疸，あるいは白色便で発見されることが多い。胆道閉鎖症早期発見のため，便色カードが母子手帳に添付されてから胆道閉鎖ではない胆汁うっ滞症が発見される機会が増えた。ビタミンK欠乏症による出血症状の乳児でも，必ず総ビリルビン（T-Bil）値と直接ビリルビン（D-Bil）値を測定する。D-Bil値が1.5mg/dL以上，あるいはT-Bil値の15％以上であれば（ただし，D-Bil≧1.5mg/dL）胆汁うっ滞と診断する。皮膚瘙痒感は胆汁うっ滞より遅れて出現する。かゆみは昼夜問わずみられ，絶えず搔破している。抜毛のために毛髪は薄くなり，耳の中もかゆくなる。持続する搔破により皮膚は硬化し結合織は増殖する（図2）。搔破による出血で皮膚感染を繰り返す。さらにかゆみによる睡眠障害は患児にとってQOLを阻害されるだけでなく，同居している家族にも重い負担となる。

成長障害もPFICの特徴である。睡眠障害による成長ホルモン分泌不全以外にも，胆汁うっ滞による吸収不全も原因と考えられる。肝臓は腫大するが脾臓は肝硬変に至るまで腫大は目立たない。

PFIC-3はあらゆる年齢で発見され，原因不明の肝硬変例，治療抵抗性のアトピー性皮膚炎に合併した肝機能異常例，原因不明の肝機能異常を伴う低身長例では本症を鑑別する必要がある。

また，BRICもあらゆる年齢で発見され，年長児例では既往歴に新生児期の遷延性黄疸を呈する場合や，自然経過で乳児期の胆汁うっ滞が消失する場合がある。乳児期は，PFIC同様ビタミンK欠乏による出血傾向を呈することもある。出血傾向の合併症として頭蓋内出血を合併することもある。症状の重症度からPFICかBRICかを判断することは困難である。黄疸発作が生涯を通じて1回しかない症例もあれば反復する症例もある。黄疸発作時には，皮膚瘙痒感と全身倦怠感がみられる。

2. 検査

1）血液

PFIC-1/PFIC-2，BRIC-1/BRIC-2ではγ-GTPの上昇を伴わない胆汁うっ滞が特徴である。γ-GTPは変動するが3桁になることはなく，トランスアミナーゼ値は異常値を示す。D-Bil優位の高ビリルビン血症（D-Bil値が1.5mg/dL以上あるいはT-Bil値の15%以上（ただし，D-Bil≧1.5mg/dL））であるが，BRICの発作間欠期には高ビリルビン血症は認められない。PFIC-3では肝病変が進行しないと高ビリルビン血症がみられない。

皮膚瘙痒感・アトピー性皮膚炎・難治性湿疹や低身長・成長障害を呈する症例では必ず，AST，ALT，γ-GTP，T-Bil，D-Bilを測定し，異常値がみられれば本疾患群を鑑別する。

2）肝組織

a. PFIC-1

肝細胞内に胆汁色素顆粒が著明に認められ，肝細胞は腫大している（図3）。一方門脈域に炎症細胞浸潤はなく，胆管は消失している（図3，図4）。線維化は徐々に進行し（図4），非症候性肝内胆管減少症と病理診断される症例のなかには，PFIC-1，あるいはBRIC-1が存在する可能性がある。電子顕微鏡像でByler's bileが認められれば診断の一助になるが，必ず認められるとは限らない。乳児期の胆汁うっ滞時期には，無形体や細線維状のさまざまな形態の胆汁が見られるが（図5），幼児期になると均質構造の胆汁とmicrovilliの消失がみられる（図6）。

肝移植時の摘出肝は腫大し，肉眼的に暗褐色で著しい胆汁うっ滞の所見がある（図7）。

🔊 **自験例**

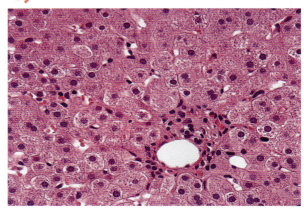

図3　月齢7，PFIC-1疑いの症例
PFIC-1が肝組織から疑われる症例。門脈域には細胞浸潤がなく，肝細胞内にはbile pigmentがみられる。胆管の消失がみられる。

🔊 **自験例**

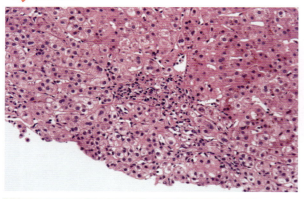 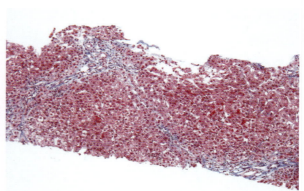

図4　3歳，PFIC-1
3歳時の追跡肝生検所見。門脈域の細胞浸潤はなく，胆管は消失したままである。線維化が進行している。

5. 進行性家族性肝内胆汁うっ滞症（progressive familial intrahepatic cholestasis：PFIC）1, 2, 3

🔊 自験例

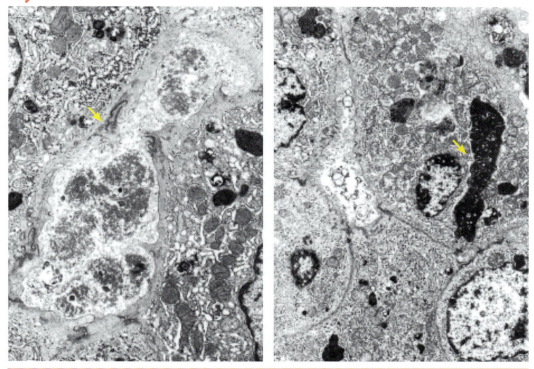

図5　月齢7，電子顕微鏡像（3,000倍拡大）
無形体や細線維様などの多様な胆汁が見られる。

🔊 自験例

a | b

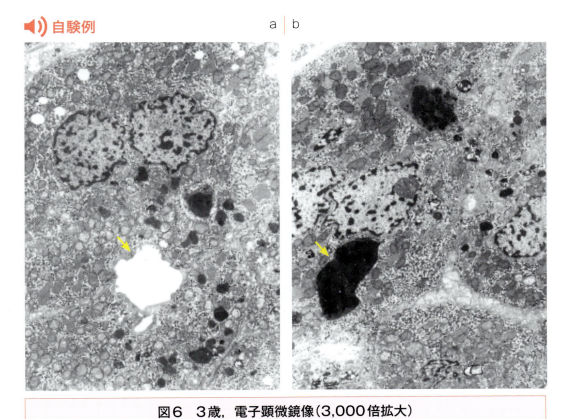

図6　3歳，電子顕微鏡像（3,000倍拡大）
a：Microvilliの消失（矢印）。　b：均質構造の胆汁（矢印）。

小児臨床肝臓学

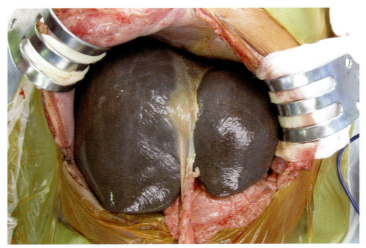

🔊 自験例

図7 7歳，PFIC-1
肝不全となり7歳時に国立成育医療研究センターにて肝移植を受けて救命された。生体部分肝移植時の肉眼的所見。
（国立成育医療研究センター，笠原群生先生のご厚意により掲載）

a | b

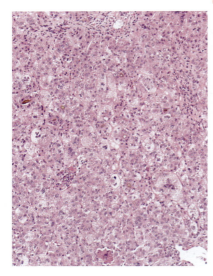 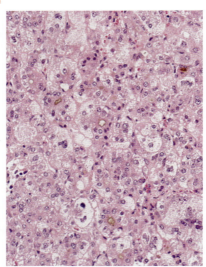

🔊 自験例

図8 月齢3，遺伝子診断で確定しているPFIC-2
a：弱拡大
b：強拡大
肝細胞の著しい多核巨細胞性変化を認める。
（久留米大学病院，鹿毛政義先生・谷川 健先生のご厚意により掲載）

b．PFIC-2

　全体的に肝細胞が多核巨細胞性変化を呈しており，一部では肝細胞が腺房様構造をとっている。胆汁栓を伴う胆汁うっ滞が見られ（図8），門脈域では線維性に軽度拡大し，少量の好中球，好酸球を含み，リンパ球を中心とする炎症細胞浸潤が見られる。小葉間胆管は不明瞭であり，門脈域辺縁に管腔を有する細胆管増生を伴っている。また，一部で線維性架橋形成が見られる（図9）。

c．BRIC-2

　乳児期から幼児期に胆汁うっ滞性肝障害が見られたが，自然寛解し10年以上経過して黄疸発作がみられる症例は臨床的にBRICと呼ばれる。

　組織学的には，BRIC-2でも肝細胞が多核巨細胞性変化を呈し，肝細胞が腺房様構造をとって胆汁栓が見られる。門脈域では線維性に軽度拡大し，炎症細胞浸潤が見られ，門脈域辺縁に管腔を有する細胆管増生を伴っており（図10），PFIC-2との鑑別は困難である。また肝線維化を進行する（図11）。臨床経過だけで判断するのは危険であり，BRICという概念を継承すべきか疑問である。

◀)) 自験例

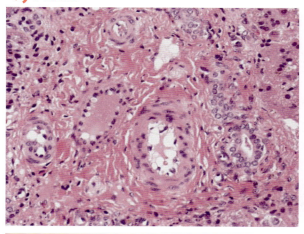
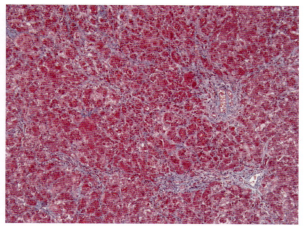

図9 PFIC-2

門脈域は線維性に軽度拡大し，小葉間胆管は不明瞭であり，門脈域辺縁に管腔を有する細胆管増生を伴っている。また，一部に線維性架橋形成が見られる。

（久留米大学病院，鹿毛政義先生，谷川 健先生のご厚意により掲載）

◀)) 自験例

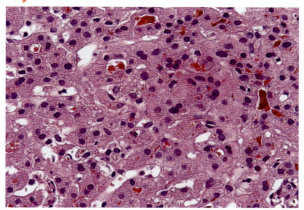
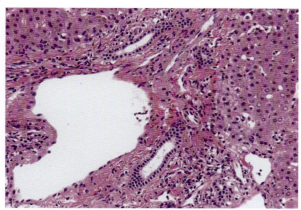

図10 15歳，遺伝子診断で確定しているBRIC-2

a：肝細胞の多核巨細胞性変化と胆汁栓を認める。　b：門脈域辺縁に管腔を有する細胆管増生を認める。

（久留米大学病院，鹿毛政義先生・谷川 健先生のご厚意により掲載）

d．PFIC-3

小葉内には，spotty necrosisと一部細胞浸潤がみられ，門脈域は著しい細胞浸潤とinterface hepatitisがみられる。小葉間胆管は消失し，門脈域の周辺部に再胆管反応がみられる。線維性架橋形成もみられる（図12）。

■ 診 断

症状から本疾患群を疑い，網羅的遺伝子解析にて責任遺伝子の異常を同定することは可能であるが，この方法でも同定できない症例も少なくない。責任遺伝子の異常が同定できなくても肝組織でおおよその診断は可能であり，治療法や予後の判断に有用である。

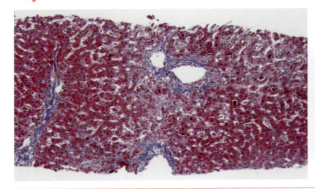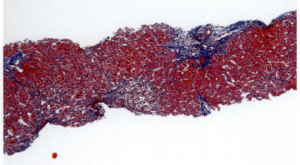

図11　遺伝子診断で確定しているBRIC-2
a：15歳時　b：17歳時。2年の経過で線維化が進行している。

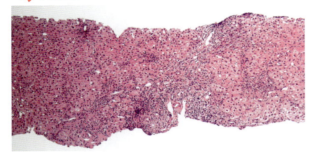
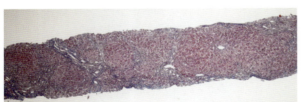
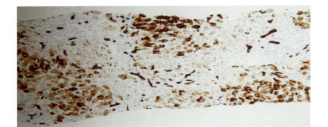

図12　4歳，遺伝子診断で確定たPFIC-3
a：HE染色
b：Azan染色では架橋形成を認める。
c：CK7染色では小葉間胆管の消失と細胆管反応がみられる。

管理・治療

内科的治療

ほかの乳児胆汁うっ滞症例と同様に，脂溶性ビタミンの補充，MCTミルクまたはオイルは，脂肪吸収不全の対症療法として重要である。

ウルソデオキシコール酸は，肝細胞からの胆汁酸の分泌を促進するとともに[9]，無毒性親水性胆汁酸として胆汁うっ滞の結果肝細胞に蓄積した毒性親水性胆汁酸を置換し，肝細胞を保護する作用がある[10]。特にPFIC-3の軽症例では効果が期待でき，PFIC-1やPFIC-2では多少の症状や検査データの改善は認められる。

リファンピシンは薬物代謝をつかさどるCYP3A4の発現を誘導し，その結果胆汁酸の水酸化を促進して尿中への排泄を促す。一方で*UGT1A1*（図1）も誘導し，ビリルビンの抱合と分泌を促す[10]。これによりPFICやBRICでは黄疸や皮膚瘙痒感が一旦改善する症例もあるが，永続的ではない。リファンピシンは抗菌薬と肝毒性の点から長期的に使用することは難しい。

コレスチラミンは，消化管上皮に胆汁酸を吸着する樹脂であり，これにより肝細胞への胆汁酸の取り込みを抑制する。しかしPFIC-1/PFIC-2での効果は限定的である[10]。

フェニルブチレートは，尿素サイクル異常症にお

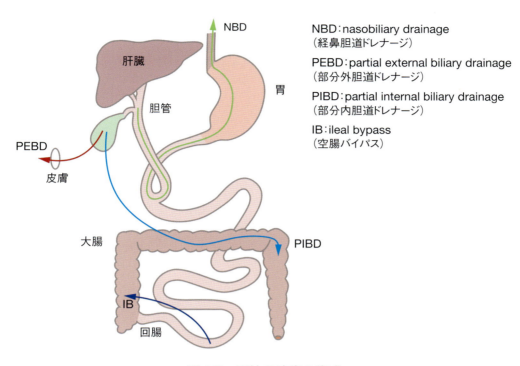

図13 胆汁分流術の術式

Srivastava, 2014より引用, 一部改変[10]

ける高アンモニア血症の治療薬として一般的であるが，新たな薬理効果がわが国とフランスから報告された[11,12]。すなわちフェニルブチレートは肝細胞膜でのBSEPの発現を増強し，肝細胞からの胆汁酸の胆汁中への排泄を促進することにより，PFIC-2症例での肝機能と皮膚瘙痒感に改善をもたらすことが判明した。この作用はQOLを阻害されるようなBRIC-2症例でも効果が認められている[13]。

▶ 外科的治療

1. 胆道分流術[9,10]

胆汁分流術によって腸肝循環での有毒な胆汁酸の蓄積を抑制することが期待される。図13に胆汁分流術を示す。部分胆道ドレナージは，内科的治療に抵抗するPFIC-1/PFIC-2症例ならびに肝移植適応外の症例に考慮される。

空腸バイパス術は，当初は胆嚢摘出術を施行された症例に行われた。この術式の利点は腹壁ストマと電解質バランスの調整を回避できるが，経過1年で症状の再発が半数以上にみられる。

経鼻胆道ドレナージは，胆道分流ドレナージに反応する症例を鑑別するのに有用であるとともに，BRIC症例では考慮すべき方法である。

2. 肝移植

現在の治療法では，肝移植が最も効果的である。肝移植によって肝病変の改善とともに皮膚瘙痒感の消失や成長障害の改善が期待できる。しかしPFIC-1では責任臓器が肝臓のみでなく消化管を含む他臓器に及ぶため，移植後に難治性下痢や脂肪肝を合併し，移植前より状態が悪化する症例がある。このような症例では移植後の胆道分流術が試みられている。またPFICでは，肝移植後の同種免疫反応による原疾患の再発も議論されている。

予後

PFICの予後は不良であり，無治療では進行する肝硬変により小児期に死亡する。特にPFIC-2では，小児期に肝芽腫，肝細胞癌，胆管癌を発症する危険がある。

BRICは，臨床症状から予後良好とされているが，黄疸発作を繰り返す症例では肝組織が進行している可能性があり，経時的な経過観察が必要である。

 文 献

1. Clayton RJ, et al.：Byler's disease: fatal familiar intrahepatic cholestasis in an Amish kindred. J Pediatr 67: 1025-1028, 1965
2. 藤澤知雄：Nielsen症候群．肝・胆道系症候群Ⅰ．日本臨牀（別冊）：384-387, 2010
3. Bull LN, et al.：A gene encoding a P-type ATPase mutated in two forms of hereditary cholestasis. Nat Genet 18：219-224, 1998
4. Strautnieks SS, et al.：A gene encoding a liver-specific ABC transporter is mutated in progressive familial intrahepatic cholestasis. Nat Gent 20：233-238, 1998
5. Summerskill WH, et al.：Benign recurrent intrahepatic "obstructive" jaundice. Lancet 2：686-690, 1959
6. Deleuze JF, et al.：Defect of multidrug-resistance 3 gene expression in subtype of progressive familial intrahepatic cholestasis. Hepatology 23：904-908, 1996
7. Tanaka K, et al.：Function of phospholipid flippases. J Biochem 149：131-143, 2011
8. Park HJ, et al.：Functional characterization of ABCB4 mutations found in progressive familial intrahepatic cholestasis type 3. Sci Rep 6:26872. doi:10.1038/srep26872, 2016
9. Mehl A, et al.：Liver transplantation and the management of progressive familial intrahepatic cholestasis in children. World J Transplant 6：278-290, 2016
10. Srivastava A：Progressive familial intrahepatic cholestasis. J Clin Exp Hepatol 4：25-36, 2014
11. Gonzales E, et al.：Successful mutation-specific chaperone therapy with 4-phenylbutyrate in a child with progressive familial intrahepatic cholestasis type 2. J Hepatol 57：695-698, 2012
12. Naoi S, et al.：Improved liver function and relieved pruritus after 4-phenylbutyrate therapy in a patient with progressive familial intrahepatic cholestasis type 2. J Pediatr 164：1219-1227, 2014
13. Hayashi H, et al.：Successful treatment with 4-phenylbutyrate in a patient with benign recurrent intrahepatic cholestasis type 2 refractory to biliary drainage and bilirubin absorption. Hepatol Res 46：192-200, 2016

内科医／移植外科医へのメッセージ

- 成人でみられる胆汁うっ滞症ならびに胆汁うっ滞性肝硬変症のなかにはBRICが潜んでいる可能性がある。

新生児〜乳児期の胆汁うっ滞

6 先天性胆汁酸代謝異常症
(inborn errors of bile acid metabolism : IEBAM)

・・・ Key point ・・・▶

- 先天性胆汁酸代謝異常では血清総胆汁酸値は正常範囲であり病初期ではγ-GTP値も上昇しない。

■ 先天性胆汁酸代謝異常症とは

　胆汁酸は哺乳類の胆汁中に認められるステロイド誘導体であり，消化管内でミセルの形成を促進し食物脂肪を吸収しやすくする。肝臓で合成された胆汁酸を一次胆汁酸，腸管で微生物によって変換された胆汁酸を二次胆汁酸と呼ぶ。そのままの胆汁酸には組織障害性があるので，通常はアミノ酸と縮合し抱合胆汁酸となって存在している。ヒトではグリココール酸およびタウロコール酸となり，この2つで抱合胆汁酸全体の約80％を占める。
　先天性胆汁酸代謝異常症（IEBAM）は，肝臓においてコレステロールから胆汁酸合成に関与する酵素に異常があるため，正常の一次胆汁酸が合成されないからである。正常な胆汁酸は肝細胞の毛細胆管腔へ膜輸送蛋白であるbile salt export pump（BSEP）を介して排泄・分泌されるが，異常な胆汁酸はBSEPを介して毛細胆管に排泄・分泌されないため，異常胆汁酸が肝細胞内に蓄積する（図）。胆汁中には，ビリルビン，胆汁酸，コレステロール，電解質，蛋白などがあるが，胆汁酸代謝異常症では異常胆汁酸が肝細胞内に蓄積し，肝細胞障害をきたす。肝細胞障害のみならず毛細胆管にも障害を及ぼすとビリルビンの排泄障害も伴う。

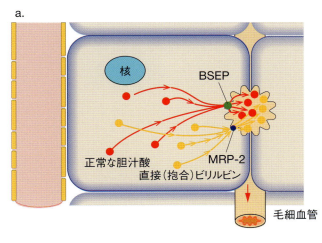 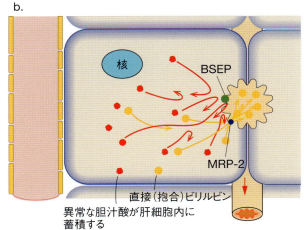

図　胆汁酸と直接ビリルビンの毛細血管への移送
a：正常　b：先天性胆汁酸代謝異常
胆汁には胆汁酸以外にビリルビン，コレステロール，リン脂質，電解質などが含まれる。正常の場合，aのように胆汁酸は毛細胆管膜にある膜輸送蛋白であるBSEPにより毛細胆管腔に排泄・分泌される。胆汁酸代謝異常症では胆汁酸は毛細胆管腔に排泄・分泌されず，胆汁酸が肝細胞に蓄積する（b）。

遺伝形式は常染色体劣性遺伝型であり，発生頻度は現在のあらゆる方法でも診断ができない胆汁うっ滞症の約10%と推定される。世界的には8種類のIEBAMが報告されており，わが国で報告があるのは3β-hydroxy-Δ5-C27-steroid dehydrogenase/isomerase（3-β-HSD欠損症），3-oxo-Δ4-steroid5β-reductase deficiency（5β-reductase 欠損症），oxysterol7α-hydroxylase deficiency（oxysterol 7α欠損症）の3型である[1]。これらのIEBAMでは一次胆汁酸の生合成が障害されるので，正常の胆汁酸値を示す血清総胆汁酸値は高値にならないことが診断の端緒となる。

症状・診断

IEBAMでは異常胆汁酸が肝細胞に蓄積するが，血清総胆汁酸値は正常の胆汁酸を測定するので上昇はしない。またγ-GTPは胆管系から逸脱する酵素であり，胆管系の障害はIEBAMの後期にはきたさず血清γ-GTP値は高値にならない。重要なのは異常胆汁酸を血清・尿中から検出すること

であり，これは検査会社でも可能であるが，結果を評価するためには専門家にコンサルトすることが望まれる[1, 2]。

管理・治療

早期に発見されれば，一次胆汁酸療法（わが国ではケノデオキシコール酸5〜10mg/kg/日）と脂溶性ビタミン（ビタミンK，D，A，E）の補充を行う。病態が進行し，慢性胆汁うっ滞による肝不全となれば肝移植も行われる[3]。一般的には早期に診断し，管理されれば予後は良好である。

文献

1. 水落建輝，et al.：先天性胆汁酸代謝異常. 小児内科 43：1042-1045, 2011
2. 順伸クリニック胆汁酸研究所ホームページ，入戸野博所長. http://jbile.sakura.ne.jp（2016.12.6アクセス）
3. Ueki I, et al.：Neonatal cholestatic liver disease in an Asian patient with a homozygous mutation in the oxysterol 7alpha-hydroxylase gene. J Pediatr Gastroenterol Nutr 46：465-469, 2008

新生児〜乳児期の胆汁うっ滞

7 シトリン欠損による新生児肝内胆汁うっ滞
(neonatal intrahepatic cholestasis caused by citrin deficiency : NICCD)

••• Key points •••▶

- シトリン欠損による新生児肝内胆汁うっ滞はわが国の医師らが発見した先天代謝異常である。
- なぜ一部の患者に限って胆汁うっ滞をきたすのかは不明である。

■ NICCDとは

成人期発症シトルリン血症Ⅱ型(CTLN2)は高アンモニア血症を背景とする脳症をきたす。この代謝異常は*SLC25A13*遺伝子異常がみられ、この遺伝子がコードする蛋白は1999年にKobayashiらによりシトリンと命名された[1]。シトリンは主に，肝臓，腎臓，小腸に発現し，アスパラギン酸・グルタミン酸輸送体(aspartate-gultamate carrier：AGC)であり，ミトコンドリア内膜に存在する膜貫通輸送体の1つである[1]。図1にシトリンの働きを示す。この機能異常により新生児期〜乳児期に胆汁うっ滞を呈する例がわが国の小児科医により報告され，新生児発症のシトリン欠損による胆汁うっ滞症(NICCD)と呼ばれている[2]。

NICCDの胆汁うっ滞の機序は解明されていないが、シトリン欠乏により肝細胞内で発生するNADHのミトコンドリア内への輸送が障害されエネルギー産生が低下する結果としてATP依存性の胆汁酸排泄機構に影響を与えると考えられる[3]。NICCDの頻度に関しては*SLC25A13*の変異がホモ接合体は1/19,000と推定され、稀な疾患ではないと推定されるが、この異常があってもNICCDを発症しない例もあり、発症機序は不明である。

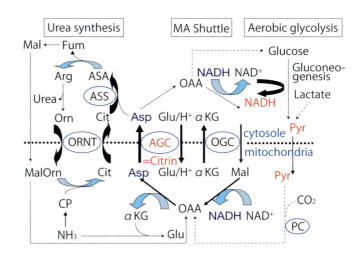

図1 シトリンの働き

Kobayashi K, et al. : JJPS 110, 2006より引用. 一部改変

■ 症状・診断

患児の多くが低出生体重児であり、遷延性黄疸、体重増加不良がみられる。新生児マススクリーニングでは、高ガラクトース、高メチオニン、高フェニルアラニンがみられることが多い。血液検査では胆汁うっ滞がみられ、血清アミノ酸分析ではシトルリン高値である。肝生検は重要であり、肝組織では肝炎、脂肪沈着、鉄沈着、胆汁うっ滞などがみられる[4] (図2)。

小児臨床肝臓学

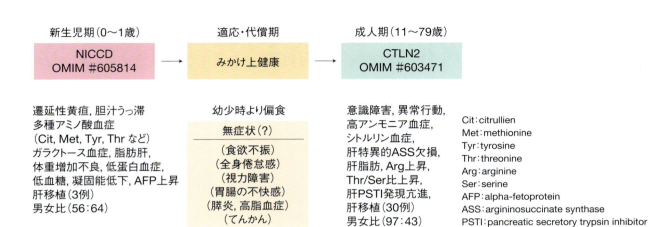

図2　シトリン欠損症の病態像

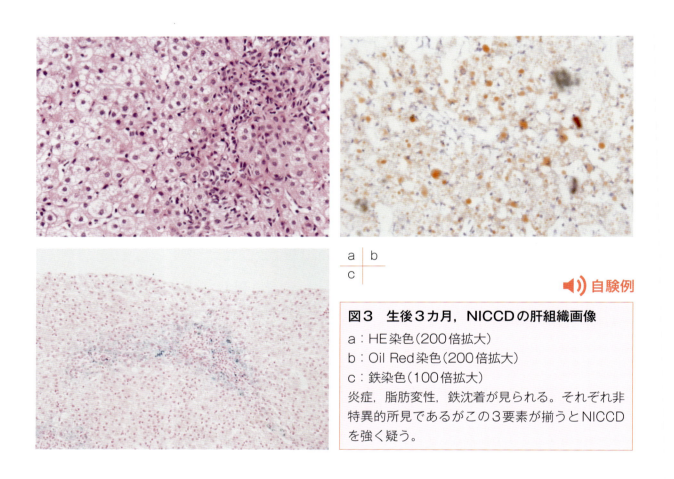

🔊 自験例

図3　生後3カ月，NICCDの肝組織画像
a：HE染色（200倍拡大）
b：Oil Red染色（200倍拡大）
c：鉄染色（100倍拡大）
炎症，脂肪変性，鉄沈着が見られる。それぞれ非特異的所見であるがこの3要素が揃うとNICCDを強く疑う。

🔊 自験例

　図3にNICCDの肝組織像を示す。胆汁うっ滞は自然経過で生後6カ月頃から改善する例が多い。1歳を過ぎると，甘いもの，炭水化物を嫌う食癖が目立ち，これは本症の診断的に価値がある病歴である。乳幼児になると，大豆，ピーナッツ，卵，チーズ，牛乳，魚肉類を好む。これらの食癖はアスパラギン酸が不足するので，その含有量の多い食品を好むという合目的な食癖と考えられる。

管理・治療

　NICCDの多くは生後3～6カ月以内に黄疸が消失し，アミノ酸異常も改善し，1歳前には肝機能も改善することが多いが(図3)，1歳前に肝不全となり，肝移植が行われた例もある。

 文 献

1. Kobayashi K, et al. : The gene mutated in adult-onset type II citrullinemia encodes a putative mitocondrial carrier protein. NAT Genet 22 : 159-163, 1999
2. Ohura T, et al. : Clinical pictures of 75 patients with neonatal intrahepatic cholestasis caused by citrin deficiency (NICCD). J Inherit Met Dis 30 : 139-144, 2005
3. Tazawa Y, et al. : A possible mechanism of neonatal intrahepatic cholestasis caused by deficiency. Hepatol Res 31:168-171, 2005
4. Kimura A, et al. : Histological findings in the livers of patients with neonatal intrahepatic cholestasis caused by citrin deficiency. Hepatol Res 40 : 295-303 ,2010

内科医／移植外科医へのメッセージ

- 特異的な食癖，すなわち低炭水化物，高脂肪・蛋白食の患者はシトリン欠損症が疑われるので，新生児期の病歴を確認してほしい。

小児臨床肝臓学

新生児〜乳児期の胆汁うっ滞

8 完全静脈栄養に伴う胆汁うっ滞
(parenteral nutrition-associated cholestasis：PNAC)

••• Key points •••▶

- 新生児に完全静脈栄養を行うと胆汁うっ滞をはじめとする肝障害をきたす可能性がある。
- 原因は完全静脈栄養自体でなく，長期間の完全静脈栄養を必要とする腸管不全と絶食による二次性の病態が主体と考えられる。

完全静脈栄養(parenteral nutrition：PN)の臨床への応用は画期的であり，経口，経腸による栄養補給が不可能な状態であっても，栄養状態の改善を図り救命できるようになった。しかしその数年後には，PNによって肝障害(parenteral nutrition-associated liver disease：PNALD)が惹起されることが報告され，PNの発展は肝障害との戦いの歴史ともいえる[1]。PNによる肝障害の原因には多くの要素があるが，①カテーテル敗血症に起因する，②PN組成に伴う問題(微量元素，カルニチン，ビタミン不足，小児用アミノ酸組成，脂肪酸組成)，③代謝面での合併症(くる病，病的骨折，肝障害)などがあげられる。

輸液製剤や栄養法の進歩により，肝硬変に進展するような重症のPNALDの頻度は少なくなったが[2]，肝合併症最大の原因はPNそのものよりも長期間のPNを必要とする病態と，腸管を使えない状態(腸管不全合併肝障害：intestinal failure-associated liver disease：IFALD)の相乗効果と考えられている[1]。PNによる肝障害の主体は，小児では肝内胆汁うっ滞，年長児では胆石症や脂肪肝もみられる[1]。

■ 診 断

PNALDは極低出生体重児に圧倒的に多い。肝細胞内の胆汁成分のトランスポーターなどの機能

が未発達，胆汁代謝の未発達などの要素がある。長期間のPNに頼らざるを得ない病態としては，壊死性腸炎，Hirschsprung病類縁疾患，腸閉塞などの外科的疾患が多い。

🔊 自験例

東邦大学周産期センターから肝病理に関してコンサルトされた症例である。在胎25週，出生体重808gの女児。日齢5に壊死性腸炎に対する小腸切除術と人工肛門造設が行われ，日齢88に人工肛門閉鎖術を施行。術後イレウスのため絶食となり，PNが2カ月行われた。胆汁うっ滞は生後4カ月より進行し，D-Bil 4.0mg/dLまで上昇し，黄疸は遷延した。原因検索として行ったサイトメガロウイルス(CMV)IgM抗体が陽性であった。日齢216に開腹胆道造影，肝生検を施行した。胆道造影で閉塞はなかった。

肝組織を図に示す。巨細胞性変化，肝内胆管の減少，門脈域の細胞浸潤と線維化を認めた。免疫染色ではCMV抗原は認められなかった。経口栄養を開始したところ経過は順調であり，胆汁うっ滞は改善したため，やはりPNに伴う肝障害と考えられた。

■ 管理・治療

PNが長期に及ぶ場合は，必須アミノ酸，微量

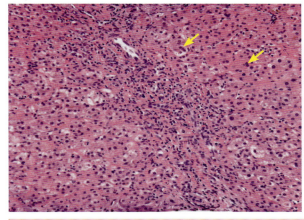 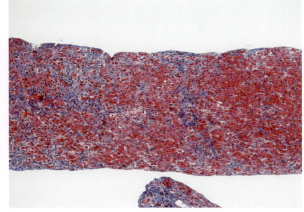

図　肝組織像
a：HE染色（強拡大）。巨細胞性変化（矢印），門脈域内の細胞浸潤，肝内胆管の減少が見られる。
b：Azan染色（弱拡大）。類洞の線維化が目立つ。偽小葉形成はない。

元素あるいはビタミンの過剰または欠乏に注意する。脂質に関しては中鎖脂肪酸トリグリセリド（middle chain triglyceride：MCT），Ω3系脂肪酸が有効であるが，Ω3系脂肪酸は保険適用になっていない。最近，大豆油由来の植物ステロールエステルがPNALDの発症予防に効果的という報告があり，注目されている[3]。

消化管の状態にもよるが，たとえ熱量として期待できないような少量であっても早期から経腸栄養を行えば，消化管ホルモンの分泌を促し，腸粘膜の萎縮を防ぎ，局所免疫を維持し，腸管内細菌の過剰増殖を抑えることも大切である。また特殊療法として，①成長ホルモン＋グルタミン，②プロバイオティクス，③腸管延長術や腸瘻による胆汁うっ滞の解除，④魚油由来ω3系脂肪酸製剤などがある。進行し不可逆的な肝硬変となると，肝小腸同時移植の適応となる。

文献

1. 窪田昭男, 他.：完全静脈栄養（PN）による胆汁うっ滞. 小児内科 43：1050-1055, 2011
2. Kubota A, et al.：Total parenteral nutrition-associated intrahepatic cholestasis in infants：25 years' experience. J Pediatr Surg 35：1049-1051, 2000
3. El Kasmi KC, et al.：Phytosterols promote liver injury and Kupffer cell activation in parenteral nutrition-associated liver disease. Sci Transl Med 5：2013　doi：10.1126/scitranslmed. 3006898.

内科医／移植外科医へのメッセージ

- 新生児に完全静脈栄養を行うと，胆汁うっ滞，肝不全，肝硬変を発症するリスクが高まる。

各論

代謝性肝疾患

小児臨床肝臓学

代謝性肝疾患

1 体質性黄疸
(constitutional jaundice)

••• Key point •••▶

- Crigler-Najjar症候群Ⅱ型のなかには核黄疸をきたす例がある。

■ 体質性黄疸とは

体質性黄疸はビリルビンの先天代謝異常により，さまざまな程度血清ビリルビン値が上昇する疾患である[1]。ビリルビンはヘモグロビンの代謝産物であり，ビリルビンは脂溶性（非水溶性，間接型）である。これは肝細胞でグルクロン酸抱合され水溶性（直接型）となり，肝細胞内を毛細胆管に運搬・排泄される（黄疸は18頁参照）。血液からビリルビンの肝細胞への取り込みは膜輸送体である有機アニオン輸送ポリペプチド（organ anion transporting polypeptide：OAPT）により行われるとされている。肝細胞に取り込まれたビリルビンは小胞体の膜上に発現しているビリルビン-グルクロン酸転移酵素（UGT1A1）により抱合される。抱合されたビリルビンは肝細胞内輸送蛋白により肝細胞内を輸送され，毛細胆管側の肝細胞膜上に存在するトランスポーターであるmultidrug resistance-as-sociated protein 2（MRP2）により毛細胆管内へ分泌・排泄される[1]。これらビリルビン代謝経路の異常による高ビリルビン血症が，体質性黄疸である。体質性黄疸は間接型高ビリルビン血症と直接型高ビリルビン血症に分けられる[1]（表1，表2）。

▶ 間接型高ビリルビン血症を示す体質性黄疸

Gilbert症候群は人口の約5％にみられる最も頻度の高い先天代謝異常である。性差はない常染色体劣性遺伝型である。小児期での黄疸は目立たないが，母乳性黄疸の乳児側の原因の1つにUGT1A1の活性低下があり，この酵素活性の責任遺伝子異常も証明されている[2]。Gilbert症候群による母乳性黄疸は遷延するが，核黄疸の合併は報告されていない。

一方，Crigler-Najjar症候群Ⅰ型は約1,000万人に1人，Ⅱ型は約100万人に1人の稀な疾患である。いずれも新生児期から著しい間接型高ビリ

表1 間接ビリルビン優位の体質性黄疸

	Crigler-Najjar症候群Ⅰ型	Crigler-Najjar症候群Ⅱ型	Gilbert症候群
頻度	1/1,000万人	1/100万人	人口の約5％
遺伝形式	常染色体劣性遺伝	常染色体劣性遺伝	常染色体劣性遺伝
肝臓でのUGT1A1の残存活性	0％	<10％	<30％
血清ビリルビン値(mg/dL)	30〜50	5〜20	1〜5
フェノバルビタールに対する反応性	なし	血清ビリルビン値の低下	血清ビリルビン値の低下
治療	光線療法，交換輸血 思春期までに肝移植	光線療法，交換輸血	不要
予後	無治療では核黄疸は必発	核黄疸は稀	予後は良好

118

表2　直接ビリルビン優位の体質性黄疸

	Dubin-Johnson症候群	Rotor症候群
頻度	1/100万人	1/100万人
遺伝形式	常染色体劣性遺伝	常染色体劣性遺伝
血清ビリルビン値(mg/dL)	2〜5	2〜5
尿中コプロポルフィリン	Ⅰ型上昇，Ⅲ型低下	Ⅰ型上昇，Ⅲ型上昇
ICG試験	正常	延長
排泄性胆道造影(胆嚢排出までの時間)	4〜6時間	30分前後
肝臓の肉眼的所見	黒色肝	著編なし
組織	肝細胞内褐色顆粒を認める	著編なし
治療・予後	不要・良好	不要・良好

ルビン血症がみられ，特にⅠ型では大脳基底核にビリルビンが沈着し，脳性麻痺の原因になる。自然経過では生後1〜2年で肝移植を行わなければ，脳障害で死亡する。

間接型高ビリルビン血症の体質性黄疸の病因はいずれも2番染色体上に存在する*UGT1A1*遺伝子の変異がみられ，同遺伝子の種類によりグルクロン酸抱合能に差がみられる(表1)。

▶ 直接型高ビリルビン血症を示す体質性黄疸

Dubin-Johnson症候群の発生頻度は約100万人に1人で性差はない。遺伝形式は常染色体劣性遺伝である。病因は直接ビリルビンを毛細胆管に輸送するMRPを誘導する遺伝子異常である。

Rotor症候群の頻度も約100万人に1人であり，遺伝形式は常染色体劣性遺伝型である。2015年，Kagawaらにより*OATP1B1*, *OATP1B3*をコードする遺伝子異常であることが証明された[3]。Rotor症候群は，ビリルビンの肝細胞への取り込みと，肝細胞内で毛細胆管へ移送の効率が低下していることによると考えられる。

■ 症状・診断

体質性黄疸は溶血や肝機能異常を伴わない高ビリルビン血症である。Crigler-Najjar症候群Ⅰ型とⅡ型は出生直後から著明な黄疸がみられ，間接型高ビリルビン血症を主症状とする。フェノバルビタール投与により残存酵素活性があるⅡ型では，抱合酵素が誘導されビリルビン値の低下がみられるが，Ⅰ型ではビリルビン値の低下はみられない。核黄疸の症状として，哺乳力低下，筋緊張低下，傾眠傾向などが重要な徴候である。肝生検による酵素活性も診断には有用であるが，最近では*UGT1A1*遺伝子解析も可能になっている。特にGilbert症候群を疑った新生児黄疸例に関して*UGT1A1*遺伝子を検索することがある。Crigler-Najjar症候群Ⅱ型ではⅠ型と異なり抱合酵素の完全欠損はなく，核黄疸の発症は稀と言われているが，筆者らはⅡ型で核黄疸による軽度の後遺症(脳性麻痺)を発症した例も経験している。

Dubin-Johnson症候群では黄疸が唯一の症状であることが多いが，ときに全身倦怠感を訴えることもある。黄疸は，疲労，妊娠，経口避妊薬の服用などで増強することがある。血清ビリルビン値は2.0〜5.0mg/dLを示すことが多く，10mg/dL以上になることは少ない。bromsuiphalein(BSP)排泄試験では抱合型BSPの排泄異常があるので診断に特異的ではあったが，BSPによる過敏反応が問題となり試薬の販売が停止した。そのため現在では同試験の実施は困難である。indocyanine green(ICG)排泄試験での異常はみられない。Dubin-Johnson症候群ではポルフィリン代謝の異常がみられ，コプロポルフィリン(CP)-Iの尿中排泄量が増加し，CP-Ⅲの排泄量が低下し診断的である。腹腔鏡検査では肉眼的に肝臓は黒色をしている。

小児臨床肝臓学

🔊 自験例

図1は肝針生検で得られた肝臓である。肝組織学的には肝細胞内にD-J顆粒と呼ばれるリポフスチン様の物質のライソゾームへの沈着が見られる（図2）。Rotor症候群では黄疸以外に特記すべきことはなく，ICG排泄試験では著明な排泄遅延がみられる。

管理・治療

Crigler-Najjar症候群では，新生児期から光線療法や交換輸血による核黄疸の予防が重要である。特にⅠ型では乳児期以降でも連日の光線療法が必要である。思春期を過ぎると加齢による皮膚の肥厚により，光線療法の効果が減少し，核黄疸のリスクが増加するので，思春期前に肝移植が必要である。Ⅱ型は新生児を過ぎると血清ビリルビン値は20mg/dL以下となり，核黄疸のリスクは減少する。美容的にはフェノバルビタールが効果的である。Dubin-Johnson症候群とRotor症候群では特別な治療を必要としない。

文献

1. Elias E. : Jaundice and cholestasis. Dooley JS et al (eds), Sherlock's Diseases of the Liver and Biliary System, 12th Edition, Wiley-Blackwell, 234, 2011
2. Maruo T, et al. : Bilirubin uridine diphosphate-glucuronosyltransferase variation is a genetic basis of breast milk jaundice. J Pediatr 165 : 36-41, 2014
3. Kagawa T, et al. : Recessive inheritance of population-specific intronic LINE-1 insertion causes a rotor syndrome phenotype. Hum Mutat 36 : 327-332, 2015

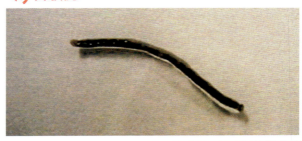

図1　Dubin-Johnson症候群の肝生検肉眼的所見

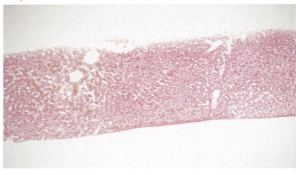

図2　HE染色
　a：弱拡大　b：強拡大
肝細胞内に夥しいDubin-Johnson顆粒を認める（矢印）。

🌸 内科医／移植外科医へのメッセージ
● 母乳性黄疸例のなかにはGilbert症候群が含まれている。

代謝性肝疾患

2 シトリン欠損症
(citrin deficiency)

••• Key points •••▶

- 低身長や低血糖を伴う肝機能異常ではシトリン欠損症を鑑別する。
- 成長ホルモン分泌不全症の症例で肝機能異常や低血糖を合併している症例では、シトリン欠損症を鑑別する。

■ 乳児期以降のシトリン欠損症

シトリンは、NICCDの項（111頁参照）でも記載しているが、ミトコンドリア膜輸送蛋白質の1つで、内膜に存在するアスパラギン酸・グルタミン酸膜輸送体である[1]。また、シトリンはリンゴ酸・アスパラギン酸シャトルを構成し、解糖系で生成された細胞質NADHをミトコンドリア内に輸送することにより、エネルギー産生・代謝に深く関与している。すなわちシトリン欠損症では、尿素、蛋白質、核酸合成、糖新生、好気的解糖、エネルギー産生などに障害を受けるため、多彩な症状と複雑な病態を呈する（図1）[2]。

本項では、適応・代償期に診断した症例を中心に概説する。

🔊 自験例

症例1[3]

在胎40週、2,440g、正常分娩で出生。新生児マススクリーニングで異常はなく、新生児黄疸も乳児期胆汁うっ滞も指摘されなかった。1歳児から無熱性痙攣が数回あり、てんかんと診断され、4歳まで抗痙攣薬を服用した。2歳頃から頻繁に腹痛を訴えるようになり、5歳時に激しい腹痛がみられたため血液検査を行ったところ、アミラーゼ4,028 U/L、リパーゼ660 U/Lと著明な高値

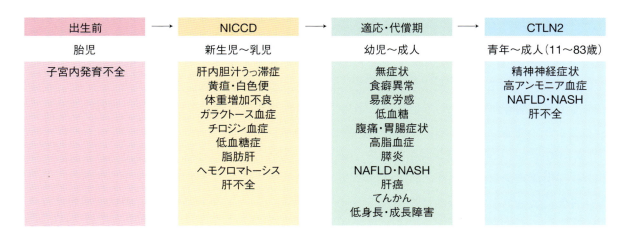

図1　シトリン欠損症の年齢依存性臨床症状

岡野、2013より引用、一部改変[2]

表　症例1の検査所見

Parameter	Normal range	Age 5years*	Age 8years	Age 12years
Total protein(g/dL)	6.5〜7.8	6.6	6.8	7.2
Albumin(g/dL)	4.2〜5.5	4.3	4.1	4.5
AST(IU/L)	10〜35	124	84	31
ALT(IU/L)	5〜40	33	80	20
γ-GTP(IU/L)	<40	72	210	28
Total bilirubin(mg/dL)	0.1〜0.9	0.2	0.3	0.5
Total bile acids(μmol/L)	<10	ND	43.8	6.4
Amylase(U/L)	40〜200	122	183	183
Lipase(U/L)	13〜49	44	32	ND
Prothrombin time(%)	70〜100	ND	103.7	ND
Blood glucose(mg/dL)		27	88	90
Ammonia(μg/dL)	<70	ND	31	24
Lactate(mg/dL)	4.2〜17.0	28.6	8.7	15.5
Pyruvate(mg/dL)	0.3〜0.9	0.8	0.57	0.77
α-fetoprotein(ng/mL)	<10	ND	3.6	2.4
Pancreatic secretory trypsin inhibitor(ng/mL)	<20	ND	303.1	47
Citrulline(nmol/mL)	17.9〜48	31.6	67.9	54.4
Methionine(nmol/mL)	15.5〜36.6	5.5	18.1	45.5
Phenylalanine(nmol/mL)	43.5〜79.8	55.4	57.9	81.4
Tyrosine(nmol/mL)	36.4〜89.4	43.2	51.6	90.4
Arginine(nmol/mL)	31.8〜149.5	19.8	57	111
Threonine(nmol/mL)	74.2〜216.1	30	102	185.7
Serine(nmol/mL)	91.3〜186.4	19.5	44.7	133.1
Fischer ratio	2.2〜4.4	11.1	5.1	2.62

＊At one of the episodes of hypoglycemia.
γ-GTP：γ-glutamyltranspeptidase，ALT：alanine aminotransferase，AST：aspartate aminotransferase，ND：not done

を認め急性膵炎が疑われた。その後の精査で先天性胆道拡張症と診断され，外科的治療を行ったが術後も腹痛は改善しなかった。この頃から顔色不良と意識障害を伴う低血糖発作(血糖値20〜30 mg/dL)がみられるようになり，トランスアミナーゼ値が持続的に異常を呈するようになった。8歳になっても肝機能が正常化しないため，当科へ紹介となった。体重は21.9kg(−0.9SD)，身長は115.2cm(−2.1SD)で成長障害を認め，理学的所見では肝腫大が見られたが，脾腫はなかった。AST 84 IU/L，ALT 80 IU/L，γ-GTP 210 IU/Lであった。アミノ酸分析ではシトルリン67.9 nmol/mLと軽度高値であった(表)。

肝組織では光学顕微鏡で慢性肝炎像を呈し，門脈域は拡大し単核球優位の細胞浸潤がみられ，類洞が拡張し(図2a)，門脈域間の架橋結合(P-P結合)が認められた。強拡大像では明らかな脂肪変性は認められなかったが，肝細胞質内に小さな胞体が見られた(図2c)。電子顕微鏡では，極微小脂肪滴が細胞質内に認められた(図2d)。代謝性肝疾患を疑い精査を勧めたが，診断の手掛かりは得られなかった。

病棟のクリスマス会の夕食で小さな女の子がご飯に全く手をつけず骨付きチキンを美味しそうに頬張っている光景を偶然見て遺伝子検査を行ったところ，*SLC25A13*遺伝子異常がみつかり([Ⅰ]851del4/[Ⅴ]IVS13＋1G＞A compound heterozygote)，シトリン欠損症と診断した。

2. シトリン欠損症 (citrin deficiency)

🔊 自験例

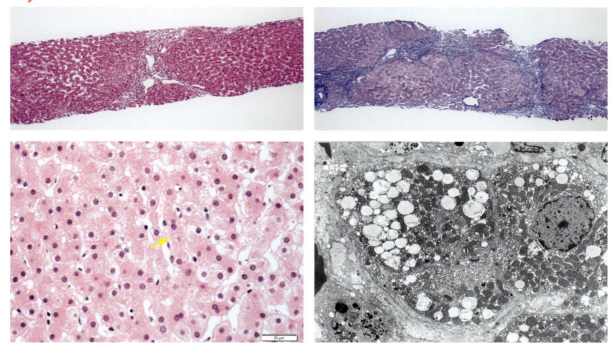

a	b
c	d

図2 症例1：女児8歳，肝組織像

a：HE染色（弱拡大）。門脈域の細胞浸潤と類洞の拡張が見られる。
b：Azan染色（100倍拡大）。P-P結合を認める。
c：aの強拡大。肝細胞質内に小さな胞体が見られる（矢印）。
d：電子顕微鏡像（2,000倍拡大）。極微小脂肪滴が肝細胞質に見られる。

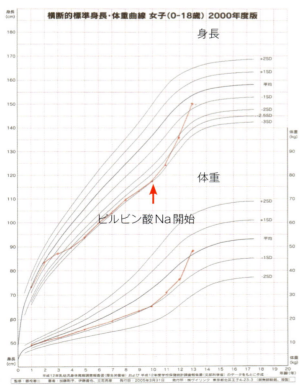

🔊 自験例

図3 症例1：ピルビン酸Na開始前後の成長曲線

123

小児臨床肝臓学

🔊 自験例

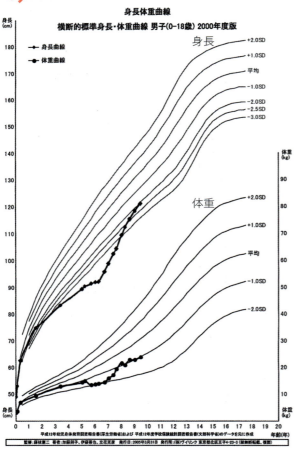

図4 症例2：成長曲線
診断後は成長ホルモン治療およびコーンスターチ内服を中止し，8歳0カ月からシトリン欠損症に準じた食事療法を開始し，8歳4カ月からピルビン酸ナトリウム200mg/kg/日の内服を開始した。
これは昭和大学藤が丘病院小児科藤本陽子先生のご厚意により掲載

シトリン欠損症に準じた食事療法（炭水化物：脂質：蛋白質のエネルギー比率＝約40％：約40％：約20％）と，10歳からピルビン酸ナトリウムを6g/日の服用で急速な成長がみられ（図3），トランスアミナーゼ値は正常化し，腹痛は消失した。

症例2

在胎40週，3,336g，正常分娩で出生。新生児マススクリーニングで異常はなく，新生児黄疸も乳児期胆汁うっ滞も指摘されなかった。生後3カ月頃よりアトピー性皮膚炎と食物アレルギーが

あり，家族の自己判断で菜食とし，肉や魚などの高蛋白食品を除去して脂質の摂取制限も行っていた。この頃から空腹時に低血糖がみられた。2歳時に陰嚢水腫のため病院を受診し，血液検査でトランスアミナーゼ高値（AST 151 IU/L, ALT 95 IU/L）と低蛋白血症（3.1g/dL），低アルブミン血症（1.7g/dL）を認めた。

5歳1カ月時に著明な成長障害（身長90.1cm（−3.89SD），体重13.74kg（−1.59SD））による精査の結果，成長ホルモン分泌不全症と診断され，この際も空腹時に低血糖が認められた。

5歳8カ月時より成長ホルモン補充治療を開始したが，成長の改善は乏しかった。さらに低血糖症状による早朝覚醒が存続したため，6歳9カ月より低血糖予防の目的でコーンスターチの内服を開始し，低血糖症状が改善したため児の活気が増した。6歳7カ月時より軽度肝腫大を認め，腹部超音波で脂肪肝の所見を認めた。トランスアミナーゼ値の高値持続と骨塩低下との関係が疑われる上腕骨骨折を起こしたことから確定診断目的のため7歳8カ月時に当科に紹介となった（図4）。理学的には両頬部にくも状血管腫を認め，肝腫大が見られた。血液検査では，AST 72 IU/L, ALT 55 IU/L, γ-GTP 284 IU/L, TP 7.4g/dL, Alb 4.2g/dLであった。アミノ酸分析では，スレオニン 298.7nmol/mL（基準値74.2〜216.1 nmol/mL），グルタミン酸 97.6nmol/mL（基準値12.2〜82.7nmol/mL），シトルリン 128.7 nmol/mL（基準値17.9〜48.0nmol/mL），チロジン 125.7nmol/mL（基準値38.4〜89.4 nmol/mL）であった。肝組織では慢性肝炎像を呈し，門脈域は拡大し細胞浸潤がみられ，P-P結合が見られた（図5a, b）。肝細胞は腫大し，一部脂肪変性が見られた（図5a）。電子顕微鏡では，電子密度の低い微小な脂肪球からなるリポゾームの増加が認められた（図5c）。鹿児島大学医学部分子病態生化学教室故小林圭子氏（故）に責任遺伝子である*SLC25A13*遺伝子解析を依頼し，

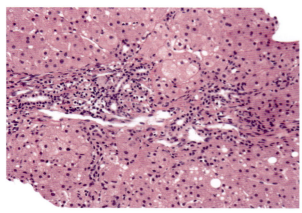
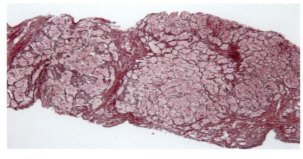
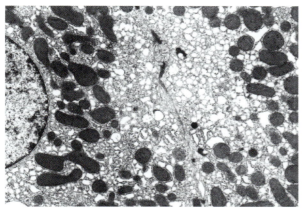

a	b
c

🔊 **自験例**

図5　症例2：肝組織像

a：HE染色。肝細胞は腫大し一部脂肪変性がみられ，門脈域には細胞浸潤が見られる。
b：鍍銀染色。P-P結合を認める。
c：電子顕微鏡像（5,000倍拡大）。電子密度の低い微小な脂肪球からなるリポゾームの増加が認められる。

IVS11+1G>AおよびIVS13+1G>Aのヘテロ接合であることが判明した。

　診断後は成長ホルモン治療およびコーンスターチ内服を中止し，8歳0カ月からシトリン欠損症に準じた食事療法を，8歳4カ月からピルビン酸ナトリウムを開始した。その結果肝腫大は消失し，トランスアミナーゼ値も正常化した。本症例では脂質ならびに蛋白質摂取によるアトピー性皮膚炎の悪化があり，摂取できる食材が限定されている。

管理・治療

▶ ピルビン酸ナトリウム

　*SLC25A13*遺伝子破壊のシトリンノックアウトマウスでは，ヒトでみられる症状は呈さなかったが，尿素合成能低下や糖代謝・酸化還元異常が認められ[4]，これらの異常がアスパラギン酸やピルビン酸の添加で正常化することから[4,5]，ピルビン酸ナトリウムが治療薬として取り上げられた。筆者らの症例も含め，実際の臨床応用で効果が認められている[6]。

▶ 中鎖脂肪酸トリグリセリド

　NICCDでは，乳児期の体重増加不良や胆汁うっ滞に中鎖脂肪酸トリグリセリドミルク（middle chain triglyceride：MCT）が効果的であることが証明されている[7]。シトリン欠損症は肝臓における解糖系の異常に起因する脂質の生成障害と考えられ，MCTの投与は肝細胞にATPを供給し脂質の生成を促し，リンゴ酸-クエン酸シャトルを介して細胞質のNAD$^+$/NADH比を改善する効果的な治療法と考えられ，その効果はNICCD以外の年長のシトリン欠損症の症例でも期待されている[8]。

📖 文献

1. 池田修一：成人型シトルリン血症．BRAIN and NERVE 59：59-66, 2007
2. 岡野善行：シトリン欠損症：ファストフードが好き

なのにはわけがある. 日小児会誌 117：49-58, 2013
3. Inui A, et al.：Chronic hepatitis without hepatic steatosis caused by citrin deficiency in a child. Hepatol Res 46:357-362, 2016
4. Sinasac DS, et al.：Slc25a13-knockout mice harbor metabolic deficits but fail to display hallmarks of adult-onset type II citrullinemia. Mol Cell Biol 24：527-536, 2004
5. Moriyama M, et al.：Pyruvate ameliorates the defect in ureogenesis from ammonia in citrin-deficient mice. J Hepatol 44：930-938, 2006
6. Mutoh K, et al.：Treatment of a citrin-deficient patient at the early stage of adult-onset type II citrullinaemia with arginine and sodium pyruvate. J Inherit Metab Dis 31(Suppl 2)：S343-347, 2008
7. Hayasaka K, et al.：Treatment with lactose (galactose)-restricted and medium-chain triglyceride-supplemented formula for neonatal intrahepatic cholestasis caused by citrin deficiency. JIMD Rep 2：37-44, 2012
8. 早坂 清, et al.：シトリン欠損症の治療および病態の考察. Brain Nerve 67:739-747, 2015

内科医／移植外科医へのメッセージ

- 非アルコール性脂肪肝疾患症例ではシトリン欠損症を鑑別する必要がある。
- 原因不明の慢性肝炎や肝硬変ではシトリン欠損症を鑑別する必要がある。

代謝性肝疾患

③ 尿素サイクル異常症

••• Key points •••▶

- フェニル酪酸の使用と血液浄化療法の発達で尿素サイクル異常症の生存率は向上している。
- 肝移植での生存率は90％で神経学的予後ならびにQOLの改善は良好である。

■ 尿素サイクル異常症とは

尿素サイクルは，carbamoylphosphate synthetase I（CPS I），ornithine transcarbamylase（OTC），arginosuccinate synthetase（ASS），arginosuccinate lyase（AS），arginase，N-acetyl-glutamate synthetase（AGS）の酵素群からなり，主に肝臓で発現する唯一のアンモニア処理サイクルである。

アンモニアは腸内細菌により合成され腸管により体内に吸収されるのに加え，体組成蛋白およびアミノ酸の崩壊異化などにより容易に血中に放出される。脳細胞に対する有害性が強く，主に肝臓で発現する尿素サイクルを介して解毒され尿素となり排泄される。この経路の先天的異常が尿素サイクル異常症であり，しばしば致死的な高アンモニア血症を呈することが特徴である[1,2]。

同時に尿素サイクルは，一酸化窒素（nitric oxide：NO）サイクル，クレアチニン合成経路，オロット酸やウラシル合成といったピリミジン代謝経路など，生体にとって重要な代謝へとつながっている（図1）。NOは血流血圧コントロール，抗炎症作用，アポトーシス調整作用などを有し生体には不可欠である。クレアチニンは脳や筋肉の重要なエネルギー源である[3]。尿素サイクル異常症はこれらの重要な代謝も含めた広範なmetabolic balanceの変化を伴っており病態を複雑

にしている。さらに尿素サイクル異常症の主な栄養管理は蛋白制限と蛋白異化予防のための糖質・脂質による十分なカロリー摂取であり，通常の栄養配分とは設定が大きく異なることも病態や治療を考えるうえで重要である。

■ 診断

▶ 新生児発症型

尿素サイクル異常症のほとんどが生後早期から著明な高アンモニア血症を呈する。新生児マススクリーニングやアミノ酸分析，画像検査から門脈大循環シャント，シトリン欠損症，有機酸代謝異常症を否定する。具体的には，ガラクトースや胆汁酸，ビリルビン値の上昇がなく，腹部エコーで肝臓内に異常な血流がないことを確認して門脈大循環シャントを除外する。血中尿素窒素値が低値であれば，本疾患を強く疑う。尿素サイクル異常症ではアンモニアというアルカリ性物質の増加が主体であることから，有機酸血症のようなアシドーシスにならないと考えられがちであるが，全身状態が悪くなればアシドーシスになる。代謝マップから理解できるように血中アルギニン，シトルリン値の異常，アルギノコハク酸尿などを検出し酵素活性および遺伝子分析で確定診断する。

▶ 遅発型オルニチントランスカルバミナーゼ欠損症（遅発型OTCD）

OTCDはX染色体連鎖（伴性）遺伝病であり，女

127

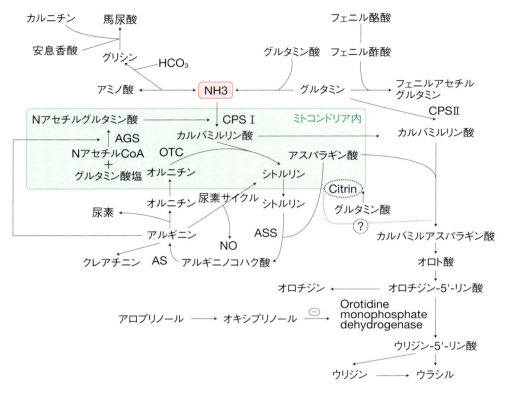

図1 尿素サイクルとその周辺の代謝経路

児は保因者で発症することはないと以前は考えられていた。しかしLyonization(X染色体の不活性化)の結果，発症年齢が遅いOTCD女児が存在する。このような症例では無黄疸性のトランスアミナーゼ高値や凝固系低下を呈し，いわゆるReye症候群や急性肝不全昏睡型として発症することがある。

肝移植でしか救命できない症例でも肝組織では肝細胞の脱落はなく，小葉の改築像もない。肝細胞は腫大・淡明化し胞体内のグリコーゲンは染色されない。遅発型OTCDでは肝細胞内のOTC活性は一律でなく，各セグメントで異なる[4]。

OTCDヘテロ欠損の女児では，アロプリノール負荷テストでオロット酸とオロチジンの増加がみられる(図1)。また血中アルギニンも低値傾向となる。

病態・予後

尿素サイクル異常症では，血中アンモニア値がその予後に大きく関与する。アルギナーゼ欠損を除く疾患群では，深刻な高アンモニア血症により生命に危機をもたらす。

健常人の血中アンモニア値は通常15～60μg/dLに保たれているが，100μg/dL以上になると，食欲不振，嘔気，興奮，不眠，性格変化などの症状が，特に成人で出現しやすい。新生児は肝臓が未熟であるため200μg/dLまで上昇することがあるが，通常は200μg/dL以上になると痙攣や意識障害が出現し，400μg/dL以上では昏睡や呼吸抑制，他臓器への障害もみられる(表)。血中アンモニア値の上昇が持続すると中枢神経系の障害が不可逆的になる。その障害の程度は，初発時のアンモニアの最高値や高アンモニア血症の持続時間に関連している[5]。図2に示すように，

表 血中アンモニア値と臨床症状

アンモニア（μg/dL）	症状
15〜60	正常（成人）
100〜200	食欲不振，嘔気，興奮，不眠，性格変化
200〜400	痙攣，意識障害
≧400	昏睡，呼吸抑制，他臓器障害

中村ら，2012より引用，一部改変[5]

血中アンモニア値が600μg/dL以上になると死亡率が高くなり，集中治療でたとえ救命できても神経学的予後は悪い。

一方，近年では血液浄化療法の発達とフェニル酪酸の使用により，以前より血中アンモニア値をコントロールすることが容易になってきた。そのため，遅発型OTCDでの調査では生存率の向上が認められている（図3）。

治療

急性期高アンモニア血症

塩酸アルギニン360mg/kgと安息香酸ナトリウム250mg/kgを点滴投与する。これらの薬剤を高濃度ブドウ糖含有電解質輸液（例えば10％ブドウ糖輸液12mL/kg/2時間）の点滴に入れて投与する。高濃度ブドウ糖含有電解質輸液の点滴により蛋白異化を抑制する十分なカロリーを確保する。

アルギニンは，オルニチンとN-アセチルグルタミン酸が増加し尿素サイクル活性を促進する。安息香酸は代表的アンモニア放出源であるグリシンを尿中へ容易に排泄される馬尿酸に変換する。欧米では最大のアンモニア源アミノ酸であるグルタミンをフェニールアセチルグルタミンに変換するフェニル酪酸250mg/kgの点滴が一般的であるが，わが国では経口薬しかないため，マーゲンチューブを挿入して投与する。投与量は添付文書によると，体重20kg以上で9.9〜13g/m^2，20kg未満で450〜600mg/kgを3〜6回に分割して投与するように記載されている。

発作間欠期：慢性期

急性期高アンモニア血症が回避された発作間欠期（慢性期）の治療は，食事療法と薬物療法が主体となる。食事療法は，年齢に活動性を考慮しカロリー摂取と必須アミノ酸を投与しながらの蛋白制限が主体となる。

薬物療法としては，アルギニンならびに安息香酸ナトリウム（250〜400mg/kg/日），フェニル酪酸（250〜500mg/kg/日）が主体となる。

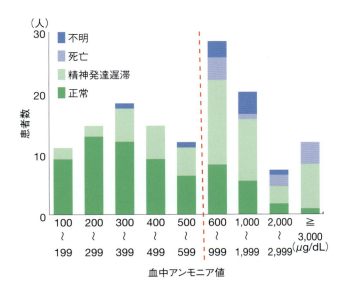

図2 尿素サイクル異常症の神経学的予後

中村ら，2012より引用，一部改変[5]

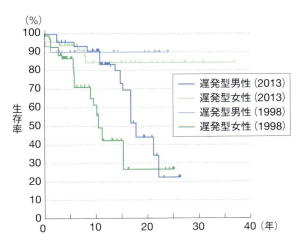

図3 遅発型オルニチントランスカルバミナーゼ欠損症発症後の生存率

中村ら，2012より引用，一部改変[5]

小児臨床肝臓学

腸内細菌からのアンモニア産生の抑制を目的としてラクツロース（1～2mL/kg/日，分4）とカナマイシン（50～100mg/kg/日，分2）またはメトロニダゾール（30～50mg/kg/日，分3ないしは10～15mg/kg/日，分2）を服用することが望ましいが，服薬継続が難しいのが現状である。

これらの治療法から日常の血中アンモニア値が150～100μg/dL以下になるようにする。アンモニア発作発現リスク軽減のため血漿グルタミン値 700nmol/mL以下，グリシン値 300nmol/mL以下とする。

血漿アルギニン値の目標設定はCPS I 欠損症とOTCDでは概ね100～150nmol/mLで，そのために必要なアルギニン投与量は100～250mg/kgとなる。ASS欠損症やAS欠損症ではアンモニア値をモニターしながら600mg/kgまで増量していくことが多い。特筆すべきはアルギニンを基質として産生されるNOはOTCDではアルギニン投与前は低いが，投与後に正常化すれば回復し過剰投与で高NO産生となる。一方ASS欠損症では大量のアルギニン投与量とアルギニン血中濃度にも関わらずNO産生は回復しない。

その他，脂肪酸を効率良くミトコンドリア内に移行しエネルギー誘導を高めたり，細胞内有害物質の除去，抗酸化作用目的でカルニチンを投与することもある。さらに糖質からエネルギーを効率良く引き出すために，インスリンやクエン酸回路を補助するビオチンやサイアミンを投与してもよい。また，ビタミンE，CやコエンザイムQ10なども必要に応じて投与すると抗酸化作用が高まる可能性がある。特に安息香酸ナトリウムを投与するとカルニチンが欠乏する。

フェニル酪酸投与時はイソロイシンなどの分岐鎖アミノ酸が低くなりすぎないように注意する（イソロイシンを指標とした場合25nmoL/mL以下にならないようにする）必要がある。

これらの食事療法＋薬物療法を行いながら，発育発達状況，低栄養，皮膚炎，肝機能異常および

脂肪肝に注意し，粘り強く個別のオーダーメイドの治療を進めていくことになり，患者および家族との綿密なコンタクトが基盤になる。これらの概要はあくまでも筆者らの経験に基づくものであり，全く同じである必要はなく，これだけ複雑な疾患に対する適切な治療法に完成型はない。特にアミノ酸濃度のエビデンスに基づく目標設定は難しく，異なる人種で同じとは考えにくい。

実際の食事内容は，筆者らが想像するより厳しく，米飯に含まれる蛋白質も摂取することはできない。糖分の多い果物の缶詰や野菜を主体とした食品が毎日の献立の基本となる。

項目	スコア5	スコア3	スコア1
疾患特異性			
代謝異常が肝臓に限局しているか？	○		
移植治療の実績があるか？		○	
内科的治療の有効性			
頻回の入院を必要とする代謝不全 （年間6回以上）	○		
入院を必要とする代謝不全 （年間3～5回）		○	
外来治療を必要とする代謝不全 （年間6回以上）			○
代謝不全による血液浄化療法・ICU入院 （初回発作時を除く、年間2回以上）	○		
服薬・食事療法コンプライアンス・ アクセプタンス　著しく不良		○	
服薬・食事療法コンプライアンス・ アクセプタンス　不良			○
QOL			
経管栄養・頻回の栄養 （改善が見込める場合）		○	
神経学的改善・悪化の防止		○	
現在の状況			
神経学的状況（発達）： 日常活動がある程度できる			○
身体的状況（成長）： 成長障害（身長<-2.5SD）			○
生化学的所見：異常値の持続*		○	

＊：高アンモニア血症、高乳酸血症、アシドーシス、肝機能異常、高脂血症、低血糖など

スコア	肝移植
10≦	適応
7≦	適応を考慮する
5≦	適応は慎重に考える
3>	非適応

図4　肝移植適応のためのスコアリング

代謝性疾患生体肝移植の手引き，2012より引用[7]

▶ 肝移植[6]

新生児期発症の尿素サイクル異常症は，肝内の酵素活性が極めて低く重症なため，肝移植により救命せざるを得ない．それ以外にも上述したような厳しい食事療法と薬物療法で高アンモニア血症の発作が繰り返されるような場合は，肝移植の適応となる．脳死肝移植が一向に推進されないわが国では，生体部分肝移植を選択せざるを得ないが，その場合は「肝移植適応のためのスコアリング（代謝性疾患生体肝移植の手引き）」[7]が参考になる（図4）．

一方，世界的には尿素サイクル異常症での肝移植の生存率は90％と高く，神経学的予後やQOLも良好であるため，診断されれば早急に肝移植を行うべきとの意見もある[8]．

文献

1. Brusilow SW, et al.：Urea cycle enzymes. Scriver CR, et al(eds)：Metabolic and Molecular Basis of Inherited Disease, 8th(ed), McGraw-Hill, New York, 1909-1963, 2001
2. Kido J, et al.：Long-term outcome and intervention of urea cycle disorders in Japan. J Inherit Metab Dis 35：777-785, 2012
3. Nagasaka H, et al.：Characteristics of NO cycle coupling with urea cycle in non-hyperammonemic carriers of ornithine transcarbamylase deficiency. Mol Genet Metab 109：251-254, 2013
4. 乾 あやの，他．：生体部分肝移植を行ったオルニチントランスカルバミラーゼ欠損症の1例．日児誌 101：963-967, 1997
5. 中村公俊，他．：尿素サイクル異常症．小児内科 44：1628-1631, 2012
6. 水田耕一：Urea cycle disorder（尿素サイクル異常症）．厚生労働科学研究費補助金難治性疾患等克服研究事業（平成25年度難治性疾患克服研究事業）「先天代謝異常症に対する移植療法の確立とガイドラインの作成に関する研究」．ガイドライン Ver 1.0, 13-18, 2014
7. 代謝性疾患生体肝移植の手引きー適応基準．厚生労働科学研究費補助金（難治性疾患克服研究事業）「有機酸代謝異常症（メチルマロン酸血症・プロピオン酸血症），尿素サイクル異常症（CPSⅠ，OTC欠損症），肝型糖原病の新規治療法の確立と標準化」に関する研究班（代表 堀川玲子），2012
8. Foschi FG, et al.：Urea cycle disorders: a case report of a successful treatment with liver transplant and a literature review. World J Gastroenterol 21：4063-4068, 2015

内科医／移植外科医へのメッセージ

- 尿素サイクル異常症における高アンモニア血症は肝硬変に伴うものとは異なり，肝組織変化に乏しいが致死的である．
- 肝移植による生存率は高く，アンモニア値が低いほど神経学的予後は良い．

小児臨床肝臓学

代謝性肝疾患

4 Wilson病（Wilson disease）

••• Key points •••▶

- Wilson病は細胞内銅輸送蛋白をコードしている*ATP7B*遺伝子に異常があり、肝細胞から毛細胆管への銅の排泄とセルロプラスミンとして血液中へ分泌ができない。
- 臨床症状は無症状，トランスアミナーゼ異常，神経症状，精神症状など多彩であり，本症を疑ったらセルロプラスミン値を検査する。

Wilson病とは

Wilson病は常染色体劣性遺伝型の先天性銅代謝異常症であり，肝細胞中の銅が毛細胆管から排泄できないことが基本病態である。肝細胞中の銅が充満すると銅は肝臓から溢れ出し，肝臓以外の脳，角膜，腎などに沈着して，臓器障害をきたす。約3万人に1人とされ，発症年齢は3〜55歳と幅広く，性差はない[1]。本症の責任遺伝子は13番染色体上の*ATP7B*遺伝子であり，これは金属トランスポーターであるp-type ATPaseをコードし，主に肝細胞内に発現し肝細胞中の銅の排泄と活性型セルロプラスミン蛋白の合成に必要な銅を供給する。図1にWilson病における発症メカニズムを示す。

食事から摂取された銅は十二指腸や小腸から吸収され，門脈から肝臓に運ばれる。肝細胞内の銅については血液中に一部再出現する。肝細胞内の銅はメタルチオネインと結合し貯蔵されるが，その閾値を超えると肝細胞障害が生じる。さらに肝細胞から血中に放出された銅（非セルロプラスミン銅）は，大脳基底核，角膜，筋，結合識などに蓄積し，多臓器障害をきたす[2]。銅代謝の概要と銅の体内分布を図2に示す。

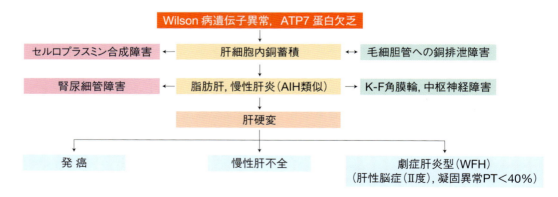

図1　Wilson病の発症メカニズム

Wilson病は細胞内の銅輸送蛋白を発現する遺伝子に異常がみられ，肝細胞中に銅が蓄積することが基本病態である。肝細胞の銅の蓄積が限界を超えると銅が溢れて多臓器に沈着する。

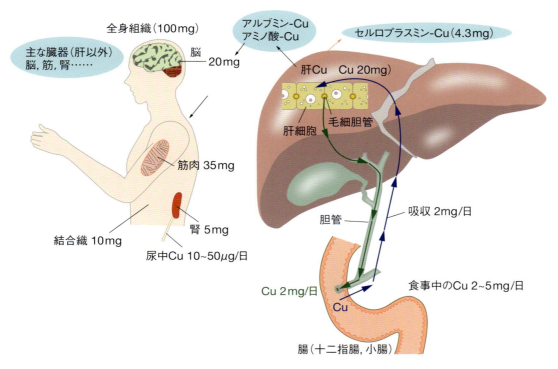

図2 健常人での体内銅代謝動態

亜鉛製剤による治療を行うと，腸からの銅吸収は抑制されるが体内に蓄積している銅のキレート作用はないので，低銅食による銅制限食は続けることが大切である。

Cullotta, 2001より引用, 一部改変[2]

■ 症状・診断

Wilson病の3徴候は，肝硬変，錐体外路症状，Kayser-Fleisher(K-F)角膜輪である。肝障害としては，脂肪肝，慢性肝炎，肝硬変，溶血を伴い，急速に肝不全となる劇症型(劇症肝炎型Wilson病)がある。図3に肝組織像を示す。その他の症状として，神経・精神症状，血尿などの腎障害，白内障が知られている。特に腎障害では学校健診による尿スクリーニングで血尿や蛋白尿がWilson病の発見の端緒となる例がある。病型としては，家族内の遺伝子異常でWilson病が見つかるが，まだ症状が出現しない発症前型，トランスアミナーゼ値の異常がみられる肝型，神経型などがある。K-F角膜輪があれば本症を強く疑うが，若年者では認められないことが多い。血清セルロプラスミン低値，尿中銅排泄量の増加などが重要である。

筆者らは経験していないが，本症の約5％において血清セルロプラスミン値は正常であると言われている。診断には肝組織中の銅含有量の測定が最も重要であり，銅含有量が200μg/g(wet tissue)であれば本症と診断できる。ATP7B遺伝子解析も有用な診断法ではあるが，既知の変異が同定できない例もあり，特発性銅中毒症の項(136頁参照)で記載しているが特発性銅中毒症ではATP7B遺伝子に異常はなく，血清セルロプラスミン値は正常か高値であり，肝組織では著しいマロリー小体が見られる。

■ 管理・治療

治療は銅制限食と銅キレート薬投与が主体である。銅キレート薬であるペニシラミンは優れた除銅効果があるが，アレルギーなど副作用の発現率が高く，その際は塩酸トリエンチンが用いられ，

小児臨床肝臓学

🔊 自験例

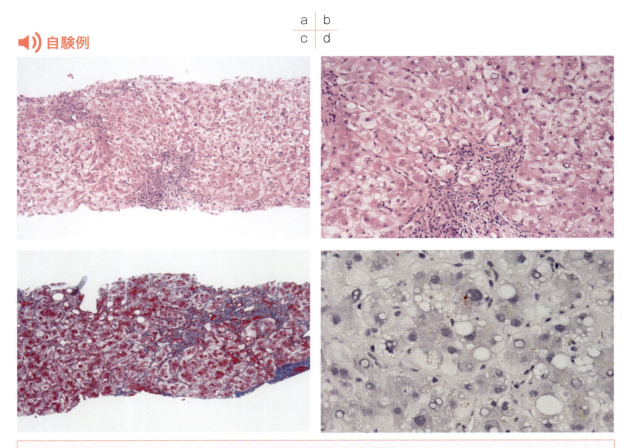

図3 女児15歳，肝組織像
a：HE染色（100倍拡大）　b：HE染色（200倍拡大）
c：MT染色（100倍拡大）　d：ロダニン染色（400倍拡大）

1年前から生理不順があり，1カ月前から疲労感，食欲低下があり，黄疸を指摘され大学病院消化器センターに入院した。貧血が進行し，傾眠傾向があり血漿交換，濾過透析が行われたが改善しないため肝移植の目的で国立成育研究センターに転院した。血漿交換・濾過透析が行われたが，検査結果でセルロプラスミン低値（8.5mg/dL），尿中銅高値が判明したためWilson病を疑われたので酢酸亜鉛で治療を開始し，1週後からトルエンチンが併用された。K-F角膜輪はなく，遺伝子検査で*ATP7B*遺伝子の変異が認められた。内科的治療を目的に当科に転院となった。主な血液検査は，T-Bil 1.6mg/dL，D-Bil 0.5mg/dL，PT 70.7%，PT-INR 1.16，AST 47 IU/L，ALT 82 IU/L，WBC 4,330/μL，セルロプラスミン 2.3mg/dLなどであった。頭部MRI基底核の異常沈着はなかったが，今回はK-F角膜輪を認めた。肝組織では大小不同の脂肪滴を伴う慢性肝炎の所見が見られ，ロダニン染色では銅沈着がわずかに認められた。

神経型Wilson病に効果的とされている。
　近年，保険適用となった亜鉛製剤は，腸管上皮細胞での金属結合蛋白であるメタルチオネインを誘導することにより，腸管からの銅吸収を抑制する。
　劇症肝炎型には肝移植が行われる。一般的な肝移植の適応を表1に示す。移植適応基準にはKing's collegeが報告した表2がよく用いられる[3]。本症の予後は，治療開始年齢，服薬コンプライアンスで，神経・精神症状の有無により異なる。神経症状や精神症状がみられない肝型，あるいは家族スクリーニングで発見される発症前型であれば予後は良好であるが，内服は一生続ける必要がある。怠薬により急速に病態が悪化するので，怠薬の多い思春期は注意する必要がある。

表1 Wilson病の肝移植適応基準

劇症肝炎型Wilson病と安易に診断すると，肝移植例が増加する．小児期の肝性昏睡度の判定は難しいので神経専門医にコンサルトすることが望まれる．神経合併症は肝移植をしても改善が望めないとする報告が多い．

1. 劇症肝炎型Wilson病（WFH）
2. 進行性・持続性肝不全
3. キレート薬のコンプライアンスが悪く肝不全に陥った例
4. 門脈圧亢進による再発性消化管出血
5. 著明な肝不全はないが難治性の神経合併症がある

（55例に肝移植を行い難治性神経合併症以外では良好な成績が得られたと報告している．）
Schilsky ML, 1994より引用，一部改変

表2 New Wilson Index for Mortality

スコア	ビリルビン(mg/dL)	PT(INR)	AST(IU/L)	白血球(μL)×1,000	アルブミン(g/L)
0	0～5.8	0～1.1	0～100	<6.7	>4.5
1	5.9～8.7	1.2～1.6	10～150	6.8～8.3	3.4～4.4
2	8.8～11.7	1.7～1.9	151～300	8.4～10.3	2.5～3.3
3	11.8～17.4	2.0～2.4	301～400	10.4～15.3	2.1～2.4
4	>17.5	>2.5	>401	>15.4	<2.0

合計スコア12点以上は死亡（移植）予測．10点以下は内科的治療で救命可能
King's College, Liver Transpl 11, 441-448, 2005より引用，一部改変

 文献

1. Roberts EA, et al.：Diagnosis and treatment of Wilson disease: an update. Hepatology 47：2089-2111, 2008
2. Cullotta VC.：Disorders of copper transport. In Scriver CR, et al. eds., The metabolism and Molecular Basis of Inherited Disese, 3105-3126, McGraw-Hill, New York, 2001
3. Dhawan A, et al.：Wilson's disease in children: 37-year experience and revised King's score for liver transplantation. Liver Transpl 11：441-448, 2005

内科医／移植外科医へのメッセージ

- Wilson病においてトランスアミナーゼが高値となるのは小児期である．肝硬変に至ると，トランスアミナーゼ値は低下し正常範囲になることが多い．血小板値，プロトロンビン（PT）活性値が参考になる．

- 銅キレート薬，亜鉛製剤により病勢は改善されるが，血清セルロプラスミン値は生涯にわたり正常化しない．

- 銅キレート薬や銅制限食を厳密に行っても銅欠乏症をきたすことはない．

- 劇症肝炎型Wilson病は持続濾過透析などの人工肝補助療法をしても改善しない際は，肝移植を考慮する．

小児臨床肝臓学

代謝性肝疾患

5 特発性銅中毒症
(idiopathic copper toxicosis：ICT)

••• Key points •••▶

- セルロプラスミン正常のWilson病ではこの特発性銅中毒症を鑑別する。
- 特発性銅中毒症の診断には，肝組織のマロリー小体様ヒアリンと肝の銅含有量＞1,000μg/g dry weightが有用である。

■ 特発性銅中毒症とは

肝臓への銅蓄積症は，Wilson病がよく知られている。Wilson病の項（132頁参照）でも記載しているが，Wilson病は*ATP7B*遺伝子異常により銅が胆汁中に排泄できず肝内に銅が蓄積する遺伝性疾患であるが，銅蓄積臓器は，肝臓のみならず角膜や脳にも及ぶ。一方で特発性銅中毒症（ICT）は，当初インドで乳幼児期から肝硬変に至る予後不良な疾患群があり[1]，さまざまな名称で報告されていたがIndian childhood cirrhosis（ICC）にほぼ統一され，さらにIndian Council of Medical Researchが設立されて研究されてきた。肝組織学的には，アルコール性肝障害でみられるマロリー小体に酷似したヒアリンが肝細胞質内に多数みられることが特徴的であった[2,3]（図1）。その後この組織には，オルセイン染色で強く染色（図2）される銅結合蛋白が過剰に発現されていることが判明し[4,5]，実際に肝臓中の銅含有量が貯蔵していることがわかった[6,7]。また症例の約半数が銅キレート薬であるペニシラミンで症状が改善することから，銅中毒症という位置づけになった。さらに症例とその家系を調査してみると，銅の容器でミルクを作る習慣があったため，ミルクの与え方の指導によりICCは激減した。しかしインド国内での多数の調査，ならびにインド以外の国からのICC類似例報告もみられるようになり，現在では飲料内の銅含有量は発症因子ではないと考えられ，さらに経時的に肝組織を検討した症例では無治療でも肝組織が改善する例もあり，肝臓での銅中毒は原因ではなく結果ではないかという意見もある[8]。

◀)) 自験例

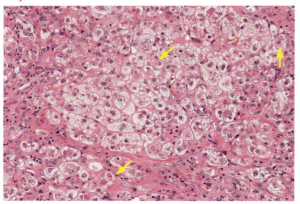

図1　特発性銅中毒症肝組織像
HE染色（400倍拡大）。マロリー小体様ヒアリン（矢印）

◀)) 自験例

3歳頃から皮膚瘙痒感がありアトピー性皮膚炎として治療されていたが，血液検査でIgEの上昇はなかった。この頃からくも状血管腫を認めてお

5. 特発性銅中毒症（idiopathic copper toxicosis：ICT）

🔊 自験例

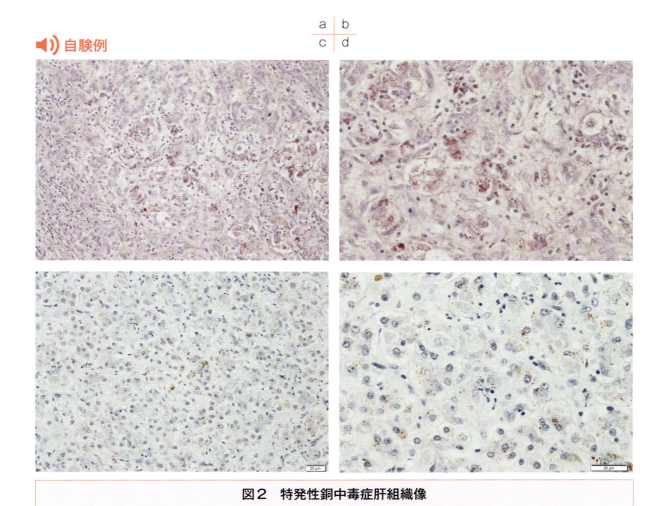

図2　特発性銅中毒症肝組織像
a：オルセイン染色（100倍拡大）　b：オルセイン染色（400倍拡大）
c：ロダニン染色（100倍拡大）　d：ロダニン染色（400倍拡大）
特発性銅中毒症でみられる肝細胞染色像。銅結合蛋白の過剰がみられる。

り，同胞と比較して小柄であった。7歳3カ月時に皮膚黄染に気がついたが，経過観察としていた。

皮膚黄染が強くなってきたため，その1カ月後に前医を受診し，精査加療目的として当科へ転院となった。身長114cm（−1.6SD），体重21.4kg（−0.6SD）と小柄で，眼球黄染と頬部にくも状血管腫を認めた。腹部は膨満し，肝臓を右季肋下6cm，脾臓を左季肋下5cm触知し，腹壁静脈は拡張していた。皮膚は黄染し，前腕・体幹部にかゆみによる掻破痕があった。

入院時検査所見（表1）では，直接ビリルビン優位の高ビリルビン血症とAST優位のトランスア

ミナーゼ高値，貧血，低尿酸血症，凝固能低下がみられ，この時点でWilson病の慢性肝不全型を疑ったが，AST，ALTの異常高値が典型例とは異なると考えていた。血清セルロプラスミン値，血清銅，尿中銅排泄量はいずれも高値で，ハプトグロビンは低下していた。しかしKayser-Fleisher角膜輪は認められない一方で，頭部MRI検査所見では大脳基底核に両側対称性に高信号領域がみられた（図3）。これらの結果から暫定的にセルロプラスミン正常のWilson病と診断した。

経過（図4）は，慢性肝不全型Wilson病に準じて銅キレート薬と亜鉛製剤の投与を開始し，尿中

表1 入院時検査所見

【血算】		【動脈血液ガス】		【感染】	
WBC	6,420 /μL	pH	7.516 mmol/L	HA-IgM	（−）
Hb	10.3 g/dL	HCO3	26.4 mmHg	HBs Ag	（−）
Plt	17.5 ×10⁴/μL	PaO2	109.7 mmHg	HBs Ab	（−）
【生化学】		PaCO2	33.4 mmol/L	IgM型HBc Ab	（−）
T-Bil	13.5 mg/dL	BE	3.4	HCVAb	（−）
D-Bil	10.6 mg/dL	【尿】		HEV-IgA	（−）
AST	1477 U/L	比重	1.024	PCR	
ALT	457 U/L	蛋白定性	（−）	HHV6	（−）
LDH	393 U/L	糖定性	（−）	EBV	（−）
ALP	752 U/L	ビリルビン	（4+）	CMV	（−）
γ-GTP	162 U/L	潜血	（−）	【その他】	
T-Chol	170 mg/dL	白血球	<1 /HPF	α1-AT	258 mg/dL
TG	244 mg/dL	円柱	（−）	AFP	6.5 ng/ml
LDL	37 mg/dL	【免疫】		PIVKA II	565 mAU/mL
HDL	13 mg/dL	sIL-2R	495 U/mL	ハプトグロビン	9 mg/dL
TBA	205.8 μmol/L	IgM	11 mg/dL	眼科	Kayser-Fleisher ringなし
NH3	30 μmol/L	IgG	1624 mg/dL	骨髄検査	異常なし
CK	139 U/L	ANA	<40 倍	【培養】	
BUN	10.4 mg/dL	SMA	<20 倍	血液	陰性
Cre	0.25 mg/dL	AMA	<20 倍	便	P.aeruginosa少量
TP	6.6 mg/dL	C3	140 mg/dL	咽頭	Normal flora
Alb	2.9 mg/dL	C4	17.2 mg/dL	尿	陰性
UA	2.4 mg/dL	CH50	43 U/mL		
Na	139 mEq/L	HLA-DR	DR11/12		
K	4.3 mEq/L	【鉄動態】			
Cl	108 mEq/L	Fe	43 μg/dL		
CRP	2.23 mg/dL	Ferritin	225.8 ng/mL		
BS	85 mg/dL	UIBC	273 μg/dL		
【凝固】		Transferrin saturation	13.6 %		
PT-INR	1.63	【銅動態】			
PT比	37 %	Cu	215 μg/dL		
APTT	49.9 Sec	血中遊離銅	62 μg/dL		
Fib	234 mg/dL	セルロプラスミン	48.6 mg/dL		
HPT	37 %	24時間蓄尿銅	472.8 μg/日		
FDP	2 mg/mL				
D-dimer	0.5 mg/mL				
AT III	76 %				

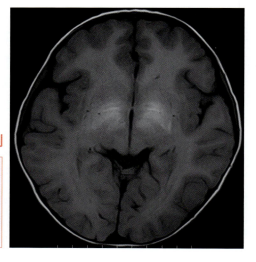

図3 頭部MRI画像
大脳基底核には銅沈着あるいは慢性肝不全でみられる高信号領域が両側対称性にみられた。

5．特発性銅中毒症（idiopathic copper toxicosis：ICT）

 自験例

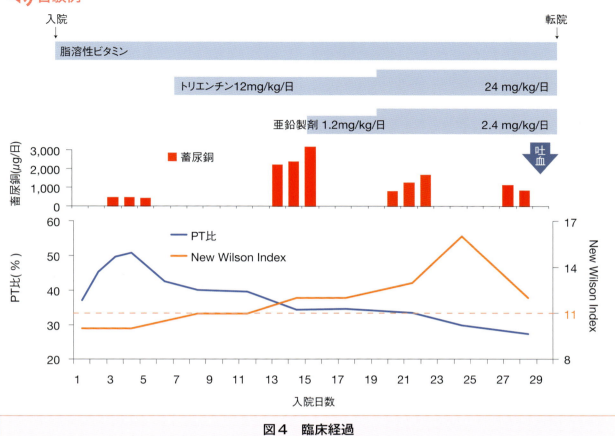

図4　臨床経過

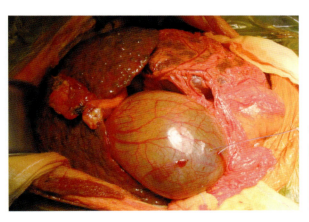

 自験例

図5　術中画像
（この画像は国立成育医療研究センター移植外科　笠原群生先生の
ご厚意により掲載）

　銅排泄量は増加したが内科的治療に反応せず，Wilson病における移植適応基準（135頁表1参照）では肝移植以外に救命できる可能性は低いと判断し，国立成育医療研究センター移植外科で脳死肝移植が施行された（図5）。
　肝病理所見（図6，図7）では，肉眼的にびまん性に小結節が多発し，組織学的に小葉の改築と著明な線維化があり，肝細胞質内にはマロリー小体様のヒアリンが多数認められた。また銅結合蛋白を染色するオルセイン染色（図2a，b），ロダニン染色（図2c，d，図7c），ルベアン酸染色（図7d）ではいずれも強く染色された。肝臓の銅含有量は，どの部位も1,000μg/dry weightを超えていた。またATP7B遺伝子変異は認められなかった。

小児臨床肝臓学

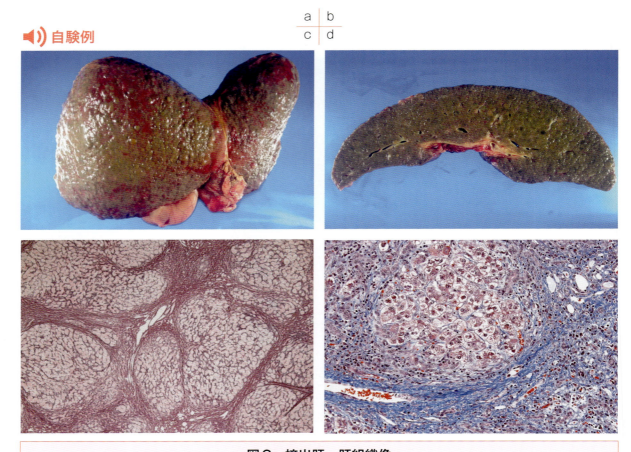

図6　摘出肝・肝組織像

a, b：肝銅含有量：全体では1,482.3 μg/ dry wt, 右葉：1,143 μg/ dry wt, 肝門部：1,022 μg/ dry wt, 左葉：1,003 μg/ dry wt　c：鍍銀染色（100倍拡大）　d：MT染色（400倍拡大）

（この画像は成育医療研究センター病理部　中澤温子先生ならびに藤田保健衛生大学分子病理　松浦晃洋先生のご厚意により掲載）

特発性銅中毒症とWilson病

　Scheinbergら[10]は，ICTとWilson病の特徴を表2のように報告している。ICTは肝臓中の銅含有量がWilson病より多く，1,000 μg/g dry weightを超え，セルロプラスミンは低下しない。また幼児期早期から肝硬変を呈する症例もあるが，肝外病変はなく，その組織所見はアルコール性肝硬変に酷似したマロリー小体様ヒアリンが認められる。正常の肝細胞内での銅代謝を図8[11]に示す。イヌではCOMMD1の遺伝子異常により肝臓内に銅が大量に蓄積することから（表3）[12]，筆者らの症例でヒトのCOMMD1遺伝子を解析（愛知学院大学薬学部　林久男先生と巽康彰先生のご厚意による）したが，この異常は確認できなかった。

　わが国でのICTの特徴は海外の報告と差異がなく（表4）[13,14]，海外と同様に銅キレート薬や亜鉛製剤に反応する症例もある。

セルロプラスミン正常のWilson病

　世界初のWilson病の肝移植例の検査データでは（表5）[15]，セルロプラスミン値が正常で肝組織ではマロリー小体を伴っていた。さらにNew Wilson Index[9]を表6に示すが，Wilson病症例にはICT症例が紛れ込んでいる可能性がある。このようにセルロプラスミン値が正常のWilson病はICTの可能性が高い。

5. 特発性銅中毒症（idiopathic copper toxicosis：ICT）

◀)) 自験例

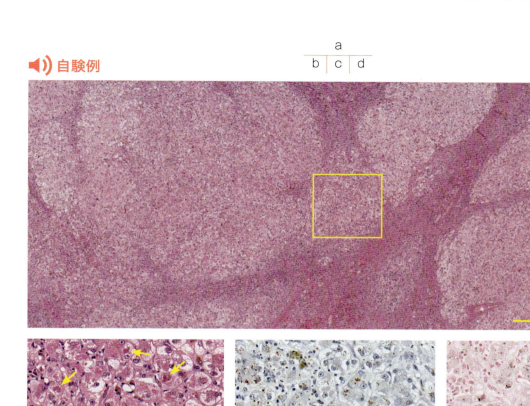

図7　摘出肝の銅結合蛋白染色像

a：HE染色（弱拡大）　b：HE染色（強拡大）。Mallory-Denk bodies
c：ロダニン染色。Brown deposits　d：ルベアン酸染色。Dark green deposits

（この画像は藤田保健衛生大学分子病理　松浦 晃洋先生のご厚意により掲載）

表2　特発性銅中毒症とWilson病の特徴

	Wilson病	特発性銅中毒症
肝銅含有量（μg/g dry wt）	250〜1,500	1,000〜2,000
セルロプラスミン（mg/dL）	0〜20	20以上
2歳までに発症する可能性	なし	あり
遺伝子異常	ATP7B	見つかっていない
肝外病変	あり	なし
病理組織像	脂肪変性，門脈域の炎症細胞浸潤	肝硬変・Mallory body

Scheinbergら，1994より引用，一部改変[10]

小児臨床肝臓学

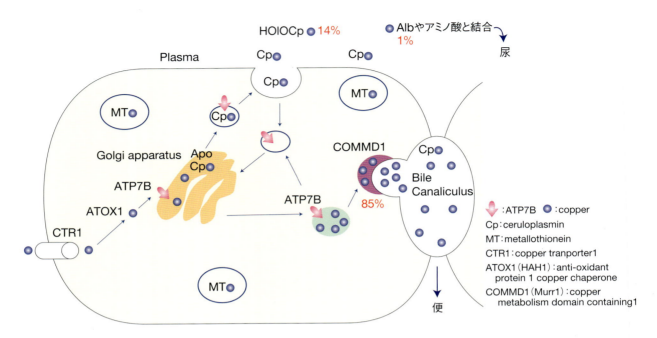

図8 正常肝細胞での銅代謝

肝細胞ではATP7B（Copper transporting ATPase）が銅をサイトソルからゴルジ体内に輸送する。ゴルジ体に輸送された銅は，アポセルロプラスミンと結合してホロセルロプラスミンになって血液中に分泌される。また，ATP7BとCOMMD1の作用により，銅は胆汁に分泌される。銅の肝臓からの放出（分泌）機構は大きく2つあり，1つは胆汁へ放出され便中に排泄される経路で，吸収された銅の約85％は胆汁に放出される。もう1つの分泌機構はセルロプラスミンとなって血液中に分泌される経路である。血清中の銅の90％以上はセルロプラスミンに結合した銅であり，残りはアルブミンやアミノ酸に結合している銅で一般に遊離銅（セルロプラスミン非結合銅，フリー銅）と言われている。

Wilson病診療ガイドライン2015より引用，一部改変[11]

表3 Wilson病・特発性銅中毒症・COMMD1異常の比較

	Willson病	特発性銅中毒症	イヌのCOMMD1異常
責任遺伝子	ATP7B	不明	COMMD1
遺伝形式	常染色体劣性	不明	常染色体劣性
性差	ー	ー	ー
発症年齢	学童期〜	乳児期〜	思春期〜
肝銅含有量	高値	著明高値	著明高値
セルロプラスミン	低下	正常〜高値	正常〜高値

Fietenら，2012より引用，一部改変[12]

表4 わが国のICT症例

	Nagasakaら[13]	Hayashiら[14]	本症例
年齢（歳）	6	11	7
性別	男	男	男
肝銅含有量（μg/g dry wt）	2,500	Not done	1,003〜1,482
セルロプラスミン（mg/dL）	正常	27	48.6
ATP7B変異	ー	ー	ー
セルロプラスミン	低下	正常〜高値	正常〜高値

表5 世界初のWilson病として肝移植を行った11歳男児

セルロプラスミンが高く，肝銅含有量も著明に高くマロリー小体があることからこの報告例はICTであった可能性が高い。

【血算】		【凝固】	
WBC	15,000 /μL	PT比	13 %
Ht	27 %	【銅動態】	
Plt	30 ×10⁴/μL	Cu	178 μg/dL
【生化学】		セルロプラスミン	26 mg/dL
T-Bil	20.6 mg/dL	【その他】	
AST	49 U/L	肝銅含有量	1,313 μg/g dry wt
ALT	14 U/L	肝外病変	（－）
ALP	35 U/L	Mallory body	（＋）
Alb	1.5 mg/dL		
NH3	432 mg/dL		

DuBoisら，1971より引用，一部改変[15]

表6 King's CollegeがNew Wilson Indexを決定する際に用いたWilson病の診断基準

下記7項目のうち，2項目を満たせばWilson病と診断。遺伝子検索を行ったのは6例のみ。
この診断基準でも遺伝子検査をしない限りICTを除外できない。

1. Positive family history
2. Low serum ceruloplasmin (<0.2g/L)
3. Elevated liver copper (>250mg/g dry weight)
4. Presence of Kayser-Fleischer rings
5. Elevated baseline 24-hour urinary copper excretion (>1 μmol/24 hours)
6. Elevated 24-hour urinary copper excretion following administration of 2,500-mg doses of penicillamine (>25 μmol/24 hours)
7. Coombs' negative hemolytic anemia

Dhawanら，2005より引用，一部改変[9]

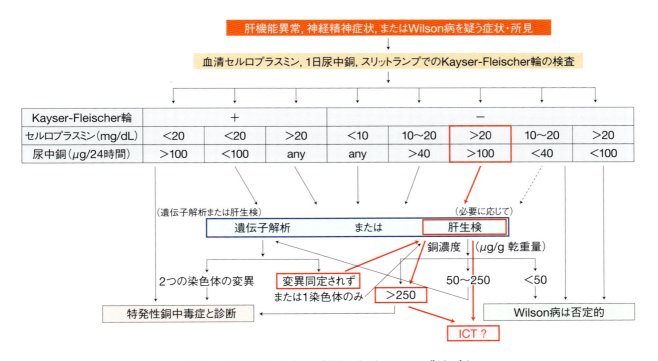

図9 特発性銅中毒症診断のためのアルゴリズム

Wilson病診療ガイドライン2015より引用，一部改変[11]

今後の課題と展望

ICTを長期にわたって研究してきたNayakら[8]は，原因不明の小児期の肝硬変症例を解明することによって，ICTの真の病態が判明すると説いている。

Wilson病と診断されている症例にはICTが紛れ込んでいる可能性があり，現在の診断で最も有用であるのは肝組織と肝銅含有量である(図9)。

 文　献

1. Sen B. : Infantile cirrhosis. Indian Med Gaz 22 : 338-342, 1887
2. Nayak NC, et al. : Indian childhood cirrhosis. The nature and significance of cytoplasmic hyaline of hepatocytes. Arch Pathol 88 : 631-637, 1969
3. Nayak NC, et al. : Indian childhood cirrhosis--a re-evaluation of its pathomorphologic features and their significance in the light of clinical data and natural history of the disease. Indian J Med Res 60 : 246-259, 1972
4. Nayak NC, et al. : Hepatitis-B virus and Indian childhood cirrhosis. Lancet 2 : 109-111, 1975
5. Portmann B, et al. : Orcein-positive liver deposits in Indian childhood cirrhosis. Lancet 1 : 1338-1340, 1978
6. Popper H, et al. : Cytoplasmic copper and its toxic effects. Studies in Indian childhood cirrhosis. Lancet 1 : 1205-1208, 1979
7. Tanner MS, et al. : Increased hepatic copper concentration in Indian childhood cirrhosis. Lancet 1 : 1203-1205, 1979
8. Nayak NC, et al. : Indian childhood cirrhosis (ICC) & ICC-like diseases: the changing scenario of facts versus notions. Indian J Med Res 137: 1029-1042, 2013
9. Dhawan A, et al. : Wilson's disease in children: 37-year experience and revised King's score for liver transplantation. Liver Transpl 11 : 441-448, 2005
10. Scheinberg IH, et al. : Is non-Indian childhood cirrhosis caused by excess dietary copper?. Lancet 344 : 1002-1004, 1994
11. 日本小児栄養消化器肝臓学会, 他.(編) : Wilson病診療ガイドライン2015, 2015
12. Fieten H, et al. : Canine models of copper toxicosis for understanding mammalian copper metabolism. Mamm Genome 23 : 62-75, 2012
13. Nagasaka H, et al. : Indian childhood cirrhosis-like disease in a Japanese boy undergoing liver transplantation. J Pediatr Gastroenterol Nutr 29 : 598-600, 1999
14. Hayashi H, et al. : Liver structures of a patient with idiopathic copper toxicosis. Med Mol Morphol 45 : 105-109, 2012
15. DuBois RS, et al. : Orthotopic liver transplantation for Wilson's disease. Lancet 1 : 505-508, 1971

内科医／移植外科医へのメッセージ

- 非アルコール性脂肪肝硬変では特発性銅中毒症が紛れ込んでいる可能性がある。
- 肝移植でしか救命できないWilson病症例には特発性銅中毒症が紛れ込んでいる可能性がある。

代謝性肝疾患

6 遺伝性ヘモクロマトーシス
(hereditary hemochromatosis)

••• Key points •••▶

- 遺伝性ヘモクロマトーシスは致死的な疾患であるが，小児期では無症状のことが多い。
- 家族歴やAST，ALTが上昇していることから本症を疑うことが診断の手がかりになる。

■ 遺伝性ヘモクロマトーシスとは

遺伝性ヘモクロマトーシスとは鉄代謝に関連する遺伝子異常により消化管からの鉄吸収が促進され，主に，肝臓，心臓，膵臓，下垂体，関節などに鉄が沈着し，臓器の機能不全，線維化，発癌を引き起こす疾患である[1]。

十二指腸から吸収される鉄の多くは骨髄での赤血球造血と，その他の細胞の，分裂，増殖，代謝の維持に利用されている。赤血球由来の鉄は網内系で処理・再利用され，肝臓に貯蔵される。成人では生体内に2～4gの鉄が存在し，その代謝は半閉鎖的な回路を形成している。消化管から吸収される鉄量は1日に約1mgで，ほぼ同量の鉄が皮膚や粘膜から喪失すると言われている。生体には鉄を積極的に体外に排出する機構が存在しない[1]ため，何らかの理由で鉄が過剰に存在すると細胞に有害な活性酸素を産生させ，臓器障害をもたらす。

遺伝性ヘモクロマトーシスにはいくつかの類型が存在し，責任遺伝子と鉄代謝の異常部位により臨床病型に差異がある[1~4]。

▶ HFE関連ヘモクロマトーシス

遺伝性ヘモクロマトーシスは欧米に多いが，このタイプが80～90％を占める[1,4]。北欧由来の白人では最も多い常染色体劣性遺伝型であり，一般人口の200～500人に1人と言われている。HFE遺伝子の異常によるもので，特にC282Y/C282YやC282Y/H63Dが高頻度にみられる。典型的には中年で表1にあげられる症状で発症するか，家族歴やスクリーニングで発見されることが多い。男性は40歳以降，女性は月経のため鉄過剰の程度が軽く50歳以降に発症する。わが国を含むアジア系，アフリカ系，ヒスパニック系，オセアニア系には少ない[3,5]。

▶ 若年性ヘモクロマトーシス

10～30歳で発症するのがこのタイプである[1~4]。HJV遺伝子またはHAMP遺伝子の異常があり，常染色体劣性遺伝型をとる。心臓，内分泌器官が侵され，低ゴナドトロピン性性腺機能低下症を引き起こす。鉄沈着が激しく，高頻度に肝硬変を起こす。

▶ TRF2関連ヘモクロマトーシス

30代以降の若年成人に多いが，小児期発症例も報告されている。TFR2遺伝子の異常によるもので常染色体劣性遺伝型をとる。臨床症状はHFE関連ヘモクロマトーシスに似る。

▶ Ferroportin関連ヘモクロマトーシス

常染色体優先遺伝型をとり，軽症型と重症型がある。

小児臨床肝臓学

表1 遺伝性ヘモクロマトーシスの症状

- 無症候期
  検診などでの鉄関連指標の異常値
  肝酵素の異常
  家族歴, スクリーニング
- 非特異的症候
  筋力低下
  易疲労感
  無気力, 不活発
  体重減少
- 臓器特異的症候
  腹痛(肝腫大)
  関節痛(関節炎)
  糖尿病(膵臓)
  無月経(肝硬変)
  性欲減退, インポテンツ(下垂体, 肝硬変)
  うっ血性心不全(心臓)
  不整脈(心臓)

Baconら, 2007より引用, 一部改変[1]

表2 遺伝性ヘモクロマトーシスの身体的所見

- 無症候期
  所見なし, または肝腫のみ
- 症候期
肝臓
  肝腫
  慢性肝障害に伴うcutaneous pigmentosa
  脾腫
  腹水, 肝性脳症
心臓
  拡張型心筋症
  うっ血性心不全
内分泌器官
  糖尿病
  睾丸萎縮
  低ゴナドトロピン性性腺機能低下
  甲状腺機能低下
関節
  関節炎
  関節腫大
皮膚
  色素沈着

Baconら, 2007より引用, 一部改変[1]

■ 診 断

表1に示すような症候をきっかけとし, 表2に示すような身体所見から本症を疑う[1]。小児期であれば説明のつかないAST/ALTの上昇が参考になる。鉄過剰を示す血清学的検査所見として, 血清鉄値の上昇, トランスフェリン飽和度の上昇, 血清フェリチン値の上昇があげられる。病歴の聴取, 身体的所見, 血清学的検査, 遺伝子検査, 画像診断を尽くしても診断がつかない場合, 肝生検を実施する[6]。肝生検により鉄沈着が証明できるのみでなく, 併存する異常の有無が評価できる。

▶ 画 像

腹部超音波で特異的な所見はないが, 肝硬変では実質が不均等になる。Elastographyを用いることにより肝線維化の程度が測定できる。腹部単純CTでは, 肝臓が腫大し, 実質がびまん性に高吸収である(75HU以上)。鉄以外の金属沈着や糖原病で高吸収を呈したり, 脂肪肝が併存すると低吸収となったりするため, CTによる肝鉄含有量の定量的評価は困難である。MRIではT1強調像,

T2強調像で信号強度の低下を認める。MRIにより肝鉄含有量を定量する研究が進んでいる[7]。

▶ 診断アルゴリズムについて

遺伝性ヘモクロマトーシスの診断にいくつかのアルゴリズムが提唱されている[1,2,4]。家族歴, 人種, 年齢, 血清学的検査, 画像診断に加え, 遺伝子検査を積極的に組み合わせることにより, 肝生検を避け, 少ない侵襲で確実に診断する試みである。しかしこれらのアルゴリズムはいずれもC282Y／C282YやC282Y／H63Dが高頻度で発見される欧米の白人を想定しており, おそらくわが国を含むアジア人や, ヒスパニック, アフリカ系, オセアニア系の疑い患者に対して適用するのは難しい。

▶ 肝組織

門脈域を中心とした線維化と肝細胞への鉄沈着を認める。

146

◀)) 自験例

a | b

図　男児13歳，肝組織像
a：HE染色（200倍拡大）　b：鉄（ベルリン青）染色（400倍拡大）

◀)) 自験例

　東邦大学医療センター大森病院で筆者らが経験した症例である。若年性ヘモクロマトーシス（13歳男児）の無症候期の肝組織を示す[8]。来院時検査所見は，AST 119 IU/L，ALT 122 IU/L，血清鉄 279 μg/dL，トランスフェリン飽和度90％，血清フェリチン 16,000ng/mLであった。単純CTで肝臓は全体に高吸収域を示し，CT値は83HUであった。HE染色では軽度の線維化とGlisson鞘の好酸球，形質細胞，リンパ球の軽度浸潤を認め（図a），鉄（ベルリン青）染色では鉄が肝細胞に顆粒状に染まっていることがわかる（図b）。

■ 管理・治療

　心不全や貧血のない患者では，瀉血療法による除鉄が第一選択である。瀉血頻度は週に1回程度で，成人と同様の体格であれば1回に400mL（鉄として約200mg），あるいは7.0mL/kg/回瀉血する[2]。

　患者の体格，瀉血中の血管迷走神経反射，ヘモグロビン値などを見ながら瀉血量と瀉血頻度を調整する。血清フェリチン値が50ng/mLを下回り，トランスフェリン飽和度が50％を下回ったら過剰鉄は除去されたと判断し，瀉血の頻度を3カ月に1回程度に減らす。この際も血清フェリチン値で50ng/mLを目安とする。Ferroportin異常症では貧血が起こりやすいため，ヘモグロビン値をモニタリングする。

　除鉄が進むにつれ一般に右上腹部痛や肝腫大は軽減し，肝酵素値は正常化する。糖尿病患者であればインスリン量や経口糖尿病薬の使用量を減らすことができる。これに対し，睾丸萎縮，関節症，肝硬変は不可逆的と言われる[1]。したがって除鉄が進んでも肝細胞癌のリスクは残り，6カ月ごとのスクリーニングが必要である。

　鉄過剰症治療薬であるデフェラシロクスの1日1回経口投与が臨床的に有用であるとの報告がある[9]。コンプライアンスに課題のある患者，瀉血の困難な患者には積極的に考慮する。

　通常の瀉血療法が行われている限り，特別に鉄分に配慮した食餌療法は不要である[2]。しかし鉄分を強化したサプリメントやビタミンCの摂取は細胞毒性を減らすために避けるべきである。

文献

1. Bacon BR, et al.: Hemochromatosis and Iron Storage Disorders. Schiff ER(eds): In diseases of the liver, 10th ed., 1041-1061, Lippincott Williams-Wilkins, Philadelphia, 2007
2. Bardou-Jacquet E, et al.: Non-HFE hemochromatosis: pathophysiological and diagnostic aspects. Clin Res Hepatol Gastroenterol 38: 143-154, 2014
3. Lok CY, et al.: Iron overload in the Asian community. Blood 114: 20-25, 2009
4. Pietrangelo A.: Genetics, Genetic Testing, and Management of Hemochromatosis: 15 Years Since Hepcidin. Gastroenterology 149: 1240-1251, 2015
5. Hattori A, et al.: Clinicopathological study of Japanese patients with genetic iron overload syndromes. Pathol Int 62: 612-618, 2012
6. Ovchinsky N.: Liver biopsy in modern clinical practice: a pediatric point-of-view. Adv Anat Pathol 19: 250-262, 2012
7. Hernando D, et al.: Quantification of liver iron with MRI: state of the art and remaining challenges. J Magn Reson Imaging 40: 1003-1021, 2014
8. Hachiya M, et al.: Hereditary hemochromatosis not associated with common HFE gene mutation in Japanese siblings. J Pediatr Gastroenterol Nutr 32: 501-503, 2001
9. Maeda T, et al.: Hemojuvelin hemochromatosis receiving iron chelation therapy with deferasirox: improvement of liver disease activity, cardiac and hematological function. Eur J Haematol 87: 467-469, 2011

内科医／移植外科医へのメッセージ

- 遺伝性ヘモクロマトーシスのわが国における疾患疫学，遺伝子異常には不明な点が多く，家族歴の聴取や精査が必要である。
- 症候期，無症候期を問わず継続的な除鉄療法が必要であり，コンプライアンスの向上が必須である。
- 無症候性小児例（文献8）による，心不全や糖尿病を発症した臨床経過が文献9に，肝組織像と遺伝子変異が文献5（*HJV*-1，*HJV*-2）に記載されており，本症の転帰について貴重な知見を与えてくれる。

代謝性肝疾患

7 フィブリノーゲン蓄積症
（fibrinogen storage disease：FSD）

••• Key points •••▶

- フィブリノーゲンは肝細胞のみで合成される。
- 肝細胞の粗面小胞体から異常フィブリノーゲンが放出されず，粗面小胞体内にフィブリノーゲンが蓄積する。

■ フィブリノーゲン蓄積症とは

フィブリノーゲンは肝細胞でのみ合成される340kDaの糖蛋白であり，Aα，Bβ，γの3種のポリペプチド鎖で構成される二量体である。3種の鎖は別々の遺伝子でエンコードされるが，遺伝子変異により異常なフィブリノーゲンが合成され，異常フィブリノーゲンが粗面小胞体(rough endoplasmic reticulum：RER)から放出できずに蓄積したものがフィブリノーゲン蓄積症(FSD)である。一部の異常フィブリノーゲンは血中に放出されるが，血清フィブリノーゲンは通常低値となる。異常フィブリノーゲンであるが機能的には正常であるため，凝固能には影響しない。

FSDの原因となる遺伝子変異は，現在までにfibrinogen Brescia(p.Gly284Arg)[1]，fibrinogen Aguadilla(p.Arg375Trp)[2]，fibrinogen Angers(p.delGVYYQ 346-350)[3]，fibrinogen AI DuPont(p.Thr314Pro)[4]，fibrinogen Pisa(p.Asp316Asn)[5]，fibrinogen Beograd(p.Gly366Ser)[5]が見つかっており，いずれもγ鎖の異常で，常染色体優性遺伝型を示す。

■ 診断

▶ 血液検査

凝固能低下や血清アルブミン値など，肝予備能が保たれているにも関わらず血清フィブリノーゲン低値のトランスアミナーゼ上昇がみられる場合には，本疾患を疑う。また低βリポ蛋白血症による血清コレステロール低値がみられることがある[6]。血清フィブリノーゲン値正常の症例もあり[7]，血液検査だけでは診断が難しい。

▶ 肝組織

前述したように，肝細胞のRER内に貯留するフィブリノーゲンがあることで診断が可能である。光学顕微鏡と電子顕微鏡の所見から3つの型に分類される[8]。

1型

HE染色では辺縁が不整，もしくは引き伸ばされた針のような形の円形の封入体が細胞質に見られる(図1)。電子顕微鏡では拡張した内腔に管腔状で曲がり束ねられた封入体(指紋様)が見られる(図2)。

小児臨床肝臓学

🔊 自験例

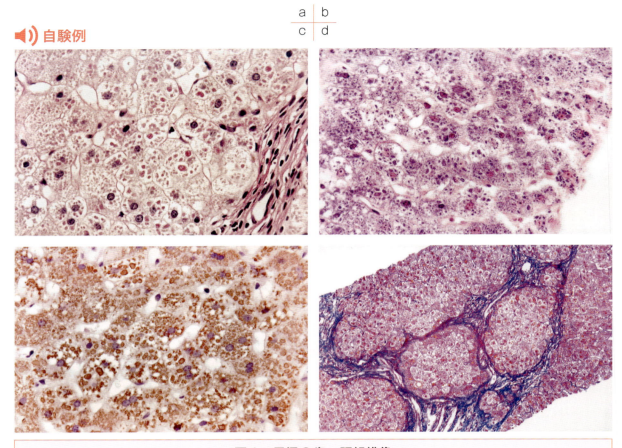

図1　男児2歳，肝組織像

a：HE染色（強拡大）。細胞質内に多数の円形の好酸性封入体が見られる。
b：PAS染色（強拡大）。封入体はPAS陰性である。
c：抗フィブリノーゲン抗体染色。HE染色で見られた封入体は陽性である。
d：Azan染色。一部には小葉構造の改築がみられ，線維性隔壁が見られる。

血便を契機に見つかった肝機能異常。AST 190 IU/L，ALT 200 IU/L，γ-GTP72 IU/L，T-chol 76mg/dL，LDL 32mg/dL，apo B 32mg/dL，フィブリノーゲン 37.6mg/dL，PT活性 61.1％

2型

光学顕微鏡では肝細胞の細胞質全体が大きな単一の好酸性の封入体で満たされる。電子顕微鏡では封入体は断片状，もしくは繊維状物質を含んだ拡張したRER体内腔に一致する。

3型

光学顕微鏡では円形の小さな単一や複数の強い好酸性，もしくはガラス状の封入体が見られる。電子顕微鏡ではRER内腔は物質で満たされ，中心部は管状の構造物が見られ（指紋様），辺縁ではふわふわとした，もしくは繊維状に見える。

管理・治療

特別な治療はないため，個々の症例に応じた対症療法を行う。肝硬変へ進展する症例もあれば，無症状で経過する症例もある。同じ遺伝子変異を有していても経過は異なる。また診断時に高度の肝線維化が見られた症例でもfollow upの肝生検では線維化が消失し血清トランスアミナーゼ値も正常化する症例がある（図3）。

7. フィブリノーゲン蓄積症（fibrinogen storage disease：FSD）

🔊 自験例

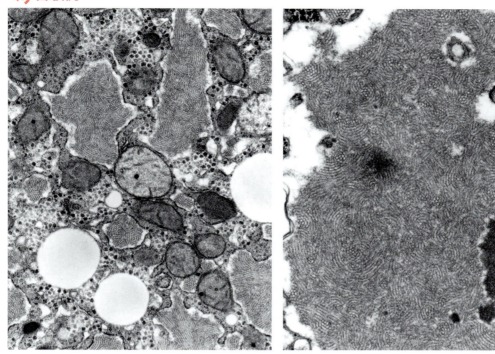

図2　男児2歳，肝組織像（電子顕微鏡画像）
粗面小胞体内に指紋様の管状構造物が充満している。

🔊 自験例

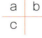

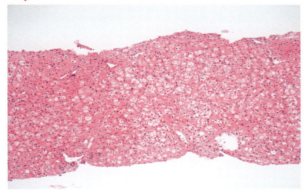
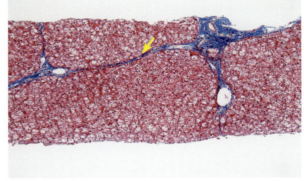
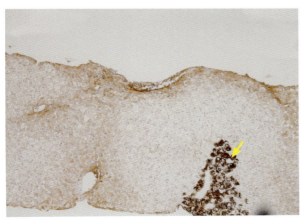

図3　follow up 肝生検

a：HE染色（弱拡大）。肝細胞はやや淡明化しているが，ほとんど正常になっている。

b：Masson染色。P-P結合は残るが（矢印），線維化の著明な改善が見られる。

c：抗フィブリノーゲン染色（弱拡大）。フィブリノーゲンは小葉中心性にまだ残存している（矢印）。

自然経過でトランスアミナーゼは改善し，コレステロール値も基準範囲内，フィブリノーゲン値も基準範囲内になったので，初回から約10年後に追跡肝生検をした。

文 献

1. Brennan SO, et al. : Fibrinogen brescia: hepatic endoplasmic reticulum storage and hypofibrinogenemia because of a gamma284 Gly-->Arg mutation. Am J Pathol 157 : 189-196, 2000
2. Brennan SO, et al. : Novel fibrinogen gamma375 Arg-->Trp mutation (fibrinogen aguadilla) causes hepatic endoplasmic reticulum storage and hypofibrinogenemia. Hepatology 36 : 652-658, 2002
3. Dib N, et al. : Fibrinogen angers with a new deletion (gamma GVYYQ 346-350) causes hypofibrinogenemia with hepatic storage. J Thromb Haemost 5 : 1999-2005, 2007
4. Brennan SO, et al. : Novel fibrinogen mutation γ314Thr→Pro (fibrinogen AI duPont) associated with hepatic fibrinogen storage disease and hypofibrinogenaemia. Liver Int 30 : 1541-1547, 2010
5. Asselta R, et al. : Hepatic fibrinogen storage disease: identification of two novel mutations (p.Asp316Asn, fibrinogen Pisa and p.Gly366Ser, fibrinogen Beograd) impacting on the fibrinogen γ-module. J Thromb Haemost 13 : 1459-1467, 2015
6. Sogo T, et al. : Fibrinogen storage disease caused by Aguadilla mutation presenting with hypobeta-lipoproteinemia and considerable liver disease. J Pediatr Gastroenterol Nutr 49 : 133-136, 2009
7. Abukawa D, et al. : Cytoplasmic inclusion bodies and minimal hepatitis: fibrinogen storage without hypofibrinogenemia. Pediatr Dev Pathol 4 : 304-309, 2001
8. Medicina D, et al. : Genetic and immunological characterization of fibrinogen inclusion bodies in patients with hepatic fibrinogen storage and liver disease. Ann NY Acad Sci 936 : 522-525, 2001

内科医／移植外科医へのメッセージ

- たまたまみつかる肝機能異常(Chance LFD)が6カ月以上続く際は肝生検を行うことでフィブリノーゲン蓄積症がみつかることがある。
- 本症を疑った場合は電子顕微鏡を含む肝組織所見が必須である。

代謝性肝疾患

8 肝型糖原病 (hepatic glycogen storage disease)

••• Key points •••▶

- 肝型糖原病では基本的に肝腫大と肝機能異常がみられる。
- I型糖原病（von Gierke病）は最も重症である。

グルコースはヒトのエネルギー産生に必須な分子であり，グリコーゲンはグルコースの貯蔵燃料である。グリコーゲンは主に肝臓と筋肉に貯蔵され，健常人では肝臓に約70g，筋肉に約200gのグリコーゲンを貯蔵している[1]。肝臓での貯蔵量は絶食時や運動時に短時間で枯渇し，グリコーゲンが枯渇すると貯蔵脂肪が利用される。

一方，脳はエネルギーとして脂肪を直接使用できず，その大部分はグルコースの定常的な供給に依存している。脳はグルコースが供給されなければ適正な機能を停止し，その危険域は45 mg/dL以下とされている。肝臓は，グリコーゲンに由来するグルコースを脳など他の組織で利用するために放出する。肝型糖原病は，糖代謝を担う酵素本症がグリコーゲン代謝酵素の組織・細胞にグリコーゲン（異常なグリコーゲンを含む）が蓄積する。12種以上の病型と亜型が知られている[2,3]。グリコーゲンは肝臓や骨格筋に多いが，心筋，平滑筋，腎臓，脳，赤血球などにも存在する。本症の頻度は2〜4.3万人に1人と言われ[2,3]，わが国では

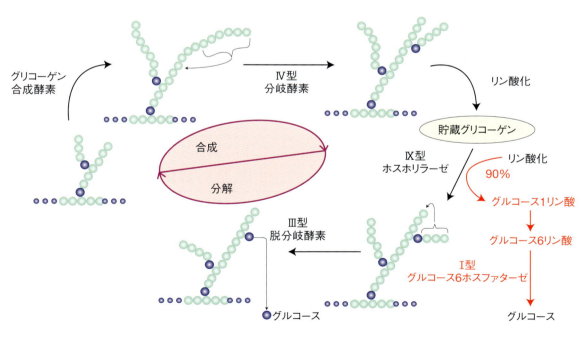

図1　グリコーゲンの合成と分解

表　肝型糖原病

型	欠損酵素	遺伝子座	遺伝子	疾患名
0a	グリコーゲン合成酵素	12p12.2	GYS2	
Ⅰa	グルコース-6-ホスファターゼ	17q21.31	G6PC	Von Gierke病
Ⅰb	グルコース-6-ホスフェイトトランスロカーゼ	11q23.3	G6PT1（SLC27A4）	
Ⅰc	リン酸ピロリン酸トランスロカーゼ	11q23.3	G6PT1（SLC37A4）	
Ⅲ	グリコーゲン脱分岐酵素	3p21.2	AGL	Cori病
Ⅳ	グリコーゲン分岐酵素	3p12.2	GBE1	Andersen病
Ⅵ	肝ホスホリラーゼ	14q22.1	PYGL	Hers病
Ⅸa	ホスホリラーゼキナーゼ α サブユニット	Xq22.13	PHKA2	XLG1/XLG2
Ⅸb	ホスホリラーゼキナーゼ β サブユニット	16q12.1	PHKB	
Ⅸd	ホスホリラーゼキナーゼ γ サブユニット	16p11.2	PHKG	

XLG：X-linked liver glycogenose

日本先天代謝異常学会：肝型糖原病の診療ガイドライン（案）

年間約50例の報告がある。同胞発生や血族結婚による発生が多い。本症は蓄積部位により，肝型，筋型，肝・筋型，全身型に大きく分けられる。糖原病の病型番号は基本的に責任酵素が発見された順番に付けられたものであり，ほぼ重症度と相関する。糖原病の病型名称はこれまで数回にわたり変更されており，現在は番号でなく責任酵素（欠損酵素）の名称で論じるように推奨されている。

肝型糖原病にはⅠ型（von Gierke病），Ⅲ型（Cori病），Ⅳ型（Andersen病），Ⅸ型（以前はⅧ型phosphorylase kinase欠損症）などがあるが，基本的には肝腫大と肝機能異常がみられる。図1にグリコーゲンの分解系と各型の関係を示す。また，肝型糖原病の欠損酵素や責任遺伝子などはほぼ解明されており，表に示す[4]。

Ⅰ型（von Gierke病）

発症頻度は約10万人に1人と言われ，常染色体劣性遺伝型であり，染色体17q21に責任遺伝子があるグルコース-6-pホスファターゼ（G6P）欠損のⅠa型と11q23に責任遺伝子があるG6Pトランスポーター異常症であるⅠb型がある。解糖（グリコーゲンの分解）および糖新生の異常があり，空腹時の低血糖，著明な肝腫大，肝機能異常，高脂血症，高乳酸血症，高尿酸血症，成長障害，腎

腫大をきたす[1,2]。Ⅰb型は好中球減少による反復性の細菌感染症が生後数年以内にみられる[3]。

肝組織ではグリコーゲンの蓄積により植物細胞様であり，脂肪肝が見られる（図2）。

Ⅲ型（Cori病）

グリコーゲンの分岐部分を分解するdebranching酵素欠損により異常構造のグリコーゲンが蓄積する。常染色体劣性遺伝型であり，欠損活性の種類と臨床表現型により，Ⅲa型（肝筋型），Ⅲb型（肝型），Ⅲd型（肝筋型）に分類される。Ⅰ型（von Gierke病）と類似するが糖新生系は正常なのでⅠ型よりも軽症である。思春期以降に肝腫大や肝機能が改善する例が多い。筋症状の出現時期はさまざまであるが，心筋症状がなければ予後は良いが，肝硬変例の報告もある[2]。

Ⅳ型（Andersen病）

グリコーゲン合成分岐酵素欠損によりアミノペクチン類似の異常グリコーゲンが蓄積する。肝腫大や筋力低下がみられるが，低血糖はみられず肝硬変，肝不全を呈する。予後は極めて不良であり，多くは5歳までに肝硬変による肝不全で死亡する[2]。

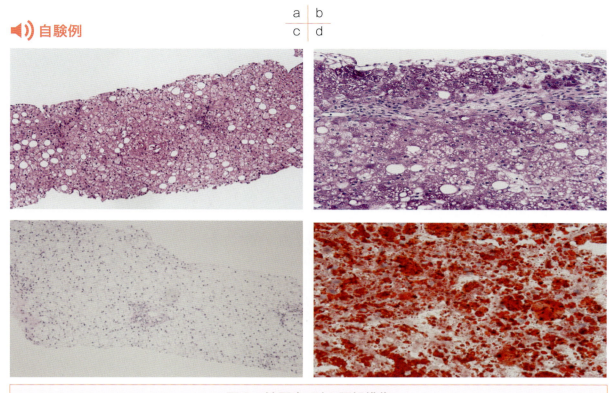

図2 糖原病Ⅰ型の肝組織像
a：HE染色（弱拡大）では肝細胞は腫大し植物細胞様である。b：PAS染色では肝細胞が濃染された。
c：D-PAS染色では染色されない。d：脂肪染色では大小脂肪滴が混在している。
生後1カ月で体重増加不良を指摘された。1歳時に腹部膨隆があり近医で検査をしたところ肝機能異常がみられ，精査目的で当科へ入院した。入院時 AST 67 IU/L，ALT 65 IU/L，LDH 324 IU/L，CK 317 IU/L，中性脂肪237mg/dL，WBC 1,300/μL，などであった。欠損酵素と遺伝子解析により糖原病Ⅰa型と診断した。

Ⅸ型

本症はグルコース-1-リン酸が生成される反応を触媒するグリコーゲンホスホリラーゼを活性型に変換する酵素異常である（図1）。この酵素，ホスホリラーゼキナーゼは生化学的にα（アルファ），β（ベータ），γ（ガンマ）サブユニットがあり，組織に特異的なアイソザイムが存在し，6種類の亜型が知られている[4]。遺伝形式もX染色体劣性，常染色体劣性型がある。肝型，肝筋型，筋型がある。Ⅰ型（von Gierke病）に比べると軽度である。

肝型糖原病の鑑別診断

空腹時に高尿酸血症を呈する症例ではⅠ型の可能性が高く，Ⅰ型では食後もしくはグルコース負荷で乳酸値は低下する。Ⅲ型，Ⅵ型，Ⅸ型では食後もしくはグルコース負荷で乳酸値は上昇する[4]。肝型糖原病は超音波検査でそれぞれを鑑別することは困難であるが，脂肪肝とは異なりエコーでの深部減弱は見られない（図3）。グリコーゲンは肝細胞に蓄積しているので，脾腫は見られない。肝針生検による肝組織の典型例では肝細胞は植物細胞様である（図4）。これはPAS染色で強染されるが，ジアスターゼ処理PAS染色（D-PAS）では染まらない。酵素診断は肝生検組織や白血球を用いて専門施設で行われる。遺伝子解析も専門施設で行われ，各遺伝子異常を表に示す。

小児臨床肝臓学

🔊 自験例

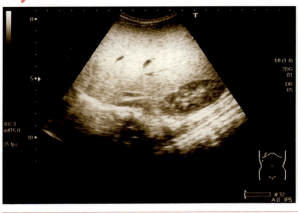
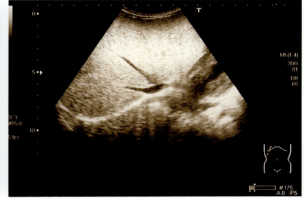

図3 男児1歳1カ月，超音波像

肝腫大と肝機能異常で当科へ入院した．入院時の超音波検査でエコー輝度の増強，肝腎コントラストの増加，エコーの深部減弱はない．入院時の検査ではAST 1,160 IU/L，ALT 565 IU/L，LDH 808 IU/L，CK 350 IU/L（アイソザイムMM339）であり，酵素欠損と遺伝子解析によりⅢaと診断した．

🔊 自験例

a	b
c	d

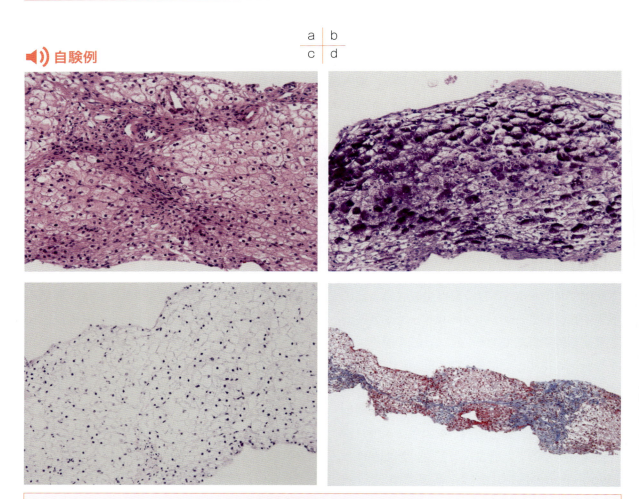

図4 糖原病Ⅲa型の肝針生検像

a：HE染色（弱拡大）．肝細胞は植物細胞様である．　b：PAS染色（弱拡大）では強染色される．
c：D-PAS染色では染色されない．　d：Azan染色（弱拡大）では線維化がみられる．

管理・治療

治療の基本は食事療法である。摂取カロリーは同年齢の健常児と同等とし，糖質：脂質：蛋白質＝7.5：1.5：1の配分比でショ糖，果糖，乳糖を糖質摂取の5％以内に制限する。7～8回/日の頻回食，非加熱のコーンスターチを用いる。血糖やケトーシスを発症する緊急時には，速やかにグルコース静脈内投与を行い持続点滴に移行し，この際は乳酸を含まない輸液を使用する。代謝性アシドーシスを補正し，低血糖を予防するために頻回の食事摂取や夜間の持続注入を行う。糖原病治療用ミルク，非加熱のコーンスターチを投与し，乳酸，果糖，ショ糖，ガラクトースの摂取を制限する。高尿酸血症に対し薬物療法を行う。Ｉｂ型の好中球減少症に対し，持続的に好中球減少がある場合に顆粒球コロニー刺激因子(G-CSF)投与を行う。

肝型糖原病のなかでⅠ型糖原病は，最も著しい低血糖を生じ，低血糖による脳障害が起こりうる。血糖コントロールが良好になると，肝腫大，成長障害，鼻出血は改善される。肝腫瘍や腎障害の出現が予後を左右する因子となる。成人では肝腺腫が出現し，一部は悪性化する。腎機能障害の出現に注意を要する。筋型の場合は筋崩壊を予防するため重量挙げのような運動は避ける。糖原病Ｉｂ型では炎症性腸疾患合併の報告がある。内科的に管理が困難な場合は肝移植，腎移植が行われる。

文献

1. Salway JG(著)，麻生芳郎(訳)：一目でわかる代謝 第2版．メデイカル・サイエンス・インターナショナル，14-15，東京，2000
2. Kelly DA.：Glycogen storage disease. Dooley JS, et al(eds), Sherlock's Disease of the Liver and Biliary Sytem, 12th ed, 589, Willey-Blackwell, 2011
3. Deeksha S, et al.：Glycogen storage disease Type Ⅰ. Pagon RA, et al(eds). GeneReviews®[Internet]. Eattle(WA)：University of Washington, Seattle, 1993-2016
4. 日本先天代謝異常学会．：肝型糖原病の診療ガイドライン(案)．http://jsimd.net/pdf/guideline/21_jsimd-Guideline_draft.pdf (2017.2.5アクセス)

内科医／移植外科医へのメッセージ
- 肝型糖原病は肝硬変や肝腫瘍を合併しうる。

小児臨床肝臓学

代謝性肝疾患

9 脂肪肝・脂肪肝炎
（fatty liver/non-alcoholic fatty liver disease：NAFLD）

··· Key points ···▶

- 非アルコール性脂肪肝疾患は，現代社会によって発症した。
- 小児の非アルコール性脂肪肝疾患/非アルコール性脂肪肝炎の長期予後は不明である。しかし，小児期に非アルコール性脂肪肝疾患/非アルコール性脂肪肝炎が改善あるいは治癒する頻度は低い。
- 医療従事者だけではこの疾患を治癒に導くことは厳しいので現代社会の問題点の一側面と捉えて社会全体として取り組むべき課題である。

■ 小児における脂肪肝と脂肪肝炎

成人領域において非アルコール性脂肪肝疾患（non-alcoholic fatty liver disease：NAFLD）は，メタボリックシンドローム（MetS）を基盤としてその発症に強く関わっていることが判明している。小児においても発症機序は成人と同様と考えられている。しかし小児は成人に比べ，脂肪変性をきたす疾患が多岐にわたる。このことを十分に理解して診療にあたることが重要である。

表1 小児期に脂肪肝をきたす主な疾患

	栄養/全身性	薬剤	代謝/遺伝	その他
大滴性	栄養失調/飢餓 完全非経口栄養 神経性食思不振症 短腸症候群	副腎皮質ステロイド メトトレキサート L-アスパラギナーゼ	Wilson病 シトリン欠損症 リポジストロフィー βリポ蛋白欠損症 糖原病 Wolman病 コレステロールエステル蓄積病 ミトコンドリア病 脂肪酸代謝異常症 ガラクトース血症 フルクトース血症 有機酸代謝異常症 チロジン血症 ヘモクロマトーシス 胆汁酸代謝異常症	炎症性腸疾患 ネフローゼ症候群 毒キノコ 脳下垂体性疾患 甲状腺疾患
小滴性		アスピリン バルプロ酸	Reye症候群 Wolman病 コレステロールエステル蓄積病 ミトコンドリア病 脂肪酸代謝異常症	セレウス菌毒素

乾，2014より引用[1]

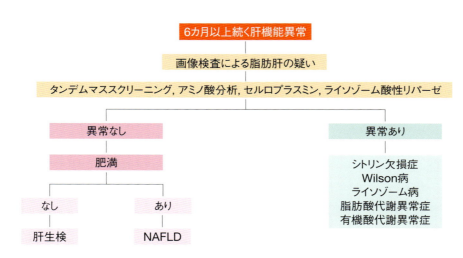

図1 脂肪肝診療のアルゴリズム

表2 腹部超音波検査における脂肪肝の特徴

Bright liver	肝実質エコーの上昇
肝腎コントラスト	右腎と肝臓のエコーレベルを比較し明らかに肝臓が腎臓よりエコー輝度に上昇がみられる
	Bright liverと同時に観察されることが多い
深部減衰	肝臓に沈着した脂肪によりエコーの散乱が起こり深部でのエコー減衰がみられる
	皮下脂肪が多い場合もみられるため，肝臓に沈着した脂肪が反映されているとは限らない
肝血管の不鮮明化	エコー散乱の結果，脈管が不明瞭になる

米田ら，2012より引用，一部改変[2]

脂肪肝をきたす疾患

　成人に比べ小児では脂肪肝をきたす病態は多い。鑑別すべき疾患を表1に示す[1]。脂肪滴は，組織学的に大滴性と小滴性に分けられ，肝細胞核より大きいものを大滴性，小さいものを小滴性と呼び，その特徴によって大まかに病態を把握できるが，明確に分類できない場合もある。さらに，HE染色では脂肪滴が判別できないこともあり，Oil Red O染色やズダンⅢ染色など，脂肪滴を特異的に染色する方法や電子顕微鏡での診断が有用である。

　肥満の有無に関わらず，B型肝炎，C型肝炎，自己免疫性肝炎の合併の有無を検索することは重要である。

　図1にNAFLDのスクリーニング診断のアルゴリズムを示す。腹部超音波検査で脂肪肝と診断されるなかには糖原病が含まれる。糖原病の場合は，肝腫大が特徴的である。肥満のない脂肪肝疑いの症例では肝生検を行って診断を行う。また，肥満が解消されてもトランスアミナーゼ高値や画像所見で脂肪肝が改善されていなければ，肝生検を行うべきである。さらに非アルコール性脂肪肝炎（non-alcoholic steatohepatitis：NASH）まで進行すると画像上では脂肪肝が認められないことも多く，肝硬変になると脂肪変性は認められない。その他の脂肪肝症例は，原則として肝生検は行う。

画像検査

超音波検査

　超音波検査は最も侵襲がなく，汎用され，高い診断能力をもち簡便である。肝臓の脂肪沈着の程度は検査施行者の主観に依存するという短所はあるが，表2[2]に示す超音波検査における脂肪肝の特徴は検査施行者の技術力にほとんど左右されな

小児臨床肝臓学

い。しかし皮下脂肪量が多い場合は，肝内に超音波ビームが到達しにくいために脂肪肝の正確な評価が困難であり，CTに診断能力は劣る。またヘモクロマトーシスなど，肝内への鉄の過剰沈着ではbright liverを呈することがあり，CTあるいはMRIで鑑別する。

▶ 単純CT検査

被曝量とコストを考慮しなければ最も診断的能力は高い。肝臓と脾臓のCT値を測定し，肝臓のほうが脾臓よりCT値が低ければ脂肪肝と診断できる可能性が高い。単純CTにも関わらず，あたかも造影検査を行ったかのように脈管のコントラストが明瞭化するのも脂肪肝の特徴である。しかし進行したNASHでは，肝臓の脂肪沈着の程度が単純性脂肪肝よりむしろ少なくなる症例もあり，CT所見でNAFLDの状態を診断することはできない。ヘモクロマトーシスなど，鉄の過剰沈着では肝臓CT値が脾臓CT値より上昇する。トランスフェリン飽和率（血清鉄/総鉄結合能）が30％を超え，腹部超音波検査でbright liverが見られた場合はヘモクロマトーシスを鑑別する必要がある。この際に腹部単純CTで肝臓と脾臓のCT値が脂肪肝と逆のパターンを示していればヘモクロマトーシスを疑う。しかしヘモクロマトーシスの診断にはMRIのほうが有用である。

▶ MRI検査

MRIは脂肪成分の選択的な画像化が可能であり，肝臓全体の評価ができるため，今後NAFLDを正確に診断する手段として期待されている。現在では脂肪肝の場合，T1強調画像で高信号を呈するが，それ以上の詳細な診断は難しい。一方ヘモクロマトーシスでは，T1強調画像で肝臓と脾臓は同程度の信号を呈し，T2強調画像では，低信号を呈する[3]。前述したように腹部超音波検査で肝臓のbright liverが見られた場合，必ずトランスフェリン飽和率を測定し，30％を超えていればヘモクロマトーシスを含む鉄過剰状態が疑われるため，腹部MRIを測定する。ヘモクロマトーシスでは肝

臓以外に膵臓や心臓に鉄沈着が認められることがあるため，MRIの意義は高い。

▶ その他[2]

NAFLDを正確に診断するためには，できる限り非侵襲的な診断方法の確立が重要である。なかでも超音波装置を使用したTransient ElastographyやAcoustic Radiation Force Impulseなどは肝臓の硬さを定量化できるため，今後は肝生検に代わる方法として期待されている。

■ 肥満・MetSの現状

1970年代から飽食の時代が始まり，肥満人口が増加した。しかし1983年以降は，年齢別肥満人口の割合に大きな変化は認められない。成人では性差が顕著であり，20歳以上の男性は肥満人口が増加しているのに対し，20歳以上の女性は70歳以上を除いてほぼ減少傾向にある[4]。小児ではわが国全体の統計から，男女ともに平均体重は横ばいから減少傾向で肥満傾向児の割合はむしろ減少している（図2，図3）。肥満傾向児の算出方法は，平成17年度まで性別・年齢別に身長別平均体重を求め，その平均体重の120％以上の者を肥満傾向児としていたが，平成18年度からは性別・年齢別・身長別標準体重から肥満度を算出し，肥満度が20％以上の者を肥満傾向児としている[5]。この算出方法の違いがどの程度影響するかは不明であるが，身長は20年前からほぼ横ばいであり，肥満傾向児の明らかな増加はない。成人では図4，図5に示すように年齢別ならびに性別で差がみられているが，近年では全体として肥満人口の割合は横ばいか減少傾向にある。

一方，成人のNAFLD有病率は29.7％と，2009年の8,352名の大規模疫学調査で報告されている[6]。小児もMetSの割合は増加していると報告されている[7]。ただしこの報告も2009年ごろの報告であり，その後更新はされていない。一方，小児科領域では低出生体重児における成人期のMetS発症のリスクの増加が問題となってい

9．脂肪肝・脂肪肝炎（fatty liver/non-alcoholic fatty liver disease：NAFLD）

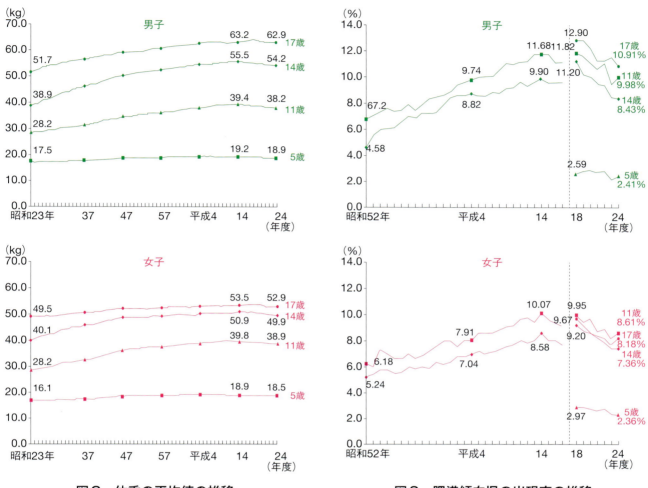

図2　体重の平均値の推移
文部科学省HPより引用[5]

図3　肥満傾向児の出現率の推移
文部科学省HPより引用[5]

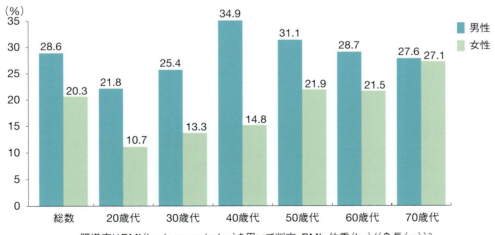

肥満度はBMI（body mass index）を用いて判定。BMI＝体重（kg）/（身長（m））^{2}
18.5未満：低体重（やせ）　18.5以上25未満：普通体重　25以上：肥満

図4　肥満者の割合（対人口比）

生命文化センターHPより引用（厚生労働省「国民健康・栄養調査結果の概要」/平成25年）

小児臨床肝臓学

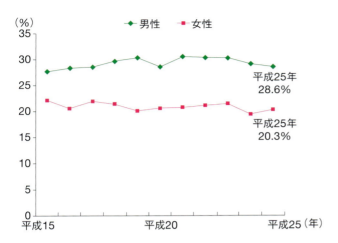

図5　肥満者の割合の年次推移（対人口比）
生命文化センターHPより引用（厚生労働省「国民健康・栄養調査結果の概要」/平成25年）

る。これは，developmental origins of health and disease(DOHaD)仮説に基づいており，子宮内環境が低栄養状態などのために低体重で出生した児は，胎児期から低栄養に適応しようとプログラミングされると考えられている[8]。しかし出生後は飽食の環境下におかれ，子宮内環境から予測していたのとは異なる環境のもとMetSの危険因子をもつとされる[4]。現代の20～30代女性の痩せ願望は強く，この世代の女性が妊娠すると母体が胎児の発育に必要な栄養状態を維持することが難しく，低出生体重児を出産する可能性が高くなる。この傾向は平成25年の報告からも変化はない（図4）。過度な痩せ願望は，次世代のMetSならびにNAFLD/NASHの頻度を高める可能性がある。

肝組織所見

当初，小児のNAFLDには2つのタイプがあると考えられていた[9]。成人に典型的にみられる形態である，脂肪化，肝細胞の風船様腫大，類洞周囲性線維化を特徴とするもの（Type 1）と，小児にみられる脂肪化，門脈域の炎症・線維化があるが，肝細胞の風船様腫大や類洞周囲性線維化はないもの（Type 2）である。

表3　わが国のNAFLDにおける成人と小児の肝組織所見の比較

肝細胞			
脂肪変性	成人	<	小児
風船様腫大	成人	>	小児
小葉			
炎症	成人	>	小児
類洞周囲性線維化	成人	>	小児
門脈域			
炎症	成人	<	小児
線維化	成人	≒	小児

Takahashiら，2011より引用，一部改変[10]

自験例

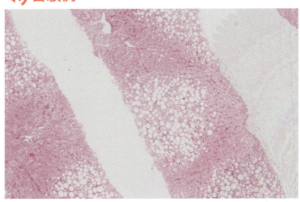

図6　小児の非アルコール性脂肪肝疾患の肝組織像（HE染色：40倍拡大）

しかし，その後の研究で小児のNAFLD/NASHはType 1とType 2の両方の特徴を併せもっているものが50％にみられることが判明した[10]。小児では，肝細胞の脂肪変性の程度と門脈域の細胞浸潤が成人に比べ強いのが特徴で，成人に特徴的な類洞の線維化は比較的少ない（表3[10]，図6）。

経過[11]

NAFLDの病期では前述したように，単純性脂肪肝，その一部がNASHへ進行し，NASHのなかで最も進行した病期では肝硬変，肝癌がある。肝細胞に脂肪が蓄積するのみでは，NASHへは進展しない。その後の肝炎の発症には，肝内の遊離脂肪酸の蓄積，インスリン抵抗性，エンドトキシン，

アディポサイトカイン，酸化ストレス，遺伝的素因などが関与しているとされている。しかし，どのような症例がNASH→肝硬変→肝癌へ至るかは不明な点が多い。そのためNAFLD症例では，全身および肝臓での脂質代謝の状態を把握することが重要である。肝臓の脂肪蓄積はインスリンによって緻密に調節されている。肥満，運動不足により，インスリン抵抗性が持続すると脂肪が肝細胞内に蓄積する。こうして単純性脂肪肝が形成される。

NASHへの進行例では肝臓内の遊離脂肪酸が過剰に蓄積している。この病態を促進しているのが，インスリン抵抗性である。すなわちNAFLDにおける日常の診療では，インスリン抵抗性を把握しておくことが非常に重要である。その他の指標としては，MetSの程度，それに伴う他臓器の病変の有無が重要と考えられる。

管理・治療

NAFLD患者のなかで肝硬変，肝癌への進展を食い止めることが治療の基本である。このためにはインスリン抵抗性を改善することが非常に重要である。インスリン抵抗性の改善はMetSの改善にもつながり，他臓器への障害も防止できる。そのために必要なのは，食事療法と運動療法である[8]。これらの治療法はコストもかからず効率的と考えられるが，現代の飽食でストレスの多い環境では実行することが非常に困難である。小児の治療成績は悪い[12]。筆者らが経験した小児NAFLDの転帰を図7に示す。外来通院で食事療法と運動療法を指導し改善した症例は皆無であった。一方，入院で治療に介入した症例は入院中には効率良く標準体重まで減量できたが，約2/3は退院後の環境下で再発した。

この背景には，肥満患児の心理的背景も影響していると考えられる。多田らは，肥満児は非肥満児に比べて有意に屈折と不満をもつ症例が多くなり，さらに肥満度が増加すると抑圧と防衛の頻度が増えることを報告している[13]。そこで最近6年間での取り組みとして，小児NAFLD25例で心理療法の導入，"わかっちゃいるけどやめられない"という心理面を臨床心理士に介入してもらった。しかし心理療法を受け入れたのは10例（40%）で，そのうち改善したのは1例のみであった。一方で心理療法を受けずに改善したのも6例（24%）であった。これら6例は家族のNAFLDに対する強い危機感があった。このような現状ではあるが，臨床心理士にはできる限り介入してもらっている。前述したように，NAFLDの患家は病識が薄く，当事者以外が懸念している場合がほとんどである。一様に"食べていないのに太ってしまう"，"きちんと運動している"と答える。医療従事者と患家の認識の差を改善するためには，臨床心理士の役割は重要と考える。

食事療法は，基本的には糖尿病食に準じている。入院して治療をする場合，摂取カロリーは安静時

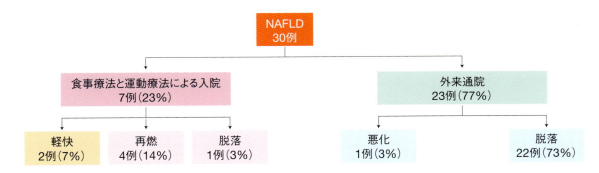

図7　自験非アルコール性脂肪肝疾患30例の転帰

の基礎代謝率を代謝モニターで測定し，この値を参考に設定する．運動療法も重要であるが，現在，肥満児の運動療法のシステム作りはない．

NAFLDは生活習慣がその発症に大きく関わっている．生活習慣を改善するためには，専門施設の診察のみでは治癒は望めず，かかりつけ医や学校医とできる限り情報を共有し病診連携を心がけている．

おわりに

小児のNAFLD/NASHについてのガイドラインは世界的にみてもいまだない．欧米では思春期の西洋式の食習慣がNAFLD発症に関与していることを報告している[14]．現在，小児のNAFLDに対する有効な薬物療法はなく，食事療法と運動療法が世界共通の治療法である．

文 献

1. 乾 あやの：小児のNAFLD：emerging issues. Hepatology Practice 2：88-92, 2014
2. 米田正人, 他.：画像診断. 岡上 武(監), 角田圭雄, 他.(編)：症例に学ぶNASH/NAFLDの診断と治療―臨床で役立つ症例32, 37-43, 診断と治療社, 東京, 2012
3. Inui A, et al.：A case of neonatal hemochromatosis-like liver failure with spontaneous remission. J Pediatr Gastroenterol Nutr 40:374-377, 2005
4. 小野正文, 他.：NASH/NAFLDの疫学. 岡上 武(監), 角田圭雄. 他.(編)：症例に学ぶNASH/NAFLDの診断と治療―臨床で役立つ症例32, 2-6, 診断と治療社, 東京, 2012
5. http://www.mext.go.jp/component/b_menu/other/__icsFiles/afieldfile/2012/12/21/1329085_3.pdf(2016.12.6アクセス)
6. Eguchi Y, et al.：Prevalence and associated metabolic factors of nonalcoholic fatty liver disease in the general population from 2009 to 2010 in Japan：a multicenter large retrospective study. J Gastroenterol 47：586-595, 2012
7. https://www.e-healthnet.mhlw.go.jp/information/metabolic(2016.12.6アクセス)
8. 中野有也, 他.：早産・低出生体重児とメタボリックシンドロームのリスク. 周産期医学 42：905-909, 2012
9. Schwimmer JB, et al.：Histopathology of pediatric nonalcoholic fatty liver disease. Hepatology 42：641-649, 2005
10. Takahashi Y, et al.：Histopathological characteristics of non-alcoholic fatty liver disease in children：Comparison with adult cases. Hepatol Res 41：1066-1074, 2011
11. 中島 淳, 他.：NASH/NAFLDの病態. 岡上 武(監), 角田圭雄, 他.(編)：症例に学ぶNASH/NAFLDの診断と治療―臨床で役立つ症例32, 7-16, 診断と治療社, 東京, 2012
12. 乾 あやの, 他.：症例にみる管理のポイント　症例1：小児NASH例. J Clin Rehabil 20：334-339, 2011
13. 多田 光, 他.：肥満児の心理学的特徴と家族背景. 日小児会誌 110：1392-1400, 2006
14. Oddy WH, et al.：The Western dietary pattern is prospectively associated with nonalcoholic fatty liver disease in adolescence. Am J Gastroenterol 108：778-785, 2013

内科医／移植外科医へのメッセージ

- 小児のNAFLDの肝組織像は成人とは異なる．
- 小児期発症のNAFLDでは，必ず代謝性肝疾患を鑑別する必要がある．

代謝性肝疾患

10 非アルコール性脂肪肝炎に伴う肝硬変
(liver cirrhosis due to NASH)

••• Key point •••▶

- 小児期には非アルコール性脂肪肝炎から肝硬変に至る症例は極めて稀であるが，14歳で肝硬変に至った症例を経験している。

　現在では世界的に非アルコール性脂肪肝疾患（nonalcoholic fatty liver disease：NAFLD）/非アルコール性脂肪肝炎（non-alcoholic steatohepatitis：NASH）は小児において最も頻度の高い肝疾患とされている[1]。小児NAFLDの長期自然経過に関しては報告が少なく，不明である[2]。小児領域においてNASHから肝硬変に至った症例の報告はないが，筆者らはNASHから肝硬変に至った小児例を経験した。

■ 肝硬変を認めたNASH男児例

　幼児期から肥満を認め14歳時に軽度の黄疸を主訴に近医を受診し，精査目的にて東邦大学医療センター大森病院に紹介となった。身長159.5cm，体重84kg（BMI 33.0）と高度の肥満，眼球結膜黄染，頸部に黒色表皮腫，腹部に皮膚線条を認めた。血液検査ではT-Bil 3.2mg/dL，D-Bil 1.1mg/dL，総胆汁酸 22.6μmol/L，AST 84 IU/L，ALT 106 IU/L，γ-GTP 106 IU/L，コレステロール 134mg/dL，TG 66mg/dL，血小板数12.6万/mm³，PT50％と高ビリルビン血症，肝機能異常，血小板減少，凝固障害を認めた。肝炎関連ウイルス検索，セルロプラスミン，自己抗体，糖代謝関連検査で異常を認めず，経口ブドウ糖負荷試験でインスリン21.4 IU/Lと空腹時の高インスリン血症を認めた。

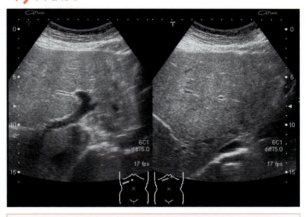

図1　腹部超音波像

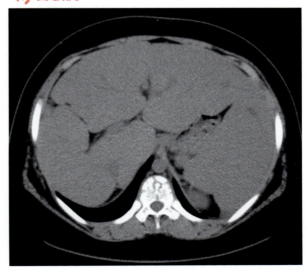

図2　腹部CT像

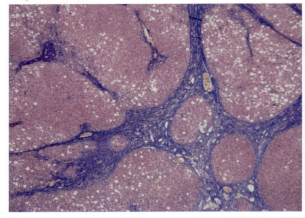
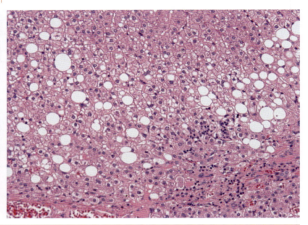

図3　腹腔鏡下肝生検での肝組織像
a：Azan染色（弱拡大）　　b：HE染色（強拡大）

▶画像
腹部超音波（図1）で，肝右葉萎縮，左葉腫大，肝表面の凹凸不正，脾腫を認めた．腹部CT（図2）では，肝右葉萎縮，左葉腫大，脾腫，CT値は肝臓48HU，脾臓41HU（肝/脾 1.17）であった．

▶肝組織
腹腔鏡下肝生検で得られた病理組織のAzan染色（図3a）では，中等度～小型の再生結節小型と線維性隔壁，脂肪沈着が見られ，HE染色（図3b）では肝小葉内に脂肪沈着，門脈域にリンパ球を含む軽度の炎症細胞浸潤が見られた．

▶診断
NASH，肝硬変（Child-Pugh 分類A）と診断したが，腹部超音波，CTで脂肪肝の診断が困難であった理由は，肝硬変の進行により脂肪沈着が消失し，いわゆる"burn-out NASH"となったためだと考えられる．食事療法，運動療法，ウルソデオキシコール酸の投与により，3年で身長166cm，体重72kg（BMI 27.2）まで減量したが，22歳時の血液検査ではT-Bil 4.1mg/dL，D-Bil 1.2mg/dL，AST 32 IU/L，ALT 38 IU/L，γ-GTP 31 IU/L，血小板数 9.1万/mm³，PT 53％と，高ビリルビン血症，血小板減少，凝固障害が持続し，腹部超音波，CTの所見は改善していない．

▶文献
1. Schwimmer JB, et al.：Prevalence of fatty liver in children and adolescents. Pediatrics 118：1388-1393, 2006
2. Giorgio V, et al.：Pediatric non alcoholic fatty liver disease: old and new concepts on development, progression, metabolic insight and potential treatment targets. BMC Pediatr 13：40. doi：10.1186/1471-2431-13-40, 2013

内科医／移植外科医へのメッセージ
- 20歳以下の小児でも非アルコール性脂肪肝炎による肝硬変はみられる．

代謝性肝疾患

11 ライソゾーム病
（lysosomal storage disease）

••• Key points •••▶

- ライソゾーム病の診断には肝臓の組織所見，特に電子顕微鏡所見が有用である。
- 新生児から乳児期の胆汁うっ滞性肝障害では骨髄検査を行う。

◼ ライソゾーム病とは

ライソゾームは細胞内小器官の1つであり，多種の加水分解酵素が存在して老廃物の分解を行っている（図1）。分解されたものはライソゾーム外に運ばれ，再利用されて生体の正常な代謝がなされている。ライソゾーム病は遺伝子異常によりライソゾームにある酵素の活性が1つ，あるいは複数が欠損するために，ライソゾーム内に分解されない物質が蓄積する，あるいはライソゾームにある膜蛋白の機能障害のため，ライソゾームに物質が蓄積することにより発症する。

ライソゾーム病は蓄積物質から，①糖脂質代謝異常症（リピドーシス），②ムコ多糖代謝異常症（ムコ多糖症），③糖蛋白代謝異常症，④ムコリピドーシス，⑤糖原病Ⅱ型，⑥酸性リパーゼ欠損症，⑦ライソゾーム膜蛋白異常症がある。

ライソゾーム酵素はすべての臓器の細胞で活性が存在しているため，ライソゾーム病では多臓器に症状が及ぶ[1]。

本項では，肝症状で発見されるライソゾーム病について概説する。

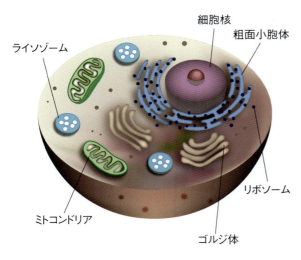

図1 ヒトの細胞内のライソゾーム
Medical Note HPより引用，一部改変

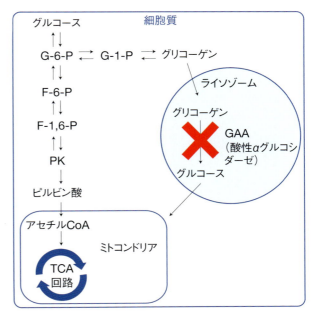

図2 Pompe病の病態

小児臨床肝臓学

糖原病Ⅱ型（Pompe病）

　ライソゾーム酵素である酸性αグルコシダーゼの欠損または活性低下を原因とする常染色体劣性遺伝疾患である（図2）。酸性αグルコシダーゼはグリコーゲンの外層を加水分解し，遊離グルコースを産生する。この結果，肝細胞のライソゾームは膨化し，グリコーゲン顆粒が充満している（図3）。マクロファージはその機能から，ほかの細胞に比べてライソゾームを中心とした消化酵素を蓄積している。したがってライソゾーム病における肝組織は極めて特徴的である。図4に示すように，門脈域にはCD68陽性と標識されるマクロファージが膨化し集簇している。また肝細胞には糖が蓄積（PAS染色にて強染）するとともに，一部脂肪変性も見られる。

　わが国における有病率は約4万人に1人とされている。主に，骨格筋，心筋，呼吸筋が障害され，低血糖はきたさない。①乳児型，②小児型，③成人型に分類され，乳児型は最重症型で筋症状が強く，無治療では12ヵ月以内に死亡することが多い。小児型は生後6ヵ月以降に発症し，骨格筋が緩徐であるが進行性に障害される。2歳以降の発症では心筋障害は稀である。成人型は10～60歳代に発症し，骨格筋障害をきたし緩徐に進行する。小児型や成人型では，筋症状が一般小児科医の診察では見逃される場合があり，これらの症例が原因不明の慢性肝炎症例のなかに紛れている可能性がある。ただし筋酵素の上昇はみられるため，原因不明の肝機能異常の症例を診察する場合は必ず血清クレアチニンキナーゼ値を測定することが重要である。

　診断は，リンパ球や線維芽細胞を用いた酸性αグルコシダーゼ活性の測定による[2]。治療は，アルグルコシダーゼアルファ（遺伝子組換え）製剤（商品名：マイオザイム）による酵素補充療法を行う。

酸性リパーゼ欠損症[3]

　酸性リパーゼ欠損症は，マンノース-6-リン酸受容体を介してライソゾームに移行するライソゾーム酵素の一種であるライソゾーム酸性リパーゼ（lysosomal acid lipase：LAL）の欠損により全身の臓器のライソゾーム内にコレステロールエステルとトリグリセリドが蓄積する予後不良な常

🔊 自験例　　　　　　　　　　　a ｜ b

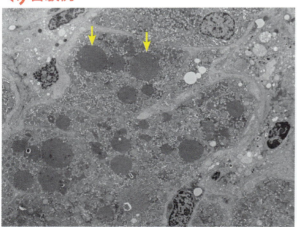 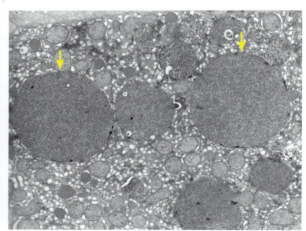

図3　Pompe病の肝組織電子顕微鏡像
a：2,300倍拡大　b：9,200倍拡大
6歳時に原因不明の肝機能異常と肝腫大で発見された。膨化したライソゾーム内にグリコーゲン顆粒（矢印）が充満している。

11. ライソゾーム病（lysosomal storage disease）

🔊 自験例

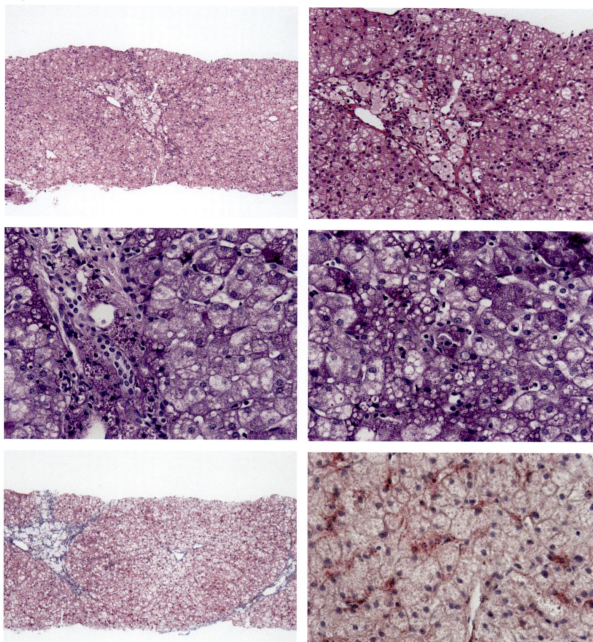
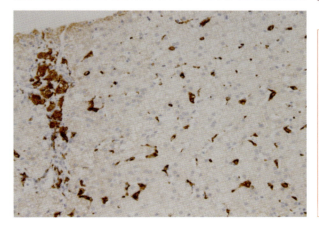

図4　図3と同一症例の肝組織光学顕微鏡像

a：HE染色（40倍拡大）　b：HE染色（100倍拡大）　c, d：PAS染色（200倍拡大）　e：Masson染色（40倍拡大）　f：脂肪染色（200倍拡大）　g：CD68染色（100倍拡大）

a～d：門脈域には膨化し細胞質が淡明化したマクロファージが集簇している。また，肝細胞も膨化し，一部空砲変性がみられる。

e～g：肝細胞は一部脂肪変性がみられる。

染色体劣性遺伝疾患である。LALの完全欠損がWolman病と呼ばれ,部分欠損はコレステロールエステル蓄積病(cholesterol ester storage disease: CESD)と呼ばれている。

Wolman病の発生率は非常に稀で,出生数52.8万人に1人とされている。この疾患はペルシャ系ユダヤ人家系で初めて報告され,このような特定集団では出生数4,200人に1人と推定されている。

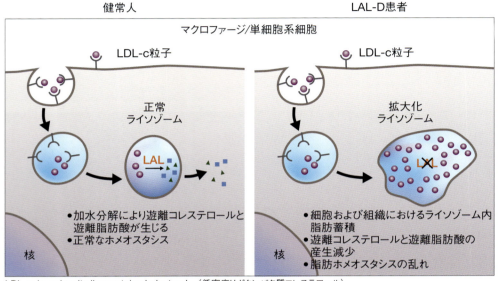

図5 ライソゾーム酸性リパーゼ(LAL)の働き　Alexionより引用

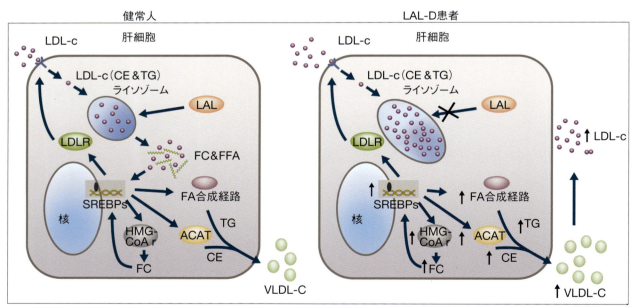

図6 健常人およびLAL-D患者の細胞におけるコレステロールホメオスタシス

Reiner Ž, et al.: Atherosclerosis 235: 21-30, 2014より引用,一部改変

一方，CESDの発生率はWolman病よりはるかに高く，100万人に25人（4万人に1人）と推定される[3]。しかし本疾患の認知度は低く，原因不明の脂肪肝や肝硬変例のなかに含まれている可能性がある。

LALは細胞の発育や細胞膜の機能に必要なコレステロールを細胞内に供給する重要な働きをしている。LALは低比重リポ蛋白（low density lipoprotein：LDL）受容体を介してライソゾームに運ばれたコレステロールエステルおよびトリグリセリドを加水分解する酵素である（図5）。LALは血漿中のリポ蛋白レベルを調整し，肝臓，脾臓，マクロファージにおける細胞内脂質の蓄積を防ぐ。すなわち正常な血中のLDLは，LDL受容体を介して肝細胞内に取り込まれ，LALによって加水分解され，肝細胞内に遊離コレステロールを産生する。産生された遊離コレステロールはLDL受容体遺伝子の発現を抑制し，細胞内へ過剰なLDLの取り込みを抑制する。一方で肝細胞内の遊離コレステロールは，acyl-CoA cholesterol acyltransferase（ACAT）を活性化させてコレステロールのエステル化を促進する。また肝臓内の3-hydroxy-3-methylglutaryl-coenzyme A（HMG-CoA）還元酵素の活性を低下させ，新規のコレステロール合成を抑制する（図6）。

LAL完全欠損であるWolman病は，細胞内に遊離コレステロールが産生されないためにLDL受容体の発現は常に誘導され，ライソゾーム内にコレステロールエステルが蓄積する。またHMG-CoA還元酵素も活性化され，肝細胞内でのコレステロール産生も促進される。

LALの部分欠損であるCESDでは，わずかながら遊離コレステロールが産生されるため，LDL受容体の発現は健常人と同様に低下しており，ライソゾーム内のコレステロールエステル蓄積の程度はWolman病に比べ軽度である。しかし肝細胞内の遊離コレステロールは，正常より低下しているためにHMG-CoA還元酵素は活性化され，コレステロール産生は促進される。さらにLDL受容体の発現低下もあるため，血中LDLならびにアポリポ蛋白Bが上昇する。このような病態により，Wolman病とCESDにはさまざまな臨床症状がみられる（表）。

肝組織像を図7に示す。肝細胞は均一に腫大淡明化し，強拡大像では小脂肪滴が見られる。Pompe病と同様に小葉内ならびに門脈域に腫大したマクロファージが見られるが，細胞質内には脂質やセロイドが蓄積している。電子顕微鏡では，ライソゾームや細胞質内に針状のコレステリン結晶が認められると診断的価値は高い（図8）。

診断は，乾燥血液スポットにてLAL酵素活性を測定する。治療は，組換えヒト・ライソゾーム産生リパーゼ酵素セベリパーゼアルファ（遺伝子組換え）（商品名：カヌマ）による酵素補充療法が可能である。

表　Wolman病ならびにコレステロールエステル蓄積病診断のための臨床所見

臨床所見	Wolman病	コレステロールエステル蓄積病
発見時年齢	1〜3カ月	幼児期以降
死亡年齢（無治療）	1歳未満	さまざま
症状あるいは検査所見	肝腫	肝腫
	脾腫	脾腫
	副腎石灰化	肝機能異常
	肝機能異常	肝内の微小脂肪滴
	血中フェリチン高値	原因不明の肝硬変
	貧血	高LDL血症
	血小板減少	低HDL血症
	血球貪食症	高トリグリセリド血症
		高コレステロール血症
		吸収不全
		原因不明の低身長

小児臨床肝臓学

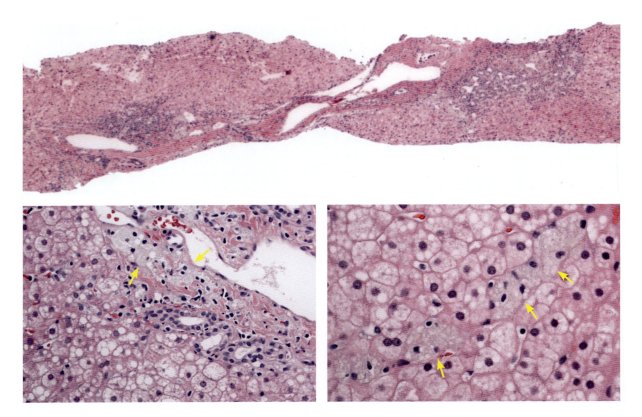

図7 コレステロールエステル蓄積病の肝組織像

肝細胞は腫大淡明化し，小脂肪滴がみられる。小葉内ならびに門脈周囲に脂質とセロイドが蓄積したマクロファージがみられる（矢印）。

この写真はAlexionより提供された

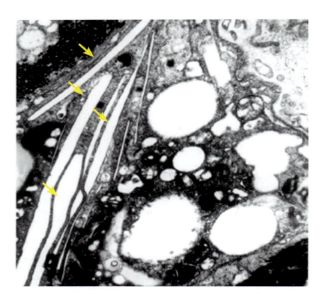

図8 コレステロールエステル蓄積病の肝組織電子顕微鏡像

細胞質内やライソゾーム内に針状のコレステリン結晶が認められる（矢印）。

Todoroki T. Ann Clin Biochem 37：187-193, 2000より引用

ニーマン・ピック病C型

　ニーマン・ピック病C型/ライソゾーム膜蛋白異常症は，後期エンドソーム/ライソゾームに局在する脂質輸送蛋白質ニーマン・ピック病C型1，またはニーマン・ピック病C型2の遺伝的欠損による常染色体劣性遺伝疾患である。発症は12万人に1人と言われている。ニーマン・ピック病C型はライソゾーム内でのコレステロール代謝に関与しており，LDL由来遊離型コレステロールはニーマン・ピック病C型2の脂質ポケットに結合し，ニーマン・ピック病C型のN末端ニーマン・ピック病C型ドメインにコレステロールを受け渡すモデルが提唱されているが，詳細は明らかではない（図9）[4]。核上性垂直性眼球運動障害とカタプレキシーがニーマン・ピック病C型の特異的な症状とされ，その他では，小脳失調，構音障害，嚥

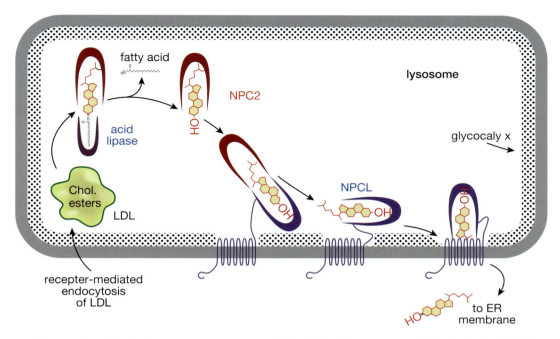

図9 ライソゾーム内でのニーマン・ピック病C型1とニーマン・ピック病C型2が関与するコレステロール輸送

檜垣, 2012より引用, 一部改変[4]

下障害, 痙攣, ジストニアなどの神経症状が特徴的とされているが, 新生児から乳児期の胆汁うっ滞や肝不全, 新生児ヘモクロマトーシスの鑑別疾患になっていることはあまり知られていない.

▶ **新生児ヘモクロマトーシス, または肝不全例**[5]（267頁参照）

在胎37週5日, 出生体重2,122g, Apgar Score 9/9, 経腟分娩で第1子として出生. 生後3時間の時点で血糖10mg/dL, T-Bil 5.3mg/dL, D-Bil 2.3mg/dL, Plt 8.3万/μLであり, その後日齢5にT-Bil 15.2mg/dL, D-Bil 4.0mg/dLまで上昇したため, 胆汁うっ滞に対する精査加療目的で同日当科へ転院となった. 肝脾腫があり, 検査所見から新生児肝不全, 新生児ヘモクロマトーシス, 高チロジン血症, Δ^4-3-oxo-steroid 5β-reductase欠損症のいずれの可能性も示唆された. 人工肝補助療法および新生児ヘモクロマトーシスに準じた内科的治療法を試みたが反応せず, 日齢19に脳死肝移植にて救命した.

その後, 1歳10カ月頃から退行現象がみられるようになり, 国立成育医療研究センター神経内科で診察された. 2歳4カ月にカタプレキシーと垂直方向の眼球運動障害が見られ, ニーマン・ピック病C型が疑われ, 血清オキシステロール, 線維芽細胞のFillipin染色, 遺伝子検査からニーマン・ピック病C型1遺伝子異常によるニーマン・ピック病C型と診断された.

▶ **乳児胆汁うっ滞性肝炎**

在胎38週2日, 2,866gにて出生. 日齢5に黄疸で光線療法を1日行い, その後退院. 胆道閉鎖症鑑別のための便色カードでは便色は4番で推移していた. 月齢2に痙攣あり, ビタミンK欠乏による多発性頭蓋内出血を認めた. T-Bil 8.2mg/dL, D-Bil 5.3mg/dL, AST 284 U/L, ALT 122 U/L, PT活性7%, 血小板数43万/μLであった. 胆道閉鎖症が否定されたため, 精査目的で当科へ紹介入院となった. 理学的には肝脾腫があり, それ以外には神経学的異常などを含めて異常はなかった. 紹介時は, T-Bil 5.9mg/dL, D-Bil 4.9mg/dL, AST 294 U/L, ALT 161 U/L, PT活性102%（PT-INR 0.99）, 血小板数62.3万/μL, トランスフェリン飽和率8.7%（正

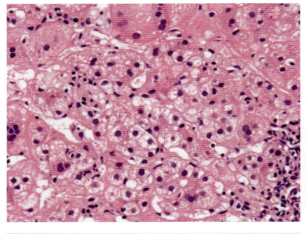
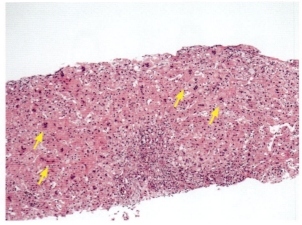
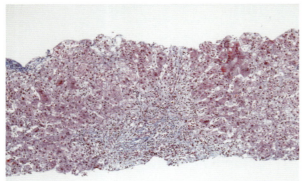

図10 ニーマン・ピック病C型の肝組織像
a：肝細胞質は空胞化して腫大している。
b：巨細胞性変化（矢印）に富み，門脈域の胆管は消失している。
c：門脈域の線維化ならびに類洞内の線維化もみられる。

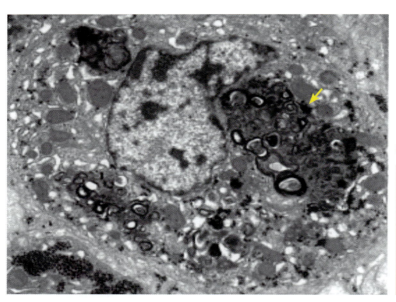

図11 ニーマン・ピック病C型の肝細胞の電子顕微鏡像（70,000倍拡大）
神経細胞内にみられるのと同様なmembranous cytoplasmic bodyを認める（矢印）。

常値<30%），チロジン 85nmol/mL（基準値 38.4〜89.4nmol/mL）で，胆汁うっ滞所見以外に血液検査での異常は認められなかったが，胆汁酸研究所に依頼した尿中胆汁酸分析では，3beta-sulfooxy-7beta-N-acetylglucosaminyl-5-cholen-24-oic acidが検出された。

肝組織の光学顕微鏡像では，肝細胞質は空胞化して腫大し（図10a），巨細胞性変化に富み，門脈

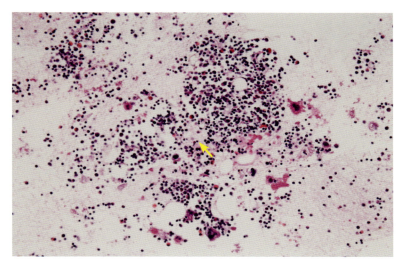

図12 ニーマン・ピック病C型の骨髄像
脂質を取り込んだ泡沫様マクロファージが見られる(矢印)。

域の胆管は消失していた(図10b)。門脈域の線維化ならびに類洞内の線維化も見られた(図10c)。また電子顕微鏡像では, 脳神経細胞内に見られるのと同様のmembranous cytoplasmic bodyを認めた(図11)。骨髄像では, 脂質を貪食した泡沫様マクロファージが見られた(図12)。

診断・治療

ニーマン・ピック病C型症例では, 血中のコレステロール酸化物であるオキシステロール値が上昇するので診断に有用である。その他ではシトリン欠損症でも上昇し, 細胞内の遊離コレステロールを検出するFillipin染色も特異性があるが, 最終的には遺伝子診断を行う。

治療はミグルスタット(商品名：ブレーザベス)の投与により, 神経症状発現の遅延, 生存期間の延長, 小脳の細胞構造の維持およびガングリオシド蓄積の抑制効果が期待される[6]。ニーマン・ピック病C型ではコレステロールの輸送異常により, スフィンゴシン, コレステロール, スフィンゴミエリン, スフィンゴ糖脂質などが細胞内に蓄積し, 細胞内のカルシウムのホメオスタシスに異常をきたす可能性が動物実験から示唆されている。ミグルスタットはスフィンゴ糖脂質と競合拮抗し, 脂質の蓄積を抑制すると考えられている。

文献

1. 難病情報センター：ライソゾーム病. www.nanbyou.or.jp/entry/4061
2. ポンペ病(糖原病II型)ガイドライン編集委員会(著)：ポンペ病〈糖原病II型〉診断・治療ガイドライン 改訂版, イーエヌメディックス, 東京, 2013
3. 乾 あやの：Wolman病. 別冊新領域別症候群シリーズ, 血液症候群(第2版)III―その他の血液疾患を含めて―, 500-503, 日本臨牀社, 東京, 2013
4. 檜垣克美：ニーマン・ピック病C型. 別冊新領域別症候群シリーズ, 先天代謝異常症候群(第2版)下―病因・病態研究, 診断・治療の進歩―. 599-603, 日本臨牀社, 東京, 2012
5. Tsunoda T, et al.:Neonatal liver failure owing to gestational alloimmune liver disease without iron overload. Hepatol Res 45：601-605, 2015
6. 北谷照雄, 他.：ニーマン・ピック病C型治療薬 ミグルスタット(ブレーザベス®カプセル100mg)の薬理学的特性および臨床効果. 日薬理誌141：160-167, 2013

内科医／移植外科医へのメッセージ
- 非アルコール性脂肪疾患や原因不明の肝硬変症例では, ライソゾーム酸性リパーゼ活性を測定する。
- 新生児・乳児の肝不全例では, 血清オキシステロール値を測定する。

小児臨床肝臓学

代謝性肝疾患

12 嚢胞性線維症
（cystic fibrosis：CF）

••• Key point •••▶

- わが国の嚢胞性線維症患者の遺伝子変異は今までに報告されていない新規の変異や稀な変異であり，診断はいまだ困難である。原因不明の胆汁うっ滞症では本症を念頭に入れておく。

■ 嚢胞性線維症とは

　嚢胞性線維症（CF）はほぼすべての外分泌腺が障害される，わが国では稀な遺伝性疾患である。最も代表的な罹患臓器は，消化器と呼吸器である。CFの原因遺伝子は同定されており，欧米では約70％が同一遺伝子変異を有しているため，比較的診断は容易である。しかしわが国のCF患者の遺伝子変異は，今までに報告されていない新規の変異や稀な変異であり，診断はいまだ困難である[1,2]。

　嚢胞性線維症膜貫通調節因子（cystic fibrosis transmembrane conductance regulator：CFTR）遺伝子変異は人種によって変異のスペクトルが異なり，日本人由来のCFアレルに*F508del*をはじめとするヨーロッパ人タイプの遺伝子変異が検出されることはない。日本人由来のCFアレルでは極めて稀な変異が多く，しばしば新規変異が検出されるため，全エクソンのシーケンス解析が必要である。また数エクソンが欠損する変異がみられるため，ゲノムリアレンジメントの有無を併せて解析する必要がある[3]。

■ 頻度

　CFは白人に多く，米国では白人の3,500出生児に1人で発症する[4]。わが国の発症頻度は，187万人に1人と推計されていた[5]が，1990〜2009年に39名のCF患児が生まれており，この間での出生数から，わが国におけるCFの出生頻度は約59万人に1人と推計された[3]。

▶ 病因[6]

　第7番染色体長腕（7q31）に位置するCFTRの遺伝子変異による常染色体劣性遺伝疾患である。CFTRは，糖質，蛋白質，無機リン，クロール，金属陽イオンなどを細胞膜を通じて運搬する。CFTRは5つのドメインで構成されている（図1）。2つのmembrane-spanning domains（MSD 1と2）は，クロールイオンチャンネルを構成し，2つのヌクレオチド結合ドメイン（NBD 1と2）はATPと結合して加水分解し，残りの1つは制御ドメインである。欧米人の約70％にみられる遺伝子変異はNBD 1に位置する508位のフェニルア

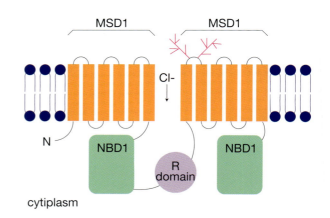

図1　CFTR膜蛋白の構造
Sheppardら，1999より引用，一部改変[7]

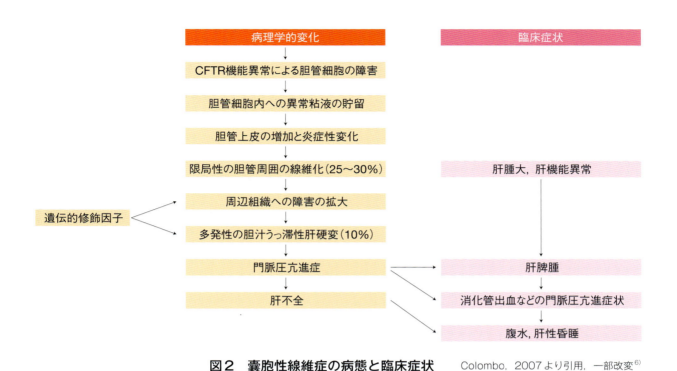

図2 嚢胞性線維症の病態と臨床症状　Colombo, 2007より引用，一部改変[6]

ラニン残基が欠失することにより，クロールイオンの輸送が阻害され，全身の粘膜を正常に維持する粘液のバランス（主にナトリウムイオンとクロールイオンで維持されている）が崩れ，密度の高い粘稠な液が産生される．肝内胆管，胆嚢，膵臓，腸管は，このような異常な粘液によって閉塞すると考えられている．

▶ 肝病変[7]

約90%のCF患者に肺病変と膵病変が認められるが，肝病変は約30%とされる．しかし肺以外の死亡原因では最も深刻であり，CFの肝疾患による死亡率は全体の約2.5%とされる．

CFTRは胆管上皮細胞より中枢のレベルでの胆汁の液体成分や電解質を制御している．肝胆道系におけるCFTRは胆管上皮細胞と胆嚢上皮細胞のapical membrane側に強く発現され，肝実質細胞にはほとんど発現されていない．CFにおける肝胆道病変の主座は胆管および胆道上皮細胞の分泌機能が障害されていることにある．これにより胆管細胞は損傷され，門脈周囲の線維化が始まる．CFTRの異常はムチン分泌にも関与し，胆汁の粘稠度が増加し，胆管内には好酸性物質が充満する．

一方で，胆道感染症や胆汁うっ滞により，胆管上皮はさらに障害される．内因性の親水性胆汁酸のうっ滞が見られ，これが二次的に肝細胞を障害する．この際に分泌される，炎症性サイトカイン前駆物質，成長因子，脂質ペルオキシダーゼ産生物質，肝星細胞の活性化などが，肝細胞の障害と線維化を加速すると考えられている（図2）．しかしこのように病変が進行するのはCF患者の約30%であり，進行の程度にも差がある．特に小児では病変が肝臓のみに限局し，進行が急速な場合もあるが特定の遺伝子変異は見つかっていない．

現在，臨床症状とCFTR遺伝子異常に一定の傾向はみられない．主な肝臓病変とその原因，あるいは病態との関連については表1に示す．

■ 診断

欧米では，ほとんどの症例がその臨床症状と遺伝子異常から診断可能であるが，5〜10%の症例では診断が困難とされている．しかし欧米では，血中トリプシノーゲンと汗のクロール濃度測定による新生児マススクリーニングが確立されているため，早期から治療の介入が行われる[2]．一方，わ

小児臨床肝臓学

が国では極めて稀な疾患であり，遺伝子変異の部位も欧米とは異なるため診断には苦慮するが，診断基準が確立された（表2）[3]。

表1 病態と肝病変の頻度

病態	臨床症状	頻度(%)
CFTR遺伝子異常によるもの	限局性胆汁うっ滞性肝硬変	20～30
	多発性胆汁うっ滞性肝硬変	10
	門脈圧亢進症	2～5
	新生児胆汁うっ滞症	稀
	硬化性胆管炎	稀
	微小胆囊	30
	胆石症	15
医原性病変	脂肪肝	23～67
	薬剤性肝障害	不明
肝外病変による二次的異常	うっ血肝	稀
	総肝管の狭窄	稀

Colombo，2007より引用，一部改変[6]

表2 診断基準

臨床症状，汗試験，*CFTR*遺伝子検査により診断する。

A．主要な症候

・膵外分泌不全
・呼吸器症状（感染を繰り返し，気管支拡張症，呼吸不全をきたす。ほとんどの症例が慢性副鼻腔炎を合併する。粘稠な膿性痰を伴う慢性咳嗽を特徴とする。）
・胎便性イレウス
・家族歴
・胆汁うっ滞型肝硬変
・先天性両側精管欠損による男性不妊
・汗への塩分喪失による代謝性アルカローシス

B．検査所見　汗中塩化物イオン（Cl-）濃度測定

・異常高値：60 mmol/L以上・境界領域：40～59mmol/L（生後6カ月未満では30～59mmol/L）・正常：39mmol/L以下（生後6カ月未満では29mmol/L以下）　方法：原則として，ピロカルピンイオン導入法で行うが，簡便法（指先汗Cl-試験）で代用できる。（どちらも実施できる施設が限られるので，CF登録制度事務局に相談）

C．遺伝学的検査　CFTR遺伝子解析

*CFTR*遺伝子変異のスペクトルは人種によって大きく異なり，日本人由来のCFアレルの検査には，ヨーロッパ人種用の検出キットは役に立たない。全エクソンのシーケンスとゲノムリアレンジメントの有無の解析が必要である。（CF登録制度事務局に相談）

[診断カテゴリー]

Definite：下記のいずれか
・汗中Cl-濃度の異常高値に加え，特徴的な呼吸器症状を示すもの・汗中Cl-濃度の異常高値に加え，膵外分泌不全，胎便性イレウス，家族歴のうち2つ以上を示すもの
・臨床症状のうちいずれか1つを示し，2つの病的なCFTR変異が確認されたもの

Probable：下記のいずれか
・汗中Cl-濃度の異常高値に加え，膵外分泌不全，胎便性イレウスのいずれか1つを示すもの・汗中Cl-濃度が境界領域であり，特徴的な呼吸器症状を示すもの
・汗中Cl-濃度が境界領域であり，膵外分泌不全，胎便性イレウス，家族歴のうち2つ以上を示すもの・臨床症状のうちいずれか1つを示し，1つの病的なCFTR変異が確認されたもの

厚生労働省難病情報センターより引用[3]

■ 管理・治療

現在，遺伝子治療も有効な根治療法もない。わが国では，吸器感染症と栄養状態のコントロールが中心となる。2011年以降に欧米で大きな治療効果のあった3剤が国内で販売され，利用可能となった[8]。気道内の膿性粘液分解剤である，ドルナーゼアルファ（商品名：プルモザイム），トブラマイシン（商品名：トービイ），高力価消化酵素薬のパンクレリパーゼ（商品名：リパクレオン）である。これらを用いた治療薬アルゴリズムを図3に示す。

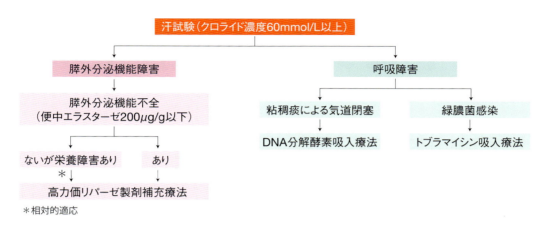

図3 囊胞性線維症の治療アルゴリズム　竹山, 2016より引用, 一部改変[8]

欧米では, 長期生存者の増加により表1に示す肝胆道病変については, 栄養療法, ウルソデオキシコール酸の内服, 肝肺移植などが試みられている[9]。

一方, わが国では肝胆道病変の臨床的特徴の記載は筆者が調べた限りなかった。しかし, 治療法の向上やわが国への外国人渡航者の増加などから, 今後は肝胆道病変を合併するCF症例を診察する機会が増える可能性がある。

文献

1. 吉村邦彦, 他.：日本人のCFTR遺伝子変異. 厚生労働省研究費補助金難治性疾患克服研究事業難治性膵疾患に関する研究班(編)：膵囊胞線維症の診療の手引き, 16, アークメディア, 東京, 2008
2. 成瀬 達, 他.：囊胞性線維症. 肝胆膵 72：733-738, 2016
3. 厚生労働省難病情報センター：http://www.nanbyou.or.jp/entry/4532（2016.12.6アクセス）
4. Farrell PM, et al.：Guidelines for diagnosis of cystic fibrosis in newborns through older adults: Cystic Fibrosis Foundation consensus report. J Pediatr 153：S4-S14, 2008
5. 玉腰暁子：膵囊胞線維症の疫学. 厚生労働省研究費補助金難治性疾患克服研究事業難治性膵疾患に関する研究班(編)：膵囊胞線維症の診療の手引き, 8, アークメディア, 東京, 2008
6. Colombo C：Liver disease in cystic fibrosis. Curr Opin Pulm Med 13：529-536, 2007
7. Sheppard DN, et al.：Structure and function of the CFTR chloride channel. Physiol Review 79(Suppl 1)：S23-45, 1999
8. 竹山宜典：囊胞性線維症の現状とその対応. 新薬と臨床 65：107-110, 2016
9. Elborn JS：How can we prevent multisystem complications of cystic fibrosis? Semin Respir Crit Care Med 28：303-311, 2007

内科医／移植外科医へのメッセージ

- 小児期で死亡することがほとんどであった囊胞性線維症例であるが, 対症療法の進歩により20歳以上の症例が増加してきている。
- わが国への外国人渡航者の増加などから, 今後は肝胆道病変を合併する囊胞性線維症例を診察する機会が増える可能性があり, 肝肺移植の適応が考慮される。

代謝性肝疾患

13 ミトコンドリア肝症
（mitochondrial hepatopathy）

••• Key points •••▶

- ミトコンドリア肝症はミトコンドリア病全体の約10%であり，肝症状が全面に出現し，病態は多彩である。

- ミトコンドリアDNA枯渇症候群はミトコンドリア肝症の1つであり，胆汁うっ滞，肝不全，トランスアミナーゼ高値などを示す。

■ ミトコンドリア肝症とは

ミトコンドリア肝症は，広義にはミトコンドリア機能異常による肝機能異常を示す。一般的には広義のミトコンドリア肝症の分類について，一次性と二次性に分けている（表1）。そのなかでミトコンドリアの機能異常が，エネルギー代謝の中心である呼吸鎖酵素活性の低下によって8型に分類されている[1]。

一般的にミトコンドリア肝症という場合は，呼吸鎖酵素の欠損によって引き起こされるものを指すことが多い（表2）。

ミトコンドリア肝症の1つであるミトコンドリアDNA枯渇症候群(mitochondrial DNA depletion syndrome：MTDPS)の脳肝型は，細胞核異常に基づきミトコンドリアDNA(mtDNA)の複製や核酸供給不足によりmtDNAの多重欠損を引き起こした結果，枯渇状態となることによりmtDNAがコードしている呼吸鎖複合体酵素であるcomplex I，III，IV，Vの活性が低下し，肝機能異常をきたす。

MTDPSを生じる遺伝子はすべて核遺伝子であり，常染色体劣性遺伝型である。なかでも，*MPV17, DGUOK, POLG*がわが国では多い[2~4]。

表1 広義のミトコンドリア肝症の分類

一次性
1. 呼吸鎖酵素欠損
2. 脂肪酸代謝異常
3. ミトコンドリア翻訳過程の障害
4. 尿素サイクル異常
5. ホスホエノールピルビン酸カルボキシナーゼ欠損
二次性
1. Reye 症候群
2. Wilson病やヘモクロマトーシスなどの金属代謝異常
3. 薬物や中毒
4. NASHなど

表2 呼吸鎖酵素欠損症

新生児肝不全
Complex I 欠損，Complex IV 欠損，Complex III 欠損，複合型呼吸鎖欠損
ミトコンドリアDNA枯渇症候群(MTDPS)
遅発型肝不全
Pearson症候群(mtDNA deletion)
MNGIE(mitochondrial neurogastrointestinal encephalopathy)
肝症状を有する絨毛萎縮による慢性下痢症，Navajo族における神経・肝症(mtDNA depletion, MPV17異常)，ETFおよびETF脱水素酵素欠損（グルタル酸血症を示す）

Pearson症候群：新生児・乳児期から貧血，脂肪便，肝機能異常がみられる。
Navojo：アメリカ南西部に先住するインディアン部族；ナバホ族
ETF: electron transfer flavoprotein

症状・診断

ミトコンドリア肝疾患は多彩な精神神経異常などの肝外症状があれば本症を疑う端緒となるが、肝外症状が目立たず、肝不全、トランスアミナーゼ値の上昇、胆汁うっ滞などの肝症状が初発症状になることもある。

診断は、生化学的検査、呼吸鎖複合体酵素解析/酸素消費量、肝病理所見、遺伝子検査に分けられる。酵素活性としてはcomplex I, III, IVの低下とcomplex IIの正常がmtDNAの枯渇を示唆する。肝臓では複数の呼吸鎖複合体の酵素活性が低下すると、初めて肝症状が出現すると考えられる[3]。呼吸鎖複合体酵素のなかで最も不安定な酵素はcomplex Iであり、ほかの原因による肝不全でも低下する。さらにmtDNAなどでmtDNAコピー数の低下を認めればmtDNA枯渇症候群と診断できる[2]。

肝組織としては、脂肪変性、肝線維化、胆汁うっ滞、胆管増生、肝細胞の脱落・変性を伴う（図1）。電子顕微鏡によるミトコンドリアの増加はMTDPSでしばしば認められるが（図2）、特異的所見ではない。

遺伝子検査ではMTDPSをきたす責任遺伝子は少なくとも13遺伝子異常が報告されているが[4]、わが国では*POLG*, *DGUOK*, *MVP17*異常が多い[3]。mtDNA変異については検査会社で行えるが、やはり専門家にコンサルトすることが望ましい。

管理・治療

十分なエビデンスがある治療法はない。予後も明らかでないがMTDPSは発症して数カ月〜数年の経過で多臓器不全や肝不全で死亡する例が多い。肝移植も試みられているが、原疾患による症状が改善し、全く普通の小児と同様のQOLは得られない。

自験例

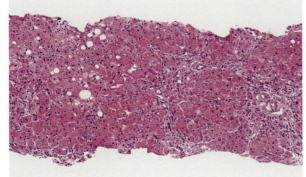
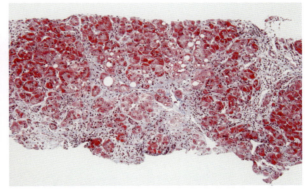

図1 男児3歳，肝組織像
a：HE染色。大小不同の脂肪滴がみられる。
b：Azan染色。門脈域から小葉に伸びる線維化がみられる。

精神運動発達遅延、脳低形成、全身筋力の低下、難治性胃食道逆流、てんかん、ミオクローヌス、眼振、肝機能異常などから、ミトコンドリア肝症が疑われ、神奈川県の市立病院や小児病院などでフォローされていたが確定診断されず、肝生検と肝組織による確定診断のために入院精査した。入院時検査では、T-Bil 9.0mg/dL、D-Bil 7.3mg/dL、AST 566 IU/L、ALT 151 IU/L、LDH 408 IU/L、PT活性24.7%、総胆汁酸 190μmol/L、乳酸/ピルビン酸＝30.6/1.2（20以上）などであった。FFP投与下でPT活性を40%以上に保ち、エコーガイド下で肝針生検を行った。

小児臨床肝臓学

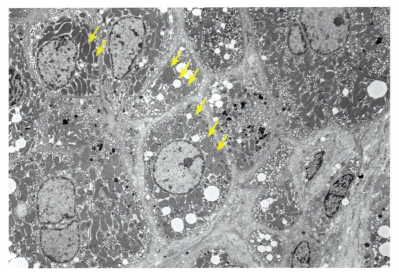

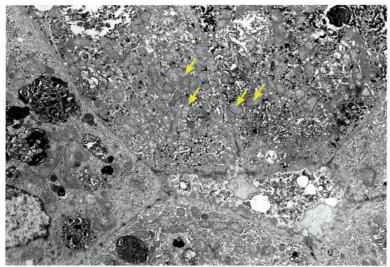

 自験例

図2　電子顕微鏡像（図1と同一症例）
ミトコンドリアの著明な増加（矢印）がみられた。肝凍結検体を千葉こども病院代謝科の村山圭先生に依頼したところ，ミトコンドリア呼吸鎖複体異常（complex I，III，IV），さらにmtDNAの異常もみられMTDPSの診断が確定した。

文献

1. Sokol RJ.：Mitochondrial hepatopathies. 3rd ed, Cambridge University Press, New York, 2007
2. 村山　圭，他.：ミトコンドリア病. 小児内科48：888-892, 2016
3. 藤浪綾子，他.：ミトコンドリア呼吸鎖複合体異常症における肝疾患の現状. 日小児栄消肝会誌 25：69-74, 2011
4. KEGG MEDICUS 疾患情報. http://www.kegg.jp/medicus-bin/search_disease?page=16&Uid（2016.12.6アクセス）

内科医／移植外科医へのメッセージ

- ミトコンドリア肝症は肝症状が前面であっても責任臓器は肝臓だけではないので，生体肝移植の判断は慎重にするべきである。しかし，両親の強い希望があり患児のQOLを鑑みたうえで，施行する際は小児肝臓のみならず総合的に小児を診療できる施設で行うべきである。

代謝性肝疾患

14 肝性ポルフィリン症
（hepatic porphyria）

・・・ Key point ・・・▶

- 肝性ポルフィリン症は肝細胞において，ヘム蛋白の合成に障害がみられ，合成過程において中間代謝産物が肝臓などに蓄積し多様な症状がみられる。

◾ 肝性ポルフィリン症とは

　ポルフィリン症は，1870年代に初めて報告された疾患であり[1]，ポルフィリン様の代謝産物が蓄積し，ポートワイン色の尿，腹痛，光線過敏症，肝機能異常など，病型に多彩な症状を呈する。肝性ポルフィリンではヘム蛋白合成（ポルフィリン合成経路）は肝臓で行われ，赤芽球には異常がないので貧血はない。ポルフィリン症ではポルフィリン中間体が過剰生産・蓄積される箇所に応じて急性ポルフィリン症（肝性ポルフィリン症）と皮膚ポルフィリン症に大きく分けられる。

　ヘム蛋白は二価鉄とプロトポルフィリンIXから合成され（図），ビリベルジン，チトクロームP450（CYP），さらにヘモグロビン，ミオグロビンなどが，ヘム蛋白の補欠分子族を合成する。骨髄ではヘム蛋白はヘモグロビンを合成し，肝臓でヘム蛋白はCYPの補因子となる[1, 2]。CYPは多くの薬剤の不活化に関与する。ポルフィリン症は欠損酵素により8つに分類され，常染色体優性ないし劣性遺伝をとる。肝型ポルフィリン症には，急性間欠性ポルフィリン症，ALAD欠損性ポルフィリン症，異型（多様型）ポルフィリン症，遺伝性コプロポルフィリン症，晩発性皮膚ポルフィリン血症がある。このなかで肝機能異常をきたす比較的頻度の高いポルフィリン症を表に示す。また肝性ポルフィリン症を，①急性，②皮膚型，③急性・皮膚型と3つに分ける報告もある[1]。

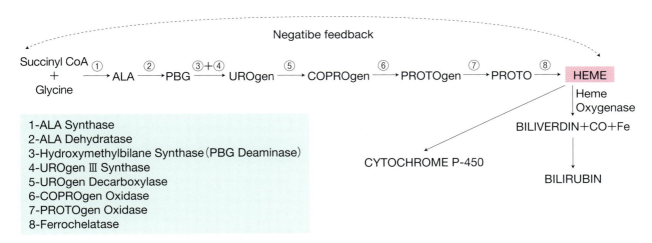

図　ヘム蛋白合成経路と特異的に介在する酵素

Bissellら，2015より引用，一部改変[1]

表　肝機能異常をきたすポルフィリン症

病型	遺伝形式	責任酵素	臨床症状	検査成績	本邦報告
急性間欠性ポルフィリン症（AIP）	常・優	PBGD/HMBS	肝機能異常，消化器症状，皮膚症状，神経症状など	尿中δ-ALA増加	200例程度
遺伝性コプロポルフィリン症（HCP）	常・優	CPOX	肝機能異常，消化器症状，皮膚症状，精神症状など	尿中PBG，δ-ALA,CP増加	40例程度
晩期性皮膚ポルフィリン（PCT）	散発性常・優	UROD	強い肝機能異常，皮膚症状	尿中UP，CP増加	330例程度

AIP：acute intermittent porphyria，PBGD/HMBS：porphobilinogen deaminase/hydroxymethylbilane synthase,
HCP：hereditary coporphyria，CPOX：coproporphinogen oxidase，PBG：porphobilinogen，CP：coproporphyrin,
δ-ALA：delta-aminolevulinic acid，PCT：porphyria cutanea tarda，UROD：urogen decarboxylase，UP：uroporphyrin

症状・診断

　初発症状は，腹痛・嘔吐・便秘などの腹部症状，痙攣・四肢麻痺などの中枢神経症状，また高血圧や頻尿などもみられ，多くは発作性に出現して数日間持続する[2]。肝性ポルフィリン症は，薬物代謝酵素であるCYPの誘導により増悪するので，フェノバルビタール，サルファ剤，経口避妊薬，アルコールなど，発作の誘因になる可能性があるので注意する。

　診断は家族歴があれば容易であるが，多彩な臨床症状から本症を疑い，赤血球，尿，糞便中からポルフィリン代謝産物やその前駆物質の検出，酵素活性測定などにより診断する。

　以下に比較的頻度の高い2疾患を概説する。

急性間欠性ポルフィリン症

　本症は急性肝性ポルフィリン症の代表であり，20～40歳の女性に多く，10万人に1人の頻度である[3]。ヘム合成経路酵素のポルホビリノーゲン脱アミノ酵素（porphobilinogen deaminase：PBGD）の活性低下により，ポルフィリンの前駆物質であるPBGとaminolevulinic acid（ALA）が蓄積する。ポルフィリンが蓄積しないので光線過敏症はみられない。ALAは神経伝達物質であるgamma amino butyric acid（GABA）と構造が類似しており，GABAと結合し神経症状を呈する。

発作時にはポルフィリン尿と呼ばれるポートワイン色の尿が特徴的である。肝臓表面には暗紫青色の斑紋がある[3]。特異的な治療はなく対症療法を行うが，発作時はブドウ糖の点滴，ヘマチン投与などを行うが，発作を回避することが重要である。

晩発性皮膚ポルフィリン症

　最も頻度の高いポルフィリン症である。ヘム合成経路系酵素のウロポルフィリノーゲン脱水素酵素低下による疾患で，先天性と後天性があるが，先天性は常染色体優性遺伝型であり，発症年齢は低く，女性に多い。後天性は40～50代の男性に多く，やはりアルコール，薬物が誘因となる。肝機能異常と露出部の日光過敏による慢性皮膚炎が特徴である。患者の多くは肝組織の鉄過剰がみられ，血清鉄を減少させてポルフィリン代謝を正常化させるために瀉血が行われる。

文献

1. Bissell DM, et al.：Acute Hepatic Porphyria. J Clin Transl Hepatol 3：17-26, 2015

2. Hodgson HJF：Porphyria. Dooley JS, et al (eds),Sherlock's Diseases of the Liver and Biliary System, 12th ed, 626, Wiley-Blackwell, 2011

3. 穂刈篤史：ポルフィリン症. 別冊新領域別症候群シリーズ，肝・胆道系症候群（第2版），Ⅰ肝臓編（上）―その他の肝・胆道系疾患を含めて―，日本臨牀社，東京，2010

代謝性肝疾患

15 先天性グリコシル化異常症
（congenital disorders of glycosylation：CDG）

••• Key point •••▶

- 乳児期早期から認める肝機能異常に血液凝固異常や小脳低形成など，脳の形態異常を伴う場合は，先天性グリコシル化異常症を疑って，トランスフェリンの糖鎖解析を専門機関に依頼することが重要である。

■ 先天性グリコシル化異常症とは

先天性グリコシル化異常症（CDG）は，蛋白質や脂質の糖鎖の合成過程に障害をきたす遺伝性代謝疾患である。多臓器の症状を呈し，現在までに約70種類の病型が報告されている。糖蛋白あるいは糖脂質は，糖鎖の形成と蛋白への糖鎖転移，ゴルジ体での糖鎖の離脱や付加などの過程を経て形成される。CDGはこの過程を触媒する糖転移酵素や，糖ヌクレオチド輸送体などの酵素や輸送担体の遺伝的異常が原因である。遺伝形式のほとんどが常染色体劣性遺伝型である[1]。

最も多い疾患は，phosphomannomutase-2欠損症（PMM2-CDG：CDG-Ia）で，全症例の約80％を占めており，ヨーロッパにおける発生頻度は5万人に1人である。ALG6-CDG（CDG-Ic）は約30症例，MPI-CDG（CDG-Ib）は約20症例の報告があるが，その他の疾患は極めて稀である。

本項ではそのなかでも頻度の高いCDG-Iaを概説する。

■ Phosphomannomutase-2欠損症

1980年にJaekenによって初めて報告された疾患であり，マンノース6リン酸のマンノース1リン酸への変換を触媒するホスホマンノムターゼ2酵素をコードするPMM2遺伝子の変異によっ

て起こる。これまでに100種類以上のPMM2遺伝子変異が報告されており，患者は変異を複合ヘテロ接合で有する[2, 3]。

■ 症状・診断

新生児期から乳児期には，哺乳不良，体重増加不良を認め，内斜視，眼振，筋緊張低下，運動精神発達の遅延，小脳症状，末梢神経障害などの神経症状だけではなく，易感染性，肝障害，出血あるいは血栓症，心筋症などの全身症状が見られる。幼児期以降は，てんかん，頭蓋内出血，凝固能異常による脳血管障害などが見られる。思春期から成人では神経症状に加えて，網膜色素変性症，脊柱後側弯症，性腺機能低下症を含む内分泌異常などが認められる。

乳児期早期に死亡する重症例から，軽度の発達障害で社会生活を送っている成人の軽症例まで重症度の幅は広い。肝障害など，全身の臓器障害が特に問題となるのは新生児期から乳児期である。乳児期を過ぎると比較的症状が安定し，肝障害も目立たなくなることがある。

臨床検査では肝機能異常や，アンチトロンビンⅢ，プロテインC，プロテインSなどの低値を認めることが多い。画像検査ではMRIで小脳低形成（特に橋小脳低形成）が認められることがある。また肝生検では脂肪肝，脂肪肝炎の所見が認められ

ることがある[4]。

　CDGのスクリーニングとしては，血清糖蛋白であるトランスフェリンの等電点電気泳動が有用である。確定診断には皮膚線維芽細胞，または白血球中の酵素活性の解析，遺伝子診断を行う。

■ 管理・治療

　CDG-Iaを含むほとんどのCDGに有効な治療法はなく，対症療法となる。新生児期から乳児期発症例の20％が1歳までに死亡しており，その原因は，肝不全，重症感染症，心筋症などである。

文献

1. Freeze HH, et al.：Neurology of inherited glycosylation disorders. Lancet Neurol 11：453-466, 2012

2. Haeuptle MA,et al.：Congenital disorders of glycosylation: an update on defects affecting the biosynthesis of dolichol-linked oligosaccharides. Hum Mutat 30：1628-1641, 2009

3. Hennet T.：Diseases of glycosylation beyond classical congenital disorders of glycosylation 1820：1306-1317, 2012

4. Damen G, et al.：Gastrointestinal and other clinical manifestations in 17 children with congenital disorders of glycosylation type Ia, Ib, and Ic. J Pediatr Gastroenterol Nutr 38：282-287, 2004

各論

ウイルス性肝炎・薬物性肝障害

小児臨床肝臓学

ウイルス性肝炎・薬物性肝障害

1 A型肝炎
（hepatitis A）

••• Key points •••▶

- わが国ではA型肝炎ウイルスによる小児急性肝不全は稀であるが，A型肝炎流行国では小児急性肝不全の報告は多い。
- 曝露後感染予防には免疫グロブリン投与またはA型肝炎ワクチンを接種する。

■ A型肝炎とは

現在わが国でのA型肝炎は，急性肝炎の30〜40％，劇症肝炎の5〜6％の割合を占めている[1]。以前わが国はA型肝炎ウイルス（hepatitis A virus：HAV）の高浸淫地域であったが，衛生環境の改善に伴いA型肝炎の発生率は減少した。HAVに曝露される機会の減少に伴いHAV抗体保有率も減少し，現在では50歳未満のほとんどが抗体を有していない。したがってA型肝炎が発生すると大規模な集団感染の危険性が指摘されている[2]。

▶ ウイルス学

第二次世界大戦以前から"Infective hepatitis"と呼ばれ，1973年に電子顕微鏡を用いて初めてHAV粒子が発見された[3]。HAVは1本鎖プラス鎖RNAウイルス（全長約7,500bp）であり，ピコルナウイルス科へパトウイルス属に分類される。外皮膜（エンベロープ）をもたず，直径27〜32nmのウイルスであり，ヒトを含む霊長類が自然宿主である。血清型は1種類であるが，遺伝子型はⅠ〜Ⅵ型までの6種類に分類され，ヒトから分離されるのはⅠ・Ⅱ・Ⅲ型であり，わが国で最も多く検出されているのはⅠ型である[1, 4]。口から侵入したHAVは腸管から門脈または全身循環を経て肝臓に到達する。肝細胞で増殖し，胆汁とともに胆管から腸管を経て，排便により体外へ排泄される。肝細胞がHAVから直接障害を受けることはなく，肝炎はHAV感染細胞に対する宿主免疫応答により生じる。主な感染様式は経口感染であり，HAVに汚染された食物の摂取やHAV感染者への接触により感染する。唾液からも感染し，家族内感染が多く，無症状のため幼稚園や保育園での感染拡大に注意する必要がある。

HAVは二枚貝のなかでは増殖しないが，二枚貝は大量の水を吸引・濾過することによりHAVを体内で濃縮・蓄積させる[1]。低いpHや中等度の熱では不活化されないが，高温（85℃1分以上）や塩素，ホルマリンで不活化される。

▶ 疫 学

A型肝炎は感染症法により4類感染症に指定され，無症状病原体保有者を含め全症例報告が義務づけられている。わが国では毎年100例以上の感染患者が報告され（図1），約80％が国内での感染，約20％が国外での感染である[4]。

2010年と2014年に小規模流行が確認された。発症の季節性は以前ほど明確ではないが，冬・春から初夏にかけて多く発生する。国内感染例は年齢とともに増加し，50歳代をピークにその後は減少する[4]。2010〜2014年の5年間で1,229例のA型肝炎の報告があり（図1），80％において経口感染が疑われた。経口感染の41％は推定原因食がカキやその他の魚介類であったが，49％は

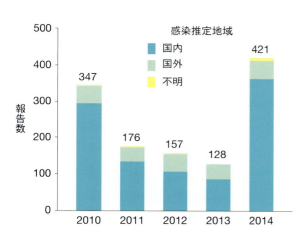

図1　A型肝炎患者報告数の推移
（2010年1月～2014年11）
国立感染研究所，2015年より引用[4]

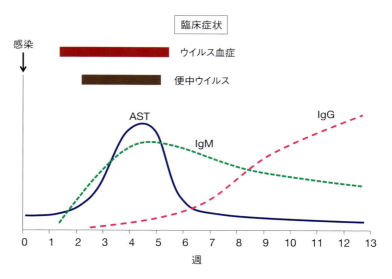

図2　A型肝炎の臨床経過と検査値の推移
Mathenyら，2012より引用，一部改変[5]

原因不明であった[4]。輸入野菜・果実など，魚介類以外の食材も感染源となりうる[1]。また感染の約10％は家族内感染であり，頻度は少ないがA型肝炎は性行為感染症としても知られている[4]。

■ 症　状

　潜伏期間は2～6週間（平均4週間）で症状出現前からウイルスを排出し，症状出現前後が最も感染力が強い（図2）[5]。5歳以下の小児は約80～95％が不顕性感染，成人は約75～90％が顕性感染である[1]。顕性化例の主な症状は，全身倦怠感81％，食欲不振72％，黄疸66％，発熱64％，肝腫大25％などである[1]。発熱はほかのウイルス肝炎と比べ，頻度が高い。圧痛を伴う肝腫大は半数以下で生じ，脾腫大はあまりみられない。血清トランスアミナーゼ値は500～5,000IU/Lまで上昇するが，大部分の患者は3～6カ月以内に臨床症状が消失し，肝機能も正常化する。慢性化することはない。年齢が高くなると重症化する傾向があり[5,6]，劇症肝炎は顕性感染の数％以下で生じる[1]。一方で小児における劇症肝炎の報告は近年ほとんどない。

　1995～2005年を対象とした小児肝不全全国アンケート調査では，HAV感染による急性肝不

表1　確定診断に必要な検査

検査方法	検査材料	保険適用
HAV-IgMの検出	血清	有
PCR法によるHAV遺伝子の検出	血液，便	無

全の報告はない[7]。同様に北米や欧州では小児急性肝不全に占めるHAV感染の割合は1％以下である[8,9]。しかし南米やトルコなどHAV流行地域では，小児急性肝不全の成因の26～61％をHAV感染が占める[10]。この頻度差は全体の感染者数に違いがあるためと推測されている。稀ではあるが肝外症状として，腎不全，膵炎，関節炎，血管炎，血小板減少，再生不良性貧血，横断性脊髄炎などが報告されている[1,5,11]。一度感染すると，終生免疫が得られる。

■ 診　断

　A型肝炎の確定診断にはIgM型HAV（HAV-IgM）抗体を測定する。さらに保険適用はないが，血液や便を用いたポリメラーゼ連鎖反応（PCR）法によるHAV遺伝子の検出も有用である[12]。HAV-IgM抗体が陽性またはPCR法が陽性の場合，A型肝炎の診断が確定する（表1）。2010～2014年の報告では検査方法の98％がHAV-IgM

自験例

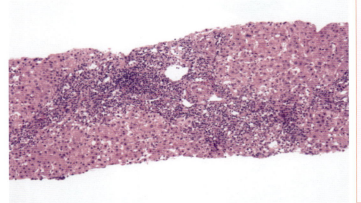

図3　女児14歳，肝組織像（HE染色）

嘔吐，右腹痛，黄疸を主訴に来院。血液検査にて肝機能異常（AST 793 IU/L, ALT 2131 IU/L, T-bil 3.4mg/dL, D-bil 2.8mg/dL, ALP 767 IU/L, γ-GTP 299 IU/L）あり。HAV-IgM抗体 陽性によりA型肝炎と診断した。自然経過で症状軽快。同居家族に感染者はなし。感染経路は不明。肝組織所見は小葉の乱れはなく，門脈域を中心とした著明なリンパ球浸潤が見られる。

表2　A型肝炎ワクチン接種が推奨される対象者（米国）

1歳以上の小児全員
A型肝炎流行国・地域への旅行者
男性間同性愛者
非合法薬物（注射および非注射）使用者
A型肝炎に罹患するヒト以外の霊長類を取り扱う職業従事者や研究者
B型肝炎やC型肝炎などの慢性肝疾患の患者
血友病など凝固障害疾患の患者
A型肝炎流行地域から養子を受け入れる家族

表3　曝露後の感染予防措置（曝露から14日以内）

対象	予防措置
1～40歳の健常人	A型肝炎ワクチン ・エイムゲン
1歳未満または41歳以上 易感染宿主 慢性肝疾患患者 A型肝炎ワクチン禁忌者	筋注用免疫グロブリン ・ガンマグロブリン筋注「ニチヤク」 ・ガンマグロブリン筋注「化血研」 ・グロブリン筋注「JB」 ・グロブリン筋注「ベネシス」

抗体測定による診断であった[4]。しかしHAV-IgM抗体は早期では陰性になる場合があり，また自己免疫疾患では偽陽性を示すことがある[11]。

▶肝組織

A型肝炎患者の肝組織像を図3に示す。肝細胞の変性・壊死はほぼzone1（門脈域とその周囲）に限られ，門脈域の著明な細胞浸潤が特徴である[13]。

■ 治療・予防

A型肝炎に特異的な治療法はない。感染予防法として中和抗体を含んだ免疫グロブリン投与とA型肝炎ワクチン接種の2種類があり，曝露前感染予防にはA型肝炎ワクチンを用いる。

わが国では1種類の不活化ワクチン（商品名：エイムゲン）が市販されており，1歳以上で接種可能である（小児1回接種量は成人と同じ）。わが国では主にトラベラーズワクチンとして使用されているが，米国では表2に記載した集団に対してA型肝炎ワクチン接種を推奨しており[5]，2006年から生後12カ月以上に対して定期接種化している[14]。以前の曝露後感染予防は免疫グロブリンの投与が推奨されていた。免疫グロブリンはHAV曝露後14日以内の投与で顕性感染の予防に85％以上の有効性が得られる[6]。しかし2006年，米国疾病管理予防センター（CDC）は曝露後感染予防においてA型肝炎ワクチンは免疫グロブリンと同等の効果が得られると判断し，"曝露後感染予防には免疫グロブリンまたはA型肝炎ワクチンの投与"へ推奨内容を変更した[14]。曝露後感染予防は表3に示す

ように年齢や基礎疾患などを考慮して，免疫グロブリンとA型肝炎ワクチンの投与対象を決める。しかしわが国の免疫グロブリンはわが国で採取した献血を用いており，十分なHAV抗体価を含んでいない可能性が指摘されている。したがってわが国では免疫グロブリンとA型肝炎ワクチンの同時投与も考慮すべきと思われる[15]。CDC推奨免疫グロブリン投与量は体重1kgあたり0.02mLであるが，わが国の免疫グロブリンの添付文書では1kgあたり0.1〜0.33mLである。曝露後14日以降の予防に関してはデータがない。

文 献

1. 内閣府. 食品安全委員会：食品健康影響評価のためのリスクプロファイル．二枚貝におけるA型肝炎ウイルス. https://www.fsc.go.jp/sonota/risk_profile/havirus.pdf(2016.12.10アクセス)
2. 鈴木哲朗，他.：A型肝炎ウイルス(HAV)の疫学．新ウイルス性肝炎．日本臨牀 37(増刊号9)：571-575, 2015
3. Feinstone SM, et al.：Hepatitis A：detection by immune electron microscopy of a viruslike antigen associated with acute illness.Science 182：1026-1028, 1973
4. 国立感染症研究所：A型肝炎2010〜2014年11月現在．病原微生物検出情報 39(1)：1-11, 2015 http://www0.nih.go.jp/niid/idsc/iasr/36/419j.pdf(2016.12.10アクセス)
5. Matheny SC, et al.：Hepatitis A. Am Fam Physician 86(11)：1027-1034, 2012
6. Leach CT.：Hepatitis A in the United States. Pediatr Infect J 23：551-552, 2004
7. 日本小児肝臓研究会急性肝不全ワーキンググループ：本邦における小児期の劇症肝不全．日腹部救急医会誌 29：583-589, 2009
8. Squires RH, et al.：Acute liver failure in children：Etiology and evaluation. Up to Date. http://www.uptodate.com/contents/acute-liver-failure-in-children-etiology-and-evaluation(2016.12.10アクセス)
9. Quirós-Tejeira RE, et al.：Overview of hepatitis A virus infection in children. Up to Date. http://www.uptodate.com/contents/overview-of-hepatitis-a-virus-infection-in-children(2016.12.10アクセス)
10. Yeung LT, et al.：Current issues in the management of paediatric viral hepatitis. Liver Int 30：5-18, 2010
11. 川口 巧，他.：A型肝炎の診断・治療．新ウイルス性肝炎．日本臨牀 37(増刊号9)：589-591, 2015
12. 厚生労働省．：感染症法に基づく医師の届出のお願い．A型肝炎. http://www.mhlw.go.jp/bunya/kenkou/kekkaku-kansenshou11/01-04-03.html(2016.12.10アクセス)
13. 円山英昭，他.：形質細胞浸潤．肝胆膵45：745-753, 2002
14. Advisory Committee on Immunization Practices Centers for Disease Control and Prevention：Update：Prevention of hepatitis A after exposure to hepatitis A virus and in international travelers. Updated recommendations of the Advisory Committee on Immunization Practices(ACIP.)MMWR Morb Mortal Wkly Rep 56(41)：1080-1084, 2007
15. 藤澤知雄：A型肝炎．母子保健情報 59：110-112, 2009

内科医／移植外科医へのメッセージ

- 小児は不顕性感染が多い。
- A型肝炎ワクチンは1歳以上で接種可能である。1歳以下に接種しても有意なA型肝炎抗体が得られない。

小児臨床肝臓学

ウイルス性肝炎・薬物性肝障害

2 B型肝炎
(hepatitis B)

••• Key points •••▶

- 小児は自然経過でHBe抗原セロコンバージョンが期待できるため，①ALT値上昇の持続期間，②HBV-DNA量，③肝組織所見を参考に治療適応を決める。

- 耐性ウイルスの出現頻度が低い核酸アナログが小児へ投与可能となったが，治療第一選択薬はインターフェロンである。

- B型肝炎ワクチンが定期接種に導入され，母子感染予防は新生児にB型肝炎ワクチンを高力価HBsヒト免疫グロブリン(HBIG)と同時に投与するプロトコールへ改訂された。

■B型肝炎とは

わが国では，B型肝炎ウイルス(hepatitis B virus：HBV)感染は肝癌の原因の約20%を占める。母子感染が予防できればHBV感染は撲滅できると考え，現在に至るまで母子感染対策に重点を置いてきた。母子感染対策は一定の成果を収めたが，厚生労働省は母子感染対策のみではHBV感染を制御できないと判断し，今年度(2016年度)からB型肝炎ワクチンを定期接種として導入した。定期接種化によりわが国のHBVキャリア率は更に減少すると考えられる。今後は小児HBVキャリアに対する有効な治療の確立が課題となる。

▶ウイルス学

HBVはヘパドナウイルス科に属するDNAウイルスであるが，レトロウイルスのような特徴も有する。電子顕微鏡にて，二重構造をしている直径42nmの球状ウイルスはDane粒子と呼ばれ，感染力のあるウイルス粒子である。電子顕微鏡ではDane粒子以外に，ウイルス粒子の一部である直径が20nmの球状粒子や幅22nmのフィラメント粒子が見られる。しかしこれらの粒子はDane粒子と異なり感染力はない。Dane粒子はHBs抗原を含む外皮(エンベロープ)とその内部に存在するHBc抗原，不完全2本鎖のウイルスDNA genome, DNA polymeraseから構成されている。ウイルスgenomeの長さは約3.2kbpであり，現在genotypeはA～Hの8種類に分類されている。わが国では地域差があるものの，全体的にgenotype Bが約10%, genotype Cが約90%を占めている。感染経路は，垂直感染(母子感染)，水平感染(父子感染，兄弟間感染，など)，不適切な医療行為(薬物常用者，刺青などを含む)などである。残念ながら現在でもごく稀に(年間数例程度)輸血による感染が存在する。HBVは肝細胞に侵入後，ウイルス遺伝子が核内へと移動して，核内で不完全2本鎖のウイルスDNAから完全2本鎖環状DNA (covalently closed circular DNA：cccDNA)に変換する(図1)[1, 2]。cccDNAは核内でmessenger RNAとpregenomic RNA鋳型となる。messenger RNAからHBs抗原，HBc抗原，HBe抗原，および逆転写酵素を含むポリメラーゼ/X蛋白が翻訳される。pregenomic RNAはコア粒子に取り込まれて，逆転写酵素の働きでマイナス鎖DNAが合成され，その後プラス鎖，不完全2本鎖環状DNAとなり，

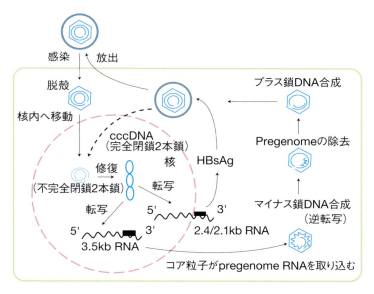

図1　B型肝炎ウイルスのライフサイクル
Hoofnagleら，2007より引用，一部改変[1]

表1　わが国における小児B型慢性肝炎の疫学データ

感染経路	キャリア頻度	genotype	肝硬変の発生率	肝細胞癌の発生率
母子感染　80% 家族内感染 10%	0.16～0.17%	B10% C 85%	キャリアの1～5%	キャリアの2～5%（男児が多い。ほとんどがHBe抗体陽性例）

Kiyoharaら，2015より引用，一部改変[3]

HBs抗原から構成されているエンベロープに包まれてDane粒子となり血中へ放出される。

疫学

わが国の持続感染者は110～140万人と推定されている。年齢が若いほど持続感染者の頻度は低いと考えられ，血清銀行の検体を用いた研究では4～15歳のHBs抗原陽性率は0.16～0.17%である（表1）[3]。時代により感染経路の比率はやや異なるが，2000年以降の小児HBVの感染経路は約80%が母子感染，約10%が家族内感染である[4]。同居者に持続感染者がいる場合，水平感染リスクは高くなる。母子感染予防措置を実施しない場合，HBe抗原陽性妊婦から出生した児の約90%が持続感染する。

一方，HBe抗原陰性妊婦から出生した児が予防処置を受けない場合，感染する可能性は5%未満であるが稀に乳児期で急性肝炎や劇症肝炎が生じる。HBVに感染した場合の慢性化率は年齢とともに減少し，1～5歳で25～50%，それ以上の年齢では6～10%である。成人のほとんどは急性肝炎で終息するが，genotype Aによる感染は約10%が持続感染者となる[5]。小児期におけるHBVキャリアの肝硬変発生率は1～5%であり，HBVによる肝細胞癌の発生率は2～5%である[6,7]。肝細胞癌診断時による多くの児はHBe抗体陽性である[6,7]。HBeAセロコンバージョン（血清転換）後の発癌は，HBeAgセロコンバージョンまでに激しい炎症が生じたためと考えられている[6]。

急性肝炎

小児期の急性肝炎はほとんどが無症状である。特異的な症状はなく，悪心，嘔吐，発熱，黄疸など一般的肝炎と同様の症状を示す。感染後4～10週の潜伏期を経て血中のHBs抗原が陽性になる。この潜伏期は通常約3カ月であるが，稀に6カ月後に発症することもある。

小児臨床肝臓学

表2　各病期おける慢性HBV感染の血液データの特徴

Phase	ALT値	HBeAg	Anti-HBe	HBV DNA	Copies/mL
Immune tolerance	正常orごく軽度上昇	陽性	陰性	極めて高値	$10^8 \sim 10^{11}$
Immnue reactive	持続上昇	陽性	陰性	高値	$10^6 \sim 10^{10}$
Inactive carrier	持続正常	陰性	陽性	低値，または陰性	$<10^4$
HBeAg-negative chronic hepatitis	上昇or時々正常化	陰性	陽性	中等度レベル，しばしば増減あり	$10^4 \sim 10^8$

Fattovichら，2008より引用，一部改変[9]

■ 慢性肝炎

　慢性肝炎は病態が異なる5つの時期，①immune tolerance，②immune reactive，③inactive HBV carrier，④HBeAg-negative chronic hepatitis B，⑤HBsAg-negativeを有する[8]。HBsAg-negativeを除く各病期の血液データの特徴を**表2**に示す[9]。

　immune tolerance期は，ほとんどの場合が周生期や乳児期での感染である。HBe抗原陽性でありHBVに対して免疫寛容状態のため，血中ウイルス量は高値，トランスアミナーゼ値は正常，肝組織所見はほとんど正常か軽度の炎症細胞浸潤を示すのみである。

　immune reactive期は，トランスアミナーゼ値が上昇し，HBe抗原陽性，血中ウイルス量は低下傾向となる。この時期に肝組織の炎症は著明となり，線維化も急速に進行する。immune reactive期は数カ月〜数年持続する。

　inactive HBV carrier期は，HBe抗原陽性からHBe抗体陽性にセロコンバージョンした状態であり，血中ウイルス量は低下し，トランスアミナーゼ値も正常化している。宿主の免疫がHBV感染をコントロールしている状態であり，多くの場合は長期的に肝硬変や肝癌のリスクを低下させる。年1〜2%の割合でHBs抗原は消失するが，小児期ではHBs抗原消失は稀である。

　HBeAg-negative chronic hepatitis B期は，HBe抗体陽性へのセロコンバージョン後にも関わらずHBV-DNA量が増加し，トランスアミナーゼ値の異常が持続している状態である。この

表3　HBVマーカーと病態との関連

HBs抗原	（−）	未感染（感受性者）
HBc抗体	（−）	
HBs抗体	（−）	
HBs抗原	（−）	既感染
HBc抗体	（＋）	
HBs抗体	（＋）	
HBs抗原	（−）	ワクチン接種済
HBc抗体	（−）	
HBs抗体	（＋）	
HBs抗原	（＋）	急性感染
HBc抗体	（＋）	
IgM HBc抗体	（＋）	
HBs抗体	（−）	
HBs抗原	（＋）	慢性感染
HBc抗体	（＋）	
IgM HBc抗体	（−）	
HBs抗体	（−）	
HBs抗原	（−）	以下の可能性あり 1．既感染 2．HBc抗体　偽陽性 3．慢性感染（ウイルス量少ない） 4．軽快中の急性感染
HBc抗体	（＋）	
HBs抗体	（−）	

状態は肝硬変や肝癌への進展のリスクを増加させるため，慎重なフォローアップが必要である。

　HBsAg-negative期は，肝臓内で低いレベルのウイルス増殖はあるものの，HBV-DNAは通常血液中には検出されない。HBs抗体陽転を伴わずHBc抗体のみ陽性となる場合がある。HBs抗原の消失は肝硬変や肝細胞癌のリスクの減少を意味する。しかしこれらの患者では抗癌剤などの治療による免疫抑制が肝細胞内のHBV再活性化を誘導する。

診 断

　HBV感染は血清学的に診断される（表3）。通常では診断のためのHBV遺伝子検査は不要である。急性肝炎の診断はIgM-HBc抗体の検出（明らかなキャリアからの急性増悪例は含まない）であり，急性肝炎は5類感染症に指定されているため届け出が必要である。

肝組織

　図2に肝組織像を示す。B型慢性肝炎では，門脈域や小葉内へのリンパ球浸潤，肝細胞の変性や壊死，線維化が見られる。肝細胞質のスリガラスはHBV感染に特徴的と言われているが，ほかの疾患でもみられる[10]。

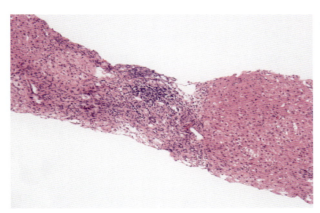

自験例

図2　小児期B型慢性肝炎の肝組織像（HE染色）
感染経路は父子感染。1歳時からALT値の上昇が持続していた。3歳時に自然経過でHBe抗体へのセロコンバージョンがみられ，肝炎の終息が期待されたが，その後もALT値の上昇とHBV-DNA高値が持続した。4歳時にはAFPが134ng/mLへ上昇。5歳時の肝生検にて門脈域のリンパ球浸潤を伴う限界板の破壊，高度の線維化（F3）がみられた。

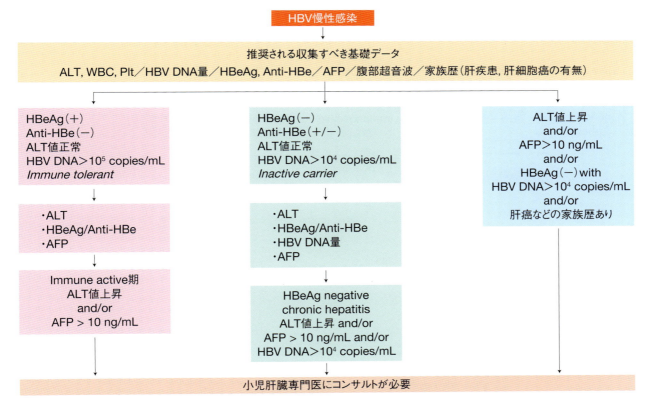

図3　米国における小児B型慢性肝炎診療の指針

Haberら，2009より引用，一部改変[11]

慢性肝炎のフォローアップ

米国におけるHBVキャリアの診療指針を図3に示す[11]。検査項目としては，ALT，HBe抗原・抗体，HBV-DNA量，αフェトプロテイン（AFP），画像検査（超音波など）である。特に，HBe抗原抗体の有無に関わらず，ALT値が正常値の2倍以上で持続する場合は肝硬変や肝癌への進展を念頭に入れて頻回なモニタリングが必要となる。

HBe抗原陽性のimmune active期でのALT値上昇の持続や，セロコンバージョン後のHBe抗原陰性でのALT上昇の持続が，肝硬変，肝細胞癌に関連している。HBe抗原陽性，ALT値が正常の場合はimmune tolerance期のため毎回HBV-DNA量を測定する必要はないが，ALT値の上昇が長期間持続する場合は，治療の必要性を検討するためHBV-DNA量を測定する。またHBe抗原陰性，かつATL値が上昇している場合は必ず再活性化を考慮してHBV-DNA量を測定する。HBVキャリアの一部では，肝硬変を伴わず肝細胞癌が出現する場合もあることを忘れてはならない。

B型慢性肝炎治療指針

欧州小児消化器肝臓栄養学会の小児B型慢性肝炎治療指針を図4に示す[12]。基本的な治療指針は若年成人に対するわが国のガイドラインと相違ない。HBe抗原の有無に関わらず，①ALTの異常値（60 IU/L以上）が持続，②HBV-DNA量が高値，

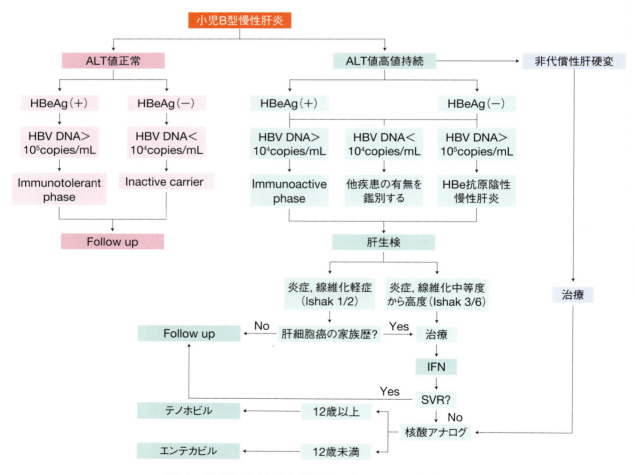

図4 欧州における小児HBVキャリアの治療指針

Sokalら，2013より引用，一部改変[12]

③肝組織線維化が進展しているなどの項目が合致する場合は治療を考慮する。

しかし，ALT値上昇は自然HBeAgセロコンバージョンを生じる免疫反応でもあるため，ALT値が上昇しても6カ月以上（HBeAg陰性の場合は12カ月以上）は経過観察する必要がある。肝硬変例やB型肝炎に伴う，糸球体腎炎合併例，HCV，HDV，HIVとの重複感染例では，図4に従うことなく治療開始が推奨されている[12]。

治療薬

わが国で成人のHBV治療薬として承認されているのは，インターフェロン（IFN）-α，IFN-β，PEG-IFNと核酸アナログのラミブジン，アデホビル，エンテカビル，テノホビルの7剤である。IFN-βとPEG-IFNを除く5剤はアメリカ食品医薬品局（FDA）も小児B型肝炎治療薬として認可しているが，適応年齢を細かく定めている（表4）[12]。

表4 アメリカ食品医薬品局（FDA）が小児HBV感染に承認している抗ウイルス薬

FDA承認有無	治療薬	FDA 承認適用年齢	投与量	投与期間
承認済み	IFN	≧生後12カ月	5〜10 Munits/m^2 皮下注，週3回	6カ月
	Lamivudine	≧2歳	3 mg/kg（最大100mg），経口，1回/日	1年以上
	Adefovir	≧12歳	10 mg，経口，1回/日	1年以上（HBeAg seroconversion後は＋6カ月）
	Entecavir	≧2歳	0.015 mg/kg（最大0.5mg），経口，1回/日	1年以上（HBeAg seroconversion後は＋6カ月）
	Tenofovir	≧12歳	300mg，経口，1回/日	1年以上
未承認	PEG-IFN	Phase Ⅲ（2〜18歳）	180μg 皮下注，1回/週	6カ月

Sokalら，2013より引用，一部改変[12]

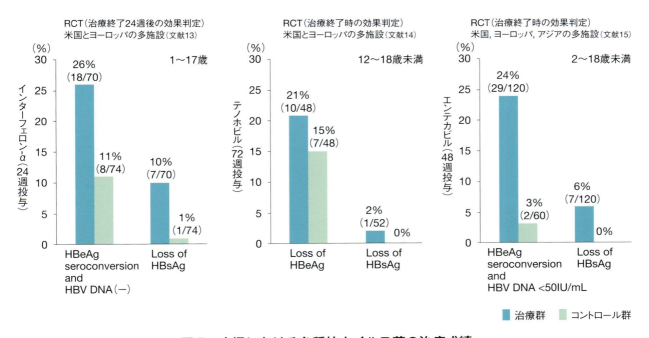

図5　小児における各種抗ウイルス薬の治療成績

小児の第一選択薬はIFNである。核酸アナログは耐性ウイルスの出現を考慮すると，小児では第一選択薬とならない。IFNは非代償性肝硬変に対して禁忌である。非代償性肝硬変の場合は核酸アナログが第一選択薬であり，欧州では12歳以上ではテノホビルが推奨されている。現在は2歳以上でのエンテカビルの使用が可能となり，12歳以下での核酸アナログの第一選択薬はエンテカビルである。FDAがPEG-IFNを承認すれば，わが国と欧米では小児の第一選択薬はPEG-IFNになると考えられる。

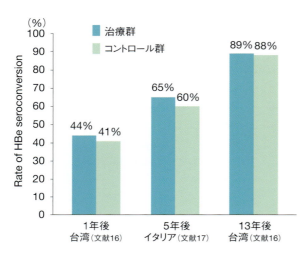

図6　小児HBeAg陽性慢性肝炎児における IFN-α 24週投与後の長期成績

急性肝炎，劇症肝炎の治療

急性肝炎の重症化や劇症肝炎が予測される場合はプロトロンビン時間(PT)が40%以下になる前，キャリアの急性増悪例ではPTが60%以下になる前を目安として，速やかに核酸アナログを投与する。ラミブジン，テノホビル，エンテカビルのいずれかを用いた急性肝炎の早期治療は容認されている[12)]。治療終了の目安はHBs抗体陽性化の3カ月後である。わが国の成人B型肝炎治療ガイドライン(2016年改訂版)は，急性肝炎に対してラミブジン投与を推奨し，治療終了の目安はHBs抗原陰性化である。

小児B型慢性肝炎の治療成績

IFN-α[13)]，テノホビル[14)]，エンテカビル[15)]を投与した小児B型慢性肝炎の治療成績を図5に示す。IFN療法の著効予測因子は，投与前のALT値が正常の2倍以上，女性，若年齢，肝組織の活動性炎症所見などであり，ALT値の上昇があれば人種差はなく，投与後のHBV-DNA陰性率またはHBe抗体へのセロコンバージョン率は20～58%である。

IFN投与に先行して副腎皮質ステロイドを投与することへの有効性を積極的に支持する根拠はない。逆に劇症肝炎の誘発を危惧する記述もみられる。

(A)母子感染予防スケジュール

月齢	0	1	2	3	4	5	6	7	8	9～12
ワクチン3回	Hep B	Hep B					Hep B			
抗HBヒト免疫グロブリン1回	HBIG									
血液検査										HBsAg/HBsAb

(B)定期接種スケジュール

月齢	0	1	2	3	4	5	6	7～8
ワクチン3回			Hep B	Hep B				Hep B

図7　HBV母子感染予防スケジュールとHBワクチン定期接種スケジュール

IFN療法によるALT値の正常化やHBV DNAの減少など短期的効果は明らかであるが，小児期のIFN治療が将来発生する肝硬変や肝細胞癌を予防できるかは不明である。

台湾[16]とイタリア[17]における長期予後の検討では，HBe抗体へのセロコンバージョン率は無治療群と有意差はない（図6）。テノホビル72週投与では耐性ウイルス出現はなく，エンテカビル1年投与と2年投与での耐性ウイルス出現率はそれぞれ0.6％と2.6％であり，両者ともに重大な副作用はみられていない[14, 15]。

定期接種と母子感染予防

母子感染予防は妊婦がHBs抗原陽性（HBe抗原の有無に関係なし）であれば実施する。母子感染予防接種と定期予防接種のスケジュールを図7に示す。母子感染予防は，①出生直後（HBIGと同時に生後12時間以内），②生後1カ月，③生後6カ月の3回，定期接種は，①生後2カ月，②生後3カ月，③生後7～8カ月の3回である。接種月齢が若干異なるため十分注意する。

母子感染予防は生後9～12カ月を目安に，HBs抗原とHBs抗体検査を実施する。不適切な予防措置を防ぐため，ワクチン3回接種終了前に検査は絶対実施しない。

文献

1. Hoofnagle JH, et al. : Management of hepatitis B : summary of a clinical research workshop. Hepatology 45 : 1056-1075, 2007

2. Liang TJ. : Hepatitis B : The virus and disease. Hepatology 49(5Suppl) : S13-21, 2009

3. Kiyohara T, et al.: Seroepidemiological study of hepatitis B virus markers in Japan. Vaccine 33 : 6037-6042, 2015

4. Komatsu H, et al. : Transmission route and genotype of chronic hepatitis B virus infection in children in Japan between 1976 and 2010 : A retrospective, multicenter study. Hepatol Res 45 : 629-637, 2015

5. Ito K, et al. : Risk factors for long-term persistence of serum hepatitis B surface antigen following acute hepatitis B virus infection in Japanese adults. Hepatology 59 : 89-97, 2014

6. Paganelli M, et al.: Chronic hepatitis B in children and adolescents. J Hepatol 57 : 885-896, 2012

7. 田尻　仁：小児期のウイルス性肝炎に対する治療法の標準化に関する研究．厚生労働科学研究費補助金．難治・がん等疾患分野の医療実用化研究事業．平成25年度総括・分担研究報告書：12-15, 2014

8. European Association For The Study Of The Liver. : EASL Clinical Practice Guidelines : management of chronic hepatitis B. J Hepatol 50 : 227-242, 2009

9. Fattovich G, et al. : Natural history of chronic hepatitis B : special emphasis on disease progression and prognostic factors. J Hepatol 48 : 335-352, 2008

10. Heller S, et al. : Treatment of viral hepatitis in children. Arch Med Res 38 : 702-710, 2007

11. Haber BA, et al. : Recommendations for screening, monitoring, and referral of pediatric chronic hepatitis B. Pediatrics 124 : e1007-1013, 2009

12. Sokal EM, et al. : Management of chronic hepatitis B in childhood: ESPGHAN clinical practice guidelines: consensus of an expert panel on behalf of the European Society of Pediatric Gastroenterology, Hepatology and Nutrition. J Hepatol 59 : 814-829, 2013

13. Sokal EM, et al. : Interferon alfa therapy for chronic hepatitis B in children: a multinational randomized controlled trial. Gastroenterology 114 : 988-995, 1998

14. Murray KF, et al.: Randomized, placebo-controlled trial of tenofovir disoproxil fumarate in adolescents with chronic hepatitis B. Hepatology 56 : 2018-2026, 2012

15. Jonas MM, et al. : Randomized, controlled trial of entecavir versus placebo in children with hepatitis B envelope antigen-positive chronic hepatitis B. Hepatology 63 : 377-387, 2016

16. Hsu HY, et al.: Interferon-alpha treatment in children and young adults with chronic hepatitis B : a long-term follow-up study in Taiwan. Liver Int 28 : 1288-1297, 2008

17. Bortolotti F, et al.: Long term effect of alpha interferon in children with chronic hepatitis B. Gut 46 : 715-718, 2000

内科医／移植外科医へのメッセージ

- 父子感染への対策は放置されており，成人B型肝炎ウイルスキャリアに対して，同居家族の感染リスクを含めた患者教育の徹底が急務である。

ウイルス性肝炎・薬物性肝障害

③ C型肝炎
(hepatitis C)

••• Key points •••▶

- 現在，小児期のC型肝炎ウイルスの感染経路は母子感染である。
- 小児C型慢性肝炎の肝組織の進行度は基礎疾患がなければ緩徐であり，小児期の肝硬変は稀である。
- 早急な治療の適応がなければ，直接作用型抗ウイルス薬が小児に認可されるまで治療を控えたほうがよい。

◾ C型肝炎とは

C型肝炎ウイルス(hepatitis C virus：HCV)は持続感染すると20〜30年の経過で慢性肝炎から肝硬変，そして肝細胞癌へと進展していく。小児HCV感染は，感染経路，自然治癒率，肝線維化進展度，治療法など，成人とは異なる点が多い。

C型慢性肝炎の治療法は目覚ましい進歩を遂げ，成人では主要な治療薬であるインターフェロン(IFN)に代わり，高いウイルス消失率が期待できる経口薬(直接作用型抗ウイルス薬：direct acting antivirals；DAA)で治療可能な時代となった。

▶ ウイルス学

HCVは1989年に発見された約9,500塩基のプラス鎖RNAウイルスであり，直径50〜60nmでフラビウイルス科に属する。HCVはチンパンジー以外の動物には感染しない。全塩基配列がお互いに約30%以上異なる6つのgenotypeが存在する。genotypeはIFN治療の薬剤感受性と関係しており，genotype 2，3はIFNの効果が高い。genotype 3は自然寛解と関連が強い。

▶ 疫 学

全世界で1億8千万人以上のHCV感染者が存在し，米国小児のHCV抗体陽性率は0.17〜0.39%である。現在わが国でのHCVキャリアは成人を中心に約150〜200万人存在し，肝癌の原因の約60%をHCV感染が占めている。核酸増幅法導入など，スクリーニング方法の進歩により輸血によるHCV感染が根絶され，現在小児の感染経路は母子感染のみと考えられる。全国的な疫学データは存在せず，小児HCV感染の正確なキャリア頻度は不明である。成人データや一部地域の小児データから推測すると，小児HCVキャリア頻度は0.02〜0.06%と考えられる[1]。小児ではgenotype1とgenotype2がほぼ半数ずつを占めているが，最近genotype2が増加傾向である[2]。表1にわが国での小児C型慢性肝炎の疫学データを示す。

◾ 症状と自然経過

成人と比べ，小児HCV持続感染の肝病変の進展は緩徐で，通常は無症状である。成人では慢性肝炎から自然寛解する確率は0.2%と非常に稀で，慢性肝炎患者の10〜20%が初感染から平均20〜30年の経過で肝硬変に移行する。

海外ではHCVによる小児肝硬変の発生率は，HCVキャリアの1〜2%と報告されている[3]。米国では1988〜2009年の間に133例の小児がC型慢性肝炎による肝不全で肝移植を受けた[3]。わが国では肝硬変や肝細胞癌の報告はない。

小児臨床肝臓学

表1　わが国における小児C型慢性肝炎の疫学データ

感染経路	キャリア頻度	genotype	肝硬変の発生率	肝細胞癌の発生率
母子感染	0.02〜00.6%	1：48% 2：52%	キャリアの数％程度（報告に差があり，わが国の小児では報告はない）	わが国の小児での報告はなし（全世界で数例程度の報告。10歳代で基礎疾患に白血病や免疫不全を伴うことが多い）

表2　HCV感染の定義

C型急性肝炎	①HCV抗体陰性で，HCV-RNAまたはHCVコア抗原の検出，②ペア血清による抗体陽転または抗体価の有意の上昇，の①②のどちらかを満たした場合
C型慢性肝炎	6カ月以上HCV-RNA陽性が持続している
自然寛解	無治療にて6カ月以上の間隔で2回連続でHCV-RNA陰性を確認

表3　感染者への一般的な注意事項

	避ける必要がない事項	避けるべき事項
同居（家族）内接触	飲食物，食器，着衣，タオル，トイレシートの共有，母乳を与える	歯ブラシ，髭剃りなどの刃物，爪切り，とげ抜きなど，血液で汚染されている可能性があるものの共有
非同居（家族）内接触	登園，登校，キャンプ，プール，接触・非接触スポーツなど	なし
ソフトな触れ合い	キス，抱擁，握手	なし
性行為	特定のパートナーとの性行為	不特定多数との感染防御を伴わない性行為
その他		刺青，ボディピアス

Mackら，2012より引用，一部改変[3]

HCVによる肝細胞癌は世界で数例の報告がある[4,5]。ヒト免疫不全ウイルス（HIV）感染や肥満の合併は慢性肝炎の増悪因子である。HCV感染の肝外病変は多彩であり，成人ではクリオグロブリン血症やリンパ腫などが知られている。小児での肝外病変は稀であるが，クリオグロブリン血症や膜性増殖性糸球体腎炎の報告がある[6,7]。C型急性肝炎は2〜14週間の潜伏期間を経て発症し，成人では約30％が自然治癒，残り約70％が持続感染する。自然治癒するか慢性化するかを確認するため，発症後2〜3カ月はフォローアップが必要である。成人も小児も急性肝炎の症状は乏しい。劇症肝炎は成人でも稀である。C型急性肝炎は5類感染症に指定されているため届け出が必要である（慢性肝炎は届け出不要）。急性肝炎の診断は，①抗体陰性でHCV-RNAまたはHCVコア抗原の検出，②ペア血清による抗体陽転または抗体価の有意な上昇，のどちらかに基づく（表2）。感染者への一般的な注意事項を表3に示す[3]。肝硬変や肝細胞癌は稀であるが，HCVキャリアに対しては定期的な検査（血算，肝機能，AFP，HCV-RNA量，腹部超音波）を実施する。

母子感染

現在の主な小児感染経路は母子感染である。わが国の妊婦のHCV抗体陽性率は0.4〜0.6％，このうち血清HCV-RNA陽性率は50〜60％と推定される[1]。わが国では年間約120万人の出生があるため，約2,000〜4,000人がHCVキャリア妊婦からの出生となる。そして，HCVキャリア妊婦から出生した児の5〜7％が持続感染する[3]。

図1にわが国のHCVキャリア妊婦とその出生児の管理指導指針を示す[8]。HCVキャリア妊婦から出生した児は，母子感染有無を確認するため生後18カ月以降にHCV抗体を測定し，HCV抗体陽性の場合はHCV-RNAを測定する。生後18カ月未満の場合は母親からの移行抗体があるため，HCV抗体測定は実施しない[3]。海外では乳児期の

HCV-RNA検査は推奨していない。何からの理由で乳児期にHCV-RNAを測定した場合，一過性感染の可能性もあるため，生後12カ月以降に再検査を施行する[3]。特別な理由がない限り母子感染確認の検査を乳児期に実施する必要はない。周産期で持続感染が成立しても持続感染者の20～30％が5～7歳までにHCVを自然排除する[2,3,9]。

例えばHCV-RNA陽性妊婦から100人が出生した場合，5～7歳以降でHCVキャリアとなるのは数人程度(出生児100人中，周産期持続感染者が5～7人，その後5～7歳までに持続感染者の20～30％がウイルス排除を起こすので，最終的にはキャリアとなるのは4～5人)である。感染様式としては胎内感染と産道感染が考えられているが，母子感染の機序はいまだ明らかではない。

羊水や臍帯血からHCV-RNAが検出されるが，出生児のHCV持続感染とは有意に相関はしない。

一方，出生直後の検査で血清HCV-RNAが陰性にも関わらずに陽性化する例がみられることから，産道感染の可能性も示唆されている。Twin studyの結果から双胎第2子の感染率が高い。これは分娩時の胎盤剥離現象により母子間の血液動態が変化し，母体胎児間輸血を生じるため，第2子が感染することを示唆している[10]。

HCV母子感染のリスクを上昇させる因子は，①母体の血清HCV-RNA量が高値，②母体のHIV重複感染，③破膜して6時間以上経過，④体内用胎児監視などの侵襲的な手技，この4点である(表4)。母体高ウイルス量の具体的な数字は60万 IU/mLが目安となる[11]。感染リスクと無関係な因子は，

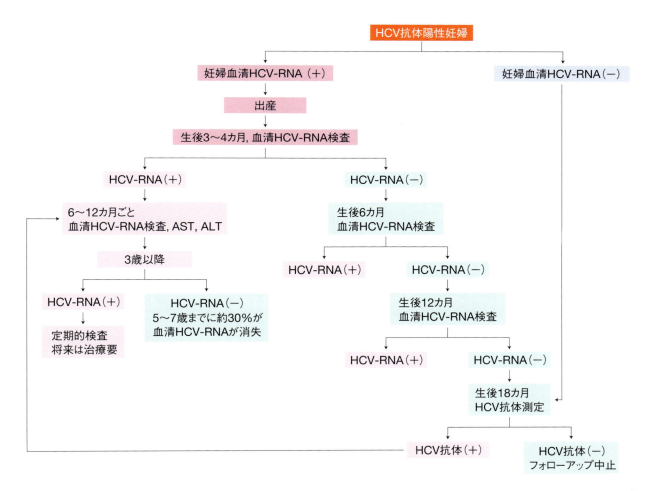

図1　妊婦と出生児の検査指針　　白木ら，2005より引用，一部改変[8]

表4　母子感染のリスク因子

リスク増加	高ウイルス量（60万IU/mL以上） HIV重複感染 破膜して6時間以上経過 体内用胎児監視などの侵襲的な手技
無関係	HCV genotype 母乳栄養 母体ALT値
結論出ていない	帝王切開 羊水検査

①HCV genotype，②母乳栄養，③妊婦のALT値，である。母乳からHCV-RNAが検出されるが，母乳は感染率を増加させない。妊婦にHIV感染がなく，明らかに乳首に出血などがなければ母乳は原則的に禁止する必要はない。感染リスクとの関係が不明瞭な因子として，分娩様式や羊水穿刺がある。母子感染予防策として，陣痛開始前の選択的帝王切開の有効性は結論が出ていない。選択的帝王切開の有効性を示す代表的な論文は2000年に発表されたGibbらの報告である[12]。この報告では339例の経腟分娩における感染率は7.7%，緊急的帝王切開では5.9%，選択的帝王切開では0%であり，選択的帝王切開がHCV母子感染の予防になる可能性を示唆した。一方で2005年Pembreyら欧州小児科HCVネットワークがまとめた報告では，選択的帝王切開を母子感染予防策として推奨すべきでないと述べており[13]，海外の総説は帝王切開を推奨していないものが多い[11]。

わが国では2005年に発表された「HCVキャリア妊婦とその出生児の管理指導指針」において，「血中HCV-RNA量高値群であっても予定帝切群では感染率が低い」としながらも，「帝王切開が母児に与える危険性と感染児の自然経過とを勘案すると必ずしもその適応とは考えられない。」と結論づけている[8]。これに対して，わが国の産婦人科医の意見を述べた報告では，「国内での分娩方法による母子感染率ならびに予定帝切のリスク，HCVの現状を十分に妊婦ならびに家族に提示し，分娩方法を選択させることが妥当である。」と記述

🔊 **自験例**

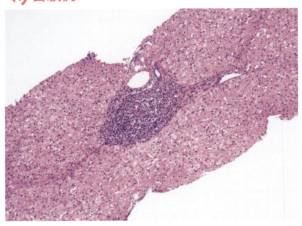

図2　男児6歳，肝組織像（HE染色）
持続的にALT値正常のHCVキャリア

している[14]。

肝組織と線維化マーカー

C型慢性肝炎の組織学的特徴は，脂肪変性，門脈域のリンパ濾胞形成，胆管障害など，成人と同様の特徴がみられる。

図2は母子感染によるHCVキャリア男児（6歳）の肝組織である。ALT値は持続正常であるが，肝組織には著明な門脈域のリンパ球浸潤と軽度の線維化が見られる。つまりALT値は肝組織所見と相関せず，幼児期でも血中HCV-RNAが持続陽性であれば，肝組織に慢性肝炎の所見は存在する。

米国の報告でも小児C型慢性肝炎患者は，約6年の自然経過で感染経路やALT値と関連なく線維化が有意に進展していた[15]。つまり小児の肝線維化の進展は緩徐であるが，時間とともに着実に進行することを示唆している。最近，C型慢性肝炎患者の肝線維化の指標として血液検査で測定できるMac-2結合蛋白糖鎖修飾異性体（M2BPGi）の有用性が報告された[16]。肝線維化に伴うMac-2 binding protein上の糖鎖構造の変化に着目した肝線維化マーカーであり，従来用いてきたヒアルロン酸やⅣ型コラーゲンなどの線維化マーカー

より高感度で特異性が高い。図3で示すように，成人C型慢性肝炎において肝線維化とM2BPGi値は有意な相関を示し，小児でも有効な検査として期待される。成人では非侵襲的方法として超音波エラストグラフィを肝線維化の評価に用いており，小児でも超音波エラストグラフィを用いた肝線維化の評価が検討されている。

治療

現在，小児C型慢性肝炎の第一選択薬はPEG-IFN＋リバビリンである。小児期HCVキャリアのどの小児を，どの時期に，どのように治療すべきか明確な基準はなく，国内外における共通の未解決な課題である。小児期はHCVによる肝硬変・肝細胞癌は稀であり，治療効果が高く副作用が少ないDAAの使用を考慮すると，小児で認可されるまで治療は控えるべきとの意見が多い。治療を控えずに実施すべき対象は，①本人や家族が早期治療を強く希望する場合，②臓器移植による長期免疫抑制が予定されているなど別の疾患が存在する場合，③肝組織所見が進行している場合（Grading score ＞4，Staging score＞2），などである[13,17]。PEG-IFN＋リバビリンの投与期間はgenotype 1，4は48週，genotype 2，3は24週である（表5）[3,17]。HCV-RNAが陰性化しない場合は治療期間の延長も可能であるが，治療期間の延長は必ずしも治療効果の改善を約束しない[3]。治療前の肝生検は必須でなく，genotype 2，3の場合は著効率が高いため肝生検は不要と

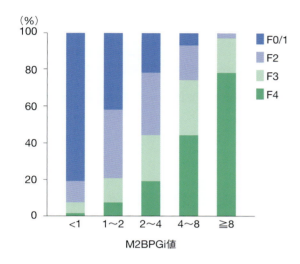

図3 成人C型慢性肝炎患者におけるM2BPGi値と肝線維化の関係
Yamasakiら，2014より引用，一部改変[16]

表5 わが国成人C型慢性肝炎で保険適用がある抗ウイルス薬とFDAが小児に承認している抗ウイルス薬の比較

承認有無	治療薬	適用年齢	投与量	投与期間
FDA承認済み	PEG-IFN α2a＋リバビリン	≧5歳	180μg/1.73m²/week＋15mg/kg/日	genotype 1or4：48週 genotype 2or3：24週
	PEG-IFN α2b＋リバビリン	≧3歳	60μg/m²/week＋15mg/kg/日	
FDA未承認DAA	NS3/4A プロテアーゼ阻害薬 　テラプレビル 　シメプレビル 　アスナプレビル 　バニプレビル 　パリタプレビル NS5A複合体阻害薬 　ダクラタスビル 　レジパスビル 　オムビタスビル NS5B阻害薬 　ソホスブビル	2016年の時点では小児に使用できない		

Mack CLら，2012，Lee CKら，2015より引用，一部改変[3,17]

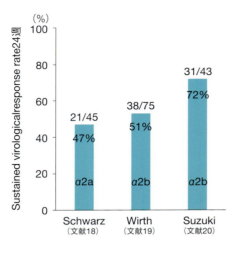
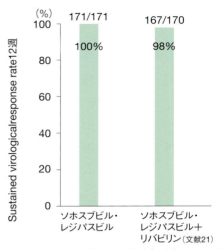

小児初回治療PEG-IFN＋リバビリン48週　　　　　成人初回治療＋再治療（日本）DAA12週

図4　genotype 1におけるPEG-IFN＋リバビリンと直接作用型抗ウイルス薬との比較

の意見もある[3]。小児IFN療法の著効予測因子としてはnon-genotype1と低ウイルス量が報告されている。ウイルス因子であるNS5Aとcore領域の変異は関係しない。宿主因子の年齢は関係なく，IL28Bの一塩基多型は成人同様PEG-IFN治療の予測因子となる。PEG-IFN＋リバビリン投与中は身長の伸び率が低下するため，特に思春期での治療は家族に十分な説明が必要である。表5にわが国の成人で保険適用がある抗ウイルス薬とアメリカ食品医薬品局（FDA）が小児に対する使用を認可している抗ウイルス薬を示す。PEG-IFNはα2a，2bともに小児で使用可能である。DAAの小児に対する投与はFDAの承認が得られていない。2016年の日本肝臓学会ガイドラインではgenotype 1に対する第一選択薬の1つとしてソホスブビル＋レジパスビルの使用が推奨されている。図4が示すようにソホスブビル＋レジパスビルは小児PEG-IFN＋リバビリン治療と比べ明らかに高い著効率を示し，治療対象が平均約60歳にも関わらず副作用で治療中止した症例は2例のみであった[18〜21]。DAAは小児の治療薬として安全かつ高い効果が期待できる薬剤である。

文献

1. 大戸 斉：C型肝炎ウイルス等の母子感染防止に関する研究．厚生労働科学研究費補助金　肝炎等克服緊急対策研究事業（肝炎分野），平成18年度総括・分担研究報告書：1-18, 2007
2. 田尻 仁：小児期のウイルス性肝炎に対する治療法の標準化に関する研究．厚生労働科学研究費補助金　難治・がん等疾患分野の医療実用化研究事業．平成25年度総括・分担研究報告書：16-21, 2014
3. Mack CL, et al.：NASPGHAN practice guidelines：Diagnosis and management of hepatitis C infection in infants, children, and adolescents. J Pediatr Gastroenterol Nutr 54：838-855, 2012
4. Strickland DK, et al.：Hepatitis C infection and hepatocellular carcinoma after treatment of childhood cancer. J Pediatr Hematol Oncol 23：527-529, 2001
5. González-Peralta RP, et al.：Hepatocellular carcinoma in 2 young adolescents with chronic hepatitis C. J Pediatr Gastroenterol Nutr 48：630-635, 2009
6. Garazzino S, et al.：Natural history of vertically acquired HCV infection and associated autoimmune phenomena. Eur J Pediatr 173：1025-1031, 2014
7. Matsumoto S, et al.：Interferon treatment on glomerulonephritis associated with hepatitis C virus. Pediatr Nephrol 15：271-273, 2000

8. 白木和夫,他.：C型肝炎ウイルスキャリア妊婦とその出生児の管理ならびに指導指針. 日小児会誌 109：78-79, 2005

9. Ghany MG, et al.：Diagnosis, management, and treatment of hepatitis C：an update. Hepatology 49：1335-1374, 2009

10. Inui A, et al.：Different outcomes of vertical transmission of hepatitis C virus in a twin pregnancy. J Gastroenterol Hepatol 17：617-619, 2002

11. Dunkelberg JC, et al.：Hepatitis B and C in pregnancy：a review and recommendations for care. J Perinatol 34：882-891, 2014

12. Gibb DM, et al.：Mother-to-child transmission of hepatitis C virus：evidence for preventable peripartum transmission. Lancet 356：904-907, 2000

13. Pembrey L, et al.：The management of HCV infected pregnant women and their children European paediatric HCV network. J Hepatol 43：515-525, 2005

14. 久保隆彦：C型肝炎ウイルス等の母子感染防止に関する研究. HCV母子感染防止のための分娩方法についての文献的考察. 平成17年度総括・分担研究報告書：107-112, 2006

15. Mohan P, et al.：Evaluating progression of liver disease from repeat liver biopsies in children with chronic hepatitis C：a retrospective study. Hepatology 58：1580-1586, 2013

16. Yamasaki K, et al.：Elevated serum levels of Wisteria floribunda agglutinin-positive human Mac-2 binding protein predict the development of hepatocellular carcinoma in hepatitis C patients. Hepatology 60：1563-1570, 2014

17. Lee CK, et al.：Hepatitis C：Issues in Children. Gastroenterol Clin North Am 44：901-909, 2015

18. Schwarz KB, et al．：The combination of ribavirin and peginterferon is superior to peginterferon and placebo for children and adolescents with chronic hepatitis C. Gastroenterology 140：450-458, 2011

19. Wirth S, et al：High sustained virologic response rates in children with chronic hepatitis C receiving peginterferon alfa-2b plus ribavirin. J Hepatol 52：501-507, 2010

20. Suzuki M, et al.：Peginterferon Therapy in Children with Chronic Hepatitis C：A Nationwide, Multicenter Study in Japan, 2004-2013. J Pediatr Gastroenterol Nutr 63：88-93, 2016

21. Mizokami M, et al.：Ledipasvir and sofosbuvir fixed-dose combination with and without ribavirin for 12 weeks in treatment-naive and previously treated Japanese patients with genotype 1 hepatitis C：an open-label, randomised, phase 3 trial. Lancet Infect Dis 15：645-653, 2015

内科医／移植外科医へのメッセージ

- 医学的な理由以外に，就学，就職や結婚など，社会的な理由により本人や家族が治療を希望する場合は多い．特に女性の場合，有効な母子感染予防がないため妊娠する前に治療を試みるべきかもしれない．

小児臨床肝臓学

ウイルス性肝炎・薬物性肝障害

4 EBV 肝炎
（Epstein Barr virus hepatitis）

••• Key points •••▶

- 早期診断には血清学的検査に加えて遺伝子検査（ウイルス定量）が有用である。
- 重症肝炎例は必ず血球貪食性リンパ組織球症を念頭に入れる。

◼ EBV 肝炎とは

エプスタイン・バールウイルス（EBV）はヘルペスウイルス科に属するウイルスであり，わが国では3歳までに約70％，成人までに約90％が感染する[1]。伝染性単核球症（infectious mononucleosis：IM）の原因ウイルスであり，症状として，発熱，咽頭痛，頸部リンパ節腫脹，この3主徴が知られている。IMは自然治癒傾向が強い疾患であるが，稀に重症肝炎や急性肝不全の原因になる[2~4]。しかし肝炎ウイルスとは異なりEBVが肝細胞で増殖する証拠は乏しく[4~8]，"EBV associated (related)hepatitis"と記載する論文もある[3,8]。

▶ ウイルス学

EBVは2本鎖DNAウイルスで，直径は約120～220nmである[9]。CD21（補体レセプター）がEBVレセプターであり，CD21は主にB細胞に発現しているが，T細胞，NK細胞，咽頭上皮を含む上皮細胞にも発現している。EBVは最初に咽頭上皮細胞に感染する。その後，唾液腺のリンパ球に感染し，増殖してほかの上皮細胞やB細胞へと感染が拡大する[8]。通常，健常者ではEBV特異的T細胞が誘導されて次第に感染が制御され，症状も軽快する。しかしEBVがT細胞やNK細胞などB細胞以外のリンパ球に感染し，これらの感染細胞がクローン性増殖した場合，高サイトカイン血症などの異常な病態を引き起こす[10]。

◼ 疫学と肝炎

表1で示すように，IM患者は少なくとも過半数でトランスアミナーゼ値の上昇がみられる[1,9,11]。

表1 伝染性単核球症の臨床的特徴

所見	出現頻度（%）		
	海外（成人含む）	日本（小児）	中国（小児）
他覚症状			
咽頭炎	100	74	98
頸部リンパ節腫脹	95	89	95
発熱	50	95	97
肝腫大	25	82	79
脾腫大	33	63	62
眼瞼浮腫	10	30	35
皮疹	5	31	22
自覚症状			
咽頭痛	95		
倦怠感	90		
頭痛	75		
熱感	70		
体の痛み	50		
食欲低下	50		
腹部不快感	40		
検査所見			
トランスアミナーゼ値上昇	80		56/63（AST/ALT）
白血球数の増加	40		
血小板数の低下	25		2
貧血	10		

多屋[1]2003，Odumadeら[9]2011，Wangら[11]2013より引用，一部改変

IMで黄疸が生じる頻度は5〜10％である[8, 9]。米国成人データでは，急性肝不全のEBV感染関連の割合は1％以下であり，予後は不良であった[3]。わが国の小児アンケート調査（対象期間：1995〜2005年）では，小児劇症肝炎および急性肝不全の30％をEBV感染が占めていた（図1）[2]。EBV感染は血球貪食性リンパ組織球症（hemophagocytic lymphohistiocytosis：HLH）を引き起こしやすい感染症である。HLH診断基準にトランスアミナーゼ値は含まれていないが（表2）[12]，HLHはトランスアミナーゼ値の著明な高値をしばしば示す。IMに伴う重症肝炎や急性肝不全とHLHが同じ機序で肝障害を生じているかは不明である。しかしいずれの場合も肝組織ではEBVが肝細胞から検出されず，浸潤したT細胞からのみEBVが検出されることから，肝細胞障害の原因はEBV感染で誘導されたサイトカインなどによる間接的な障害と推測されている[6, 7]。

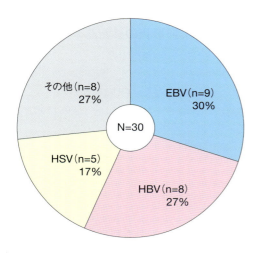

図1　わが国の小児におけるウイルス感染による劇症肝炎および急性肝不全の成因
日本小児肝臓研究急性肝不全ワーキンググループ，2009より引用[2]

表2　血球貪食リンパ組織球症の診断基準（2004）

（1）または（2）を満たした場合，血球貪食リンパ組織球症が確定
（1）遺伝子診断が血球貪食リンパ組織球症と合致
（2）以下の8項目中5項目が該当する場合
①発熱
②脾腫
③2系統以上の血球 　ヘモグロビン値9g/dL未満（生後4週未満は10g/dL未満） 　血小板10万/μL未満 　好中球数1,000/μL未満
④高トリグリセライド血症and/or低フィブリノーゲン血症 　空腹時トリグリセライド＞265mg/dL 　フィブリノーゲン＜150mg/dL
⑤血球貪食像（骨髄または脾臓またはリンパ節）
⑥NK活性の低下または欠如
⑦血清フェリチン＞500ng/mL
⑧血清sIL-2レセプター＞2,400U/mL

Henterら，2007より引用，一部改変[12]

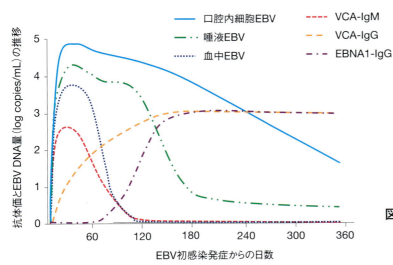

図2　初感染における抗EBV抗体価とEBVウイルス量の推移
Odumadeら，2011より引用[9]

表3 抗EBV抗体の解釈

抗EBV抗体			結果判定
VCA-IgM	VCA-IgG	EBNA-1 IgG	
(−)	(−)	(−)	未感染
(+)	(−)	(−)	初感染急性期，または非特異反応*
(+)	(+)	(−)	初感染急性期の感染
(−)	(+)	(+)	既感染
(−)	(+)	(−)	急性期，または既感染*
(+)	(+)	(+)	初感染回期，または再活性化*
(−)	(−)	(+)	既感染，または非特異反応*

*フォローの再検査が必要　　De Paschaleら，2012より引用，一部改変[13]

診断

図2にはEBVウイルス量と関連抗体の推移を示す[9]。EBV感染によるIMの診断には，血清学的検査として3つの特異的抗体(VCA-IgG，VCA-IgM，EBNA-1 IgG)を測定する[13]。抗体検査の結果は表3に従い解釈する。early antigenに対する抗体測定も診断の補助となる。抗体は可能な限り急性期と回復期の2回測定を実施する。早期診断にはPCRを用いた血中EBV-DNA定量が有用である[14]。しかし保険適用はなく，カットオフ値の設定，どの血液分画(全血，リンパ球，血漿，血清)を使用すべきかなどの結論は出ていない[9]。"EBV associated hepatitis"のコンセンサスが得られた診断基準は存在しない[6, 8]が，報告で用いられている診断基準案を表4に示す。"EBV associated hepatitis"の診断には肝組織が不可欠であり，肝不全による凝固能低下を伴う場合，肝生検は十分な注意を要する。図3にEBV感染に伴う肝炎の肝組織像を示す。

治療

エビデンスのある確立された治療法はなく，対症療法が主体となる。しかし重症EBV感染症には副腎皮質ステロイドに加えてアシクロビルやガンシクロビルなどの抗ウイルス薬を投与した報告が複数あり，肝移植の報告もある[4, 15]。

表4 EBV(関連)肝炎の診断基準案

1. トランスアミナーゼ値の上昇
2. 血清学的検査：初感染または既感染パターン
3. 血漿，リンパ球，全血：PCR陽性
4. 肝組織：PCR陽性またはEBV-encoded RNA in situ hybridization陽性

自験例

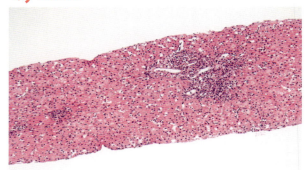

図3 女児1歳，肝組織像(HE染色)

咳嗽，鼻汁，遷延する発熱を主訴に来院。血液検査にて肝機能異常(AST 1,586 IU/L，ALT 2,100 IU/L，T-bil 0.3mg/dL)あり。血液検査でEBV VCA-IgG抗体，EBV VCA-IgM抗体，EBNA抗体はすべて陰性であったが，血中EBV-DNA陽性(PCR法)によりEBV肝炎と診断した。自然経過で症状軽快した。肝組織には門脈域を中心としたリンパ球浸潤がみられ，その周囲に肝細胞の壊死性変化がみられる。Glisson鞘に硬化性変化はなく，Kupffer細胞の活性化はない。感染による急性肝炎に矛盾しない所見であった。

文献

1. 多屋馨子：伝染性単核症．国立感染研究所．感染症発生動向調査．2003年第23週号．http://idsc.nih.go.jp/idwr/kansen/k03/k03_23/k03_23.html(2016.6.6アクセス)
2. 日本小児肝臓研究会急性肝不全ワーキンググループ：本邦における小児期の劇症肝不全．日腹部救急医会誌 29：583-589, 2009
3. Mellinger JL, et al.：Epstein-Barr virus (EBV) related acute liver failure：a case series from the US Acute Liver Failure Study Group. Dig Dis Sci 59：1630-1637, 2014
4. Nakazawa A, et al.：Use of serial assessment of disease severity and liver biopsy for indication for liver transplantation in pediatric Epstein-Barr virus-induced fulminant hepatic failure. Liver Transpl 21：362-368, 2015
5. Kimura H, et al.：Severe hepatitis caused by Epstein-Barr virus without infection of hepatocytes. Hum Pathol 32：757-762, 2001
6. Drebber U, et al.：The role of Epstein-Barr virus in acute and chronic hepatitis. J Hepatol 44：879-885, 2006
7. Hara S, et al.：Association of virus infected-T cell in severe hepatitis caused by primary Epstein-Barr virus infection. J Clin Virol 35：250-256, 2006
8. Negro F.：The paradox of Epstein-Barr virus-associated hepatitis. J Hepatol 44：839-841, 2006
9. Odumade OA, et al.：Progress and problems in understanding and managing primary Epstein-Barr virus infections. Clin Microbiol Rev 24：193-209, 2011
10. 谷内江昭宏：EBV-HLHの病態；早期診断・早期治療介入のためのサイトカインプロファイリングと細胞解析．小児感染免疫 23：43-50, 2011
11. Wang Y, et al.：The levels of liver enzymes and atypical lymphocytes are higher in youth patients with infectious mononucleosis than in preschool children. Clin Mol Hepatol 19：382-388, 2013
12. Henter JI, et al.：HLH-2004：Diagnostic and therapeutic guidelines for hemophagiocytic lymphohistiocytosis. Pediatr Blood Cancer 48：124-131, 2007
13. De Paschale M, et al.：Serological diagnosis of Epstein-Barr virus infection：Problems and solutions. World J Virol 1：31-43, 2012
14. Pitetti RD, et al.：Clinical evaluation of a quantitative real time polymerase chain reaction assay for diagnosis of primary Epstein-Barr virus infection in children. Pediatr Infect Dis J 22：736-739, 2003
15. Rafailidis PI, et al.：Antiviral treatment for severe EBV infections in apparently immunocompetent patients. J Clin Virol 49：151-157, 2010

内科医／移植外科医へのメッセージ

- 血球貪食性リンパ組織球症は多臓器の及ぶ疾患であり，肝不全の肝移植適応は慎重な判断が必要である．

小児臨床肝臓学

ウイルス性肝炎・薬物性肝障害

5 サイトメガロウイルス肝炎
（cytomegalovirus（CMV）hepatitis）

••• Key point •••▶

- サイトメガロウイルス肝炎は，臨床的にトランスアミナーゼが上昇する例から胆汁うっ滞をきたす場合がある。免疫不全状態でなければ致死的になるような重症例は少ない。

■ サイトメガロウイルス肝炎とは

サイトメガロウイルス（CMV）は，ヘルペスウイルスに属し，2本鎖DNAである。CMVは種特異性が高くヒト-ヒト感染に限られる。一方で種々の臓器の細胞に親和性を有し，全身性感染を引き起こしうる。なお安定性が低いため伝播には密接な接触が必要であり，唾液，尿，子宮頸管分泌物，母乳などが主な感染源となる。わが国では成人の80%以上がCMVに対する抗体を保有しているが，通常は不顕性感染として経過する[1]。感染時期により病態が異なる。先天性CMV感染と後天性CMV感染がある。本項では後天性CMV感染について概説する。

小児期には無症状であることから，ほかの急性ウイルス感染症と区別できない経過をとるが，思春期以降では伝染性単核球症様の病態を生じる。

🔊 自験例

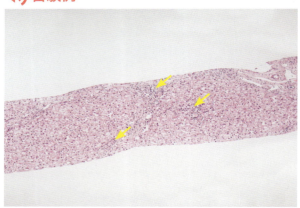 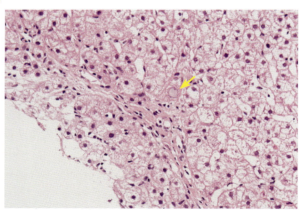

図　男児1歳2カ月，肝生検組織像
a：HE染色（弱拡大）。門脈域から小葉に伸びる線維が目立ち，小葉内には巣状壊死（矢印）が散見される。
b：HE染色（強拡大）。肝細胞核内に封入体様の変化が見られる（矢印）。
生来健康の男児。発熱が持続するため血液検査をした際にIgM型CMV抗体が陽性であった。AST 200〜300 IU/L，ALT 400〜600 IU/Lであり，解熱はしたが肝機能異常が3カ月以上にわたり持続したので肝針生検をした。

■ 症状・診断

　急性感染は既感染者の，唾液，母乳，尿などの体液から感染する。感染から20～60日の潜伏期を経て発症するが，無症状から高熱で発症する。

　特に幼少児では，感染しても無症状に経過することも多い。年長児や思春期の感染では，伝染性単核症様の急性症状を呈する割合が高くなる。症状はエプスタイン・バールウイルス(EBV)による伝染性単核症と類似しており，発熱，リンパ節腫脹，トランスアミナーゼの上昇，異形リンパ球の出現などである。診断的に最も重要な点は，ウイルス学的にCMVを検出することであり，一般的にはCMV抗原血症検査(CMV-アンチゲネミア法)が用いられる。また定量ポリメラーゼ連鎖反応(PCR)法は極めて優秀で，潜伏期の低コピーから活動期の高コピーまで検出が可能であり，病態を反映する。その他では，IgM型のCMV抗体の検出，IgG型抗体の4倍以上の上昇なども参考になる。

▶ 肝組織

　肝組織像は肝障害の程度を判定するために有用であり，CMV肝炎では巣状壊死(図a)や胆汁うっ滞を伴う例もある。また肝細胞核内に封入体がみられる場合もある[2]。自験例でも図bに示すように，典型的なCMV肝炎例において円形の核内封入を観察した。その他の組織診断では，CMVモノクローナル抗体を用いた免疫組織染色法でCMV抗原を検出した。

■ 管理・治療

　CMV治療薬としてはガンシクロビル，バルガンシクロビル，ホスカルネットがあるが，基本的に劇症肝炎や全身状態が悪化しない限り抗ウイルス薬の適応にはならない。またCMVワクチンは未開発であり，CMV高力価の免疫グロブリンの効果も未知である。

文献

1. 安岡　彰：サイトメガロウイルス感染症. 小児内科 44：312-313, 2012
2. Kosai K, et al.：Clinicopathological study of liver involvement cytomegalovirus infection in infant autopsy cases. J Gastroenterol Hepatol 6: 603-608, 1991

内科医／移植外科医へのメッセージ
- サイトメガロウイルス肝炎は感染する年齢により多彩な経過をとる。

小児臨床肝臓学

ウイルス性肝炎・薬物性肝障害

6 薬物性肝障害
(drug-induced liver injury：DILI)

••• Key points •••▶

- 健康食品を含むすべての薬物が原因となりうる。
- 発症機序からは中毒性，アレルギー性，代謝性に分類される。
- 病型は肝細胞障害型，胆汁うっ滞型，混合型に分類される。

薬物性肝障害とは

　健康補助食品，サプリメント，漢方薬を含む薬物が原因による肝障害を薬物性肝障害(DILI)と呼ぶ。薬物の副作用の１つであり，すべての薬物が原因となりうる。

　成因別には予測可能なものと予測不可能なものに分類される。中毒性肝障害は薬物あるいはその中間代謝産物による直接肝障害で，濃度依存性である。すべての人に発症する可能性があるが，使用する薬物の種類と投与量により発症の予測が可能である。小児で使用される代表的な薬物としてはアセトアミノフェンがある。アセトアミノフェンによる中毒性肝障害のように濃度依存性に予想可能な肝障害を起こす薬物は限定されている。抗癌薬の一部のほか，臨床には用いられないパラコート(除草剤)，四塩化炭素，キノコ毒などが起

因物質として知られている。一方，臨床で遭遇する多くの症例は，特異体質に基づく予測困難なDILIであり，発症機序として，アレルギー性肝障害，代謝性肝障害に分類される。

　アレルギー性では，発熱，発疹，好酸球増多などを伴うことが多く，薬物曝露後１カ月以内の比較的短期間で発症することが多いが，代謝性ではアレルギー症状や異常検査所見に乏しい。肝臓は代謝・解毒の中心的役割をしている臓器であり，門脈を経て肝臓へ運ばれた大部分の脂溶性薬物は，肝細胞にあるチトクロームP450(CYP)により代謝され，グルクロン酸抱合などの後に胆汁中へ排泄される。この薬物の代謝経路は大きく第Ⅰ相反応と第Ⅱ相反応の２段階の反応による(表1)[1]。第Ⅰ相反応において酸化・還元反応および加水分解反応を受けた薬物は，第Ⅱ相反応で，グルクロン酸，硫酸，グルタチオンなどに抱合されて水溶

表1　肝臓における薬物代謝

	反応	主な酵素
第Ⅰ相反応	酸化反応	チトクロームP450(CYP)
第Ⅱ相反応	グルクロン酸抱合	UDP-グルクロン酸転移酵素(UGT)
	硫酸抱合	硫酸転移酵素(ST)
	グルタチオン抱合	グルタチオン-S-転移酵素(GST)
第Ⅲ相反応	排泄	ABCトランスポーター(P-glycoprotein, MRP2, BCRP)

及川ら，2014より引用[1]

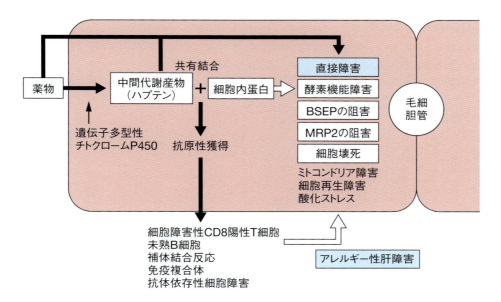

図1 肝細胞障害の発生機序
及川ら，2014[1]，滝川，2016[3]より引用，一部改変

性となり，胆汁中に排泄される。毛細胆管膜に存在するトランスポーターにより，これらの抱合体が能動的に胆汁中に排泄される過程を第Ⅲ相反応と呼ぶこともある。これらの代謝過程で，①薬物や中間代謝産物が直接的に肝細胞を障害する，②中間代謝産物がハプテンとして肝細胞内の蛋白などと共有結合し，免疫学的ハプテンキャリアを形成して抗原性を獲得した結果，非自己と認識されて肝細胞や胆管細胞を障害する，などの機序が想定されている(図1)[1]。

遺伝子多型による薬物代謝機能差が原因となる代謝性肝障害は，アレルギー症状を合併せずに数週間〜数カ月間と比較的長い期間の投与を経て発症することが多い。その機序としては，遺伝的な薬物代謝の差異による肝毒性物質の過剰産生が関係していると言われている。代表的な薬剤として抗結核薬のイソニアジド(INH)がある。INHは主に肝臓に強く発現しているアセチル化酵素N-acetyltransferase 2(NAT2)により代謝される。NAT2はINHをジアセチルヒドラジンにまで迅速に代謝し，尿中に排泄させるため，有害な活性代謝物を生成するCYP2E1による代謝量は通常少ない。しかしNAT2には複数の機能的遺伝子多型が存在し，わが国では最も代謝速度の早いNAT2＊4のほか，代謝速度の遅いNAT＊5B，NAT＊6A，NAT＊7Bがみられる。NAT2＊4をもたない個体はアセチル化能力が低いため，代替的にCYP2E1での代謝量が増え，INH肝炎を起こしやすい。INHによる薬物性肝障害は，わが国ではINH服用者の10〜20％で認められる[2]。現在機能的遺伝子多型による薬物代謝異常から，肝障害を発症する薬物としてINHのほかに，バルプロ酸，アカルボースなどがあげられる。

DILIの病態についてはいまだ不明な点も多いが，現在想定されている病態を図1，表2にまとめる[1,3]。活性代謝産物によるDILIの発症機序としては，肝細胞に取り込まれた薬物がCYPやグルクロン酸転移酵素で代謝され，活性代謝産物が生じた際にグルタチオン転移酵素で解毒され，肝細胞からの排泄に何らかの問題があると活性代謝産物が免疫応答により炎症や細胞障害を起こしたり，細胞機能の破綻，アポトーシス，壊死を起こしたりすることが想定されている[3]。

近年，ヒト白血球抗原(HLA)のDILIへの関与

小児臨床肝臓学

表2　薬物性肝障害の発生機序

・活性代謝産物の生成
・Bile Salt Export Pump(BSEP)の阻害 　Multidrug resistance-associated protein 2(MRP2)の阻害（毛細胆管膜に存在する胆汁酸トランスポーター）
・薬物トランスポーターや代謝酵素の修飾
・ミトコンドリア障害，酸化ストレス
・獲得／自然免疫の修飾
・胆管上皮障害
・ヒストンのアセチル化

滝川，2016より引用，一部改変[3]

が報告され，慣れ現象(adaptation)とともにDILIの発症機序が説明されている。すなわち，薬物による抗原性ペプチドに感受性HLAをもつ個体では適応免疫により軽い肝障害を起こすが，その90％以上は慣れ現象により免疫学的寛容となり，肝障害から回復する。一方で1％未満は慣れ現象が起こらず重症肝障害となり，0.1％未満のDILI患者では急性肝不全へと進展する[3]。

病型による分類では血清肝胆道系酵素値から，肝細胞障害型，胆汁うっ滞型，両者の中間に属する混合型に分類される（表3）[4]。臨床的には肝細胞障害のマーカーであるALT値と胆汁うっ滞のマーカーであるALP値のどちらが優位に上昇しているかで以下のように分類する。しかし小児期のALP値は成長の過程で骨代謝の影響を大きく受けるため，小児ではγ-GTP値で代用する。
①肝細胞障害型
ALT>2N+ALP≦NまたはALT比/ALP比≧5
②胆汁うっ滞型
ALT≦N+ALP>2NまたはALT比/ALP比≦2
③混合型
ALT>2N+ALP>Nかつ2<ALT比/ALP比<5
（ただし，N：正常上限，ALT比＝ALT値/N，ALP比＝ALP値/N）

特殊な病態として，カルバマゼピン，フェニトイン，フェノバルビタール，ミノサイクリンなど，特定の薬剤投与時にヒトヘルペスウイルス6型(HHV-6)の再活性化を伴い，発熱，皮疹，肝機能障害，リンパ節腫脹などを伴う薬剤性過敏性症候群(drug induced hypersensitivity syndrome(DIHS))がある。また，Stevens-Johnson症候群に急性肝不全を合併する場合もある。いずれも皮疹を伴うが，早期にこれらの疾患を疑い，病態を把握することが重要である。

■ 診 断

薬物性肝障害に特異的な臨床症状や画像所見はない。原則として被疑薬を中止し，肝機能異常の原因となるほかの疾患を除外する。診断にはDDW-J2004ワークショップ薬物性肝障害診断基準（表3）[4]を参考とする。ただしこの診断基準は肝臓専門医以外の臨床医が薬物性肝障害の診断を容易に行えることを意図して作成されたものであるため，最終的な診断は肝臓専門医の判断が優先される。

▶ 臨床症状

発現頻度の高いものとしては，発熱，倦怠感などの全身症状，黄疸，食欲不振，悪心・嘔吐，腹痛などの消化器症状，発疹，瘙痒感などの皮膚症状がある。

▶ 血液検査・尿検査

末梢血で好酸球増多，薬物リンパ球刺激試験(drug-induced lymphocyte stimulation test：DLST)陽性があれば本疾患を疑うが，生薬や健康食品のなかには偽陽性となるものがある。病型を分類するためにはALT，γ-GTPが必要で

6. 薬物性肝障害（drug-induced liver injury：DILI）

表3　DDW-J 2004薬物性肝障害ワークショップのスコアリング

	肝細胞障害型		胆汁うっ滞または混合型		スコア
1. 発症までの期間	初回投与	再投与	初回投与	再投与	
a. 投与中の発症の場合	5〜90日	1〜15日	5〜90日	1〜90日	+2
投与期間からの日数	<5日, >90日	>15日	<5日, >90日	>15日	+1
b. 投与中止後の発症の場合	15日以内	15日以内	30日以内	30日以内	+1
投与中止後の日数	>15日	>15日	>30日	>30日	0
2. 経過	ALTのピーク値と正常上限との差		ALPのピーク値と正常上限との差		
	8日以内に50%以上の減少		（該当なし）		+3
投与中止後のデータ	30日以内に50%以上の減少		180日以内に50%以上の減少		+2
	（該当なし）		180日以内に50%未満の減少		+1
	不明または30日以内に50%未満の減少		不変, 上昇, 不明		0
	30日後も50%未満の減少か再上昇		（該当なし）		−2
投与続行及び不明					0
3. 危険因子	肝細胞障害型		胆汁うっ滞または混合型		
	飲酒あり		飲酒または妊娠あり		+1
	飲酒なし		飲酒, 妊娠なし		0
4. 薬物以外の原因の有無	カテゴリー1, 2がすべて除外				+2
	カテゴリー1で6項目すべて除外				+1
	カテゴリー1で4つか5つが除外				0
	カテゴリー1の除外が3つ以下				−2
	薬物以外の原因が濃厚				−3
5. 過去の肝障害の報告					
過去の報告あり, もしくは添付文書に記載あり					+1
なし					0
6. 好酸球増多（6%以上）					
あり					+1
なし					0
7. 薬物リンパ球刺激試験（DLST）					
陽性					+2
偽陽性					+1
陰性および未施行					0
8. 偶然の再投与が行われたときの反応	肝細胞障害型		胆汁うっ滞型また混合型		
単独投与	ALT倍増		ALP（T-bil）倍増		+3
初回肝障害時の併用薬とともに再投与	ALT倍増		ALP（T-bil）倍増		+1
初回肝障害時と同じ条件で再投与	ALT増加するも正常域		ALP（T-bil）増加するも正常域		−2
偶然の再投与なし, または判断不能					0
				総スコア	

判定基準：総スコア　2点以下：可能性が低い，3〜4点：可能性あり，5点以上：可能性が高い。
1．薬物投与前に発症した場合は「関係なし」，発症までの経過が不明の場合は「記載不十分」と判断して，スコアの対象としない。投与中の発症か，投与中止後の発症かにより，aまたはbどちらかのスコアを使用する。
2．カテゴリー1：HAV, HBV, HCV, 胆道疾患（US）, アルコール, ショック肝
　　カテゴリー2：CMV, EBV
　　ウイルスはIgM-HA抗体, HBs抗原, HCV抗体, IgM-HCV抗体, IgM-EB VCA抗体で判断する。

滝川ら，2005より引用[4]

自験例

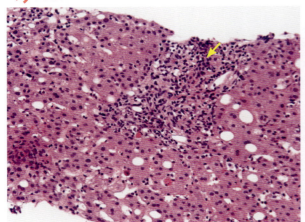
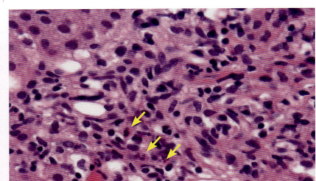

図2 女児8歳，肝生検組織像
a：HE染色（弱拡大）。門脈域に炎症細胞浸潤があり拡大している（矢印）。
b：HE染色（強拡大）。好酸球の浸潤がみられる（矢印）。

全身型若年性特発性関節炎で副腎ステロイドホルモン薬で軽快していたが，1カ月前からトランスアミナーゼ値の上昇がみられ，AST 657 IU/L，ALT 1,663 IU/L，γ-GTP 185 IU/Lとなった。内服薬をすべて中止したが改善せず，肝生検を含む精査目的で入院した。DDW-J2004スコア（表3）では5点以上であった。

ある。ほかの疾患の鑑別や病態把握のためにはT-bil，D-bil，AST，ASTアイソザイム，LDH，総胆汁酸，IgM-HA抗体，HBs抗原，HBc抗体，HCV抗体，IgM-EB-VCA抗体，EBNA抗体，IgM-CMV抗体，抗核抗体（蛍光抗体法），抗平滑筋抗体，抗LKM-1抗体，抗ミトコンドリア抗体，アミノ酸分析，セルロプラスミン，α_1アンチトリプシンを測定する。ある種の薬物では自己抗体が出現することがある。

病態の把握としては，サイトカイン誘導蛋白であるフェリチン，可溶性インターロイキン2（IL-2）レセプター，尿中β_2ミクログロブリン，FDP，Dダイマーを測定する。重症度の把握として，肝合成能の指標であるプロトロンビン時間（PT），アルブミン，コリンエステラーゼ，フィブリノーゲン，総コレステロールなどを測定する。

▶ 画像検査

肝内病変の検索や胆道病変による肝機能異常除外のために，腹部超音波検査，CT，MRI（胆道系評価のためにはMRCP）を行う。DILIによる広範な肝細胞の脱落がある場合には，超音波やCTで肝内がまだら状に描出されることがある。また進行した症例では肝臓の萎縮が見られる。

▶ 肝生検

肝組織からは病態を把握するうえで重要な情報が得られるが，すべての症例に行う必要はない。黄疸（T-bil＞2mg/dL），凝固能低下（PT活性＜60％もしくはPT-INR＞1.5），高度の肝障害（ALT＞1,000 IU/L）の症例，または6カ月以上肝障害が持続する症例では肝生検を考慮する。

小葉中心領域の壊死脱落，好酸球浸潤，肝細胞の微小脂肪滴，胆汁うっ滞型では小葉間胆管の消失などがDILIの典型的な所見ではある。しかし非特異的な所見のみの場合や，自己免疫性肝炎に類似した病理組織像を呈する場合もある。

肝障害の重症度判定やほかの疾患の除外に肝生検は有用である。図2に肝細胞障害型の症例を示す。

管理・治療

　治療の原則は疑わしい薬物の中止である。軽度のDILIであれば多くは薬物の中止により速やかに軽快し，予後は良好である。現在エビデンスのある確立した治療法はないが，薬物療法が必要となるのは黄疸遷延化例と急性肝不全への進展が考えられる症例である。

　アセトアミノフェンの大量服用による急性肝不全の場合，服薬直後であれば胃洗浄を施行する。服薬10時間以内であれば肝グルタチオンを補充する目的でN-アセチルシステインであるアセチルシステイン内用液を胃管から，初回140mg/kg，以後4時間ごとに70mg/kgを17回，計18回を経口または経鼻胃管より投与する。遷延するDILIに対し，副腎皮質ステロイド，グリチルリチン製剤で抗アレルギー作用がある強力ネオミノファーゲンC®静注，胆汁うっ滞型には胆汁排泄作用と肝細胞膜保護作用のあるウルソデオキシコール酸20〜30mg/kg/日を投与する。また，胆汁うっ滞型では脂溶性ビタミン(ビタミンA，D，E，K)の補充を行う。胆汁酸抱合の基質であるタウリンの投与や，UDP-グルクロン酸転移酵素誘導を狙ってのフェノバルビタールが投与されることがある。血液中のハプテン除去を目的に血漿交換(凝固能が保たれている場合には5%アルブミン置換)を行うことがある。

　急性肝不全症例では，血液浄化療法(持続濾過透析・血漿交換)を行う。

文 献

1. 及川愛理，他.：薬物性肝障害．日本小児栄養消化器肝臓学会(編)：小児栄養消化器肝臓病学，478-482，診断と治療社，東京，2014
2. 岡本欣也，他.：薬物性肝障害．診断と治療 102：1645-1650，2014
3. 滝川 一.：薬物性肝障害のタイプと原因薬剤．調剤と情報 22：1060-1064，2016
4. 滝川 一，他.：DDW-J2004ワークショップ薬物性肝障害診断基準の提案．肝臓 46：85-90，2005

内科医／移植外科医へのメッセージ

- 薬物性肝障害はいかなる薬物，健康食品(漢方を含む)でも起こり得る。
- 2016年現在，DDW-J2004薬物性肝障害ワークショップのスコアリングが最も有用であるが，小児ではALTの代わりにγ-GTPを用いる。

各 論

自己免疫性

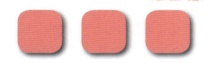

小児臨床肝臓学

自己免疫性

1 自己免疫性肝炎
（autoimmune hepatitis：AIH）

••• Key point •••▶

- 迅速な治療介入により，長期予後は改善している。副腎皮質ステロイドの総投与量を減らすため，ステロイドパルス療法を治療開始時に選択することで，副作用を可能な限り回避することが重要である。

■ 疫学・症状

　小児期の自己免疫性肝炎（AIH）はいかなる年齢でも男女問わず発症する[1]。欧米では小児例での多くが18歳までに発症し，最も頻度の高いのが思春期前であると言われており，その約75%は女児例とされている。一方，わが国の報告では明らかな性差は認めない[2,3]。臨床的な特徴はなく，全身倦怠感，食欲低下，易疲労感，血小板減少，関節痛，発熱，皮疹といった有症状の場合もあるが，無症状で偶発的に肝機能異常に気づく場合が多い[2,3]。小児AIHは成人に比べて急性発症する症例が多い。黄疸を伴う肝機能異常を呈し，急性肝炎様に発症する症例のなかには，慢性肝炎として潜在していたAIHが急性増悪する症例が含まれる。こうした症例は肝生検による肝組織の検討を要する。

■ 診断

　AIHの診断は，ウイルス性，代謝性肝疾患，薬物性（健康食品やサプリメントも含む），ほかの膠原病，悪性腫瘍，脂肪肝などを一つ一つ除外し，かつ迅速に鑑別することが要求される場合が多い。小児AIHの診断は1999年に発表された国際AIH研究グループの改訂診断基準（表）[4]と厚生労働省難治性肝・胆道疾患に関する調査研究班から発表された「AIH診療ガイドライン」[5]を用いるのが一

般的である。ただし小児ではアルコール摂取がないので無条件に4点加算されてしまうこと，ALPの基準値が生理的に高いこと，血清IgG値は加齢とともに正常上限が変化することなど，小児に応用するには不向きな点も少なくない。AIHは肝細胞が免疫系からの攻撃の標的となるために，ALP，γ-GTP，LAPなど，胆道系酵素の上昇に比べてトランスアミナーゼ値の上昇が著明である。またAIHでは自己抗体の検出が最も重要であるが，AIHでみられる自己抗体には抗核抗体（ANA），抗平滑筋抗体（SMA），抗肝腎ミクロゾーム1抗体（LKM-1）などがある。AIHは大きくはANAそして/またはSMA抗体陽性の1型とLKM-1単独陽性の2型に大きく分けられる。わが国では2型AIHはほとんどみられず，筆者らの経験ではANA陽性例は75%，SMA陽性例は25%であり，LKM-1単独陽性例はなかった。またヒト白血球抗原（HLA）タイピングについて，欧米ではDR3とDR4の相関が指摘されているが，わが国の小児例ではDR4陽性例が比較的多く，欧米の症例とは遺伝的背景がやや異なると推測される。

　診断には肝組織が最も重要となり，当科の検討では，小葉中心領域の壊死炎症が強く線維化のほとんどないものを急性肝炎型とし，従来の慢性肝炎型に比べて，総ビリルビン値およびALT値が有意に高く，自己抗体陽性率および血清IgG値が有

持量とし，それ以上は減量しない．なお乳幼児では，トランスアミナーゼ値の正常化もしくは肝生検で炎症細胞浸潤の消失が認められれば0.5mgずつ減量し，0.2mg/kgで維持する．AZPは血球減少などの副作用がないことを確認し，1mg/kg/日まで増量する．重篤な副作用がみられなければ，原則として投与量は変更しない．治療目標はトランスアミナーゼ値の完全な正常化であり，組織学的にも炎症が消失することが目標とされ，成人では70〜80%が生化学的，組織学的緩解が得られる．mPSLパルス療法を行うと，通常は1〜3カ月(4カ月以内)でトランスアミナーゼ値やγグロブリン値は治療前より著明に改善し，肝硬変や劇症肝不全(急性肝炎重症型を含む)で発症しない限りは，ほぼ正常化する．劇症肝不全で発症した場合は人工肝補助療法やシクロスポリンAを投与する．人工肝補助療法は凝固因子補充のみでなく，活性化したマクロファージやT細胞から分泌されるサイトカインを除去する効果もある．シクロスポリンAは活性化したT細胞を抑制するのみでなく，ミトコンドリアの膜保護作用もあり，肝細胞に対する抗アポトーシス効果も期待できる[3]．満足な寛解が得られない場合は，前述の通りPSCなどほかの自己免疫性肝疾患を鑑別するために直接胆道造影を行う[3]．

AIH症例の約10%では上記プロトコールでは十分な効果が得られない，または再燃や副作用のためほかの治療法を行う必要がある．過去の報告ではシクロスポリンやタクロリムス，ミコフェノール酸モフェチル(MMF)，ブデソニドなどがある．肝移植を要する症例は稀であり，小児期AIHで肝移植適応となる症例は約2〜3%と報告されている．移植適応としては，急性発症型AIHによる急性肝不全と治療抵抗性のため末期肝硬変へと進展した場合であるが，小児では急性発症型で発症する割合が高いため，急性肝不全での移植となる割合が高い[8]．

長期経過では維持療法の漸減中止について一定の見解は得られていない．少なくとも，肝生検を行い組織学的寛解が得られていることを確認したうえで，慎重に判断する必要がある．

文献

1. Gregorio GV, et al.：Autoimmune hepatitis in childhood: a 20-year experience. Hepatology 25：541-547, 1997
2. Fujisawa T, et al.：Auroimmune hepatitis in childhood. Hepatol Res 37：496-500, 2007
3. 十河 剛，他．：自己免疫性肝炎．小児疾患診療のための病態生理1第4版．小児内科 40(増刊号)：594-599, 2008
4. Alvarez F, et al.：International Autoimmune Hepatitis Group Report：review of criteria for diagnosis of autoimmune hepatitis. J Hepatol 31：929-938, 1999
5. 坪内博仁：自己免疫性肝炎(AIH)診療ガイドライン(2013年)厚生労働省難治性疾患克服研究事業「難治性の肝・胆道疾患に関する調査研究」班 Ver1, 2014
6. Sogo T, et al.：Intravenous methylprednisolone pulse therapy for children with autoimmune hepatitis. Hepatol Res 34：187-192, 2006
7. 十河 剛，他：小児期の自己免疫性肝炎における肝病理組織学的検討．日小児会誌110：1558-1564, 2006
8. Martin SR, et al.：Outcomes in children who underwent transplantation for autoimmune hepatitis. Liver Transpl 17：393-401, 2011

内科医／移植外科医へのメッセージ

- 急性発症型自己免疫性肝炎を疑った場合，遅滞なく精査と治療を進めていく必要があり，専門施設への転院も考慮する．
- 小児期の自己免疫性肝炎は，臨床的に急性発症型と慢性発症型に分けられる．
- 急性発症型は急性肝不全，慢性発症型はトランスアミナーゼ値の上昇でみつかる．

小児臨床肝臓学

自己免疫性

② 原発性硬化性胆管炎
(primary screlosing cholangitis：PSC)

••• Key point •••▶

- 炎症性腸疾患との合併例が多く，消化器症状を有する原因不明の肝機能異常を診た際には，肝生検，大腸内視鏡に加え，内視鏡的逆行性胆管膵管造影を施行することが診断の端緒となる。

■ 原発性硬化性胆管炎とは

　原発性硬化性胆管炎(PSC)の定義は，"肝内および肝外の胆道系の慢性炎症と線維化によって多発性の狭窄をきたし，最終的には胆汁性肝硬変に至る予後不良な疾患"であり，小児も成人と同様である。明らかな原因である，胆管結石，腫瘍，先天性胆道拡張症などや，外傷あるいは手術でも同様の胆管所見が認められるが，これは続発性(二次性)硬化性胆管炎とされ，PSCとは区別される。

　わが国における"原発性"，すなわち原因が不明なものの頻度は明らかでない。欧米での報告は，表1に示す通りであるが，硬化性胆管炎のうちPSCの発症頻度は10～30％と幅がある。また，Bar Meirら[4]は主にPSCは自己抗体が高頻度に出現し，自己免疫疾患を合併する頻度が高く，免疫学的機序がその基本病態であるとしている。当科の報告でも，硬化性胆管炎と診断した症例の70％は自己抗体が陽性であり，50％に炎症性腸疾患を合併していた[5]。後述するが，"原発性"の真の頻度は不明である。小児における治療の反応性はわが国と欧米では異なっており，病態に人種差などが関与している可能性がある。

■ 診断・症状

　新生児期では，原因不明の胆汁うっ滞あるいは胆道閉鎖症の鑑別として硬化性胆管炎があげられる。1歳以上になると病初期はほとんど無症状であるか，非特異的な症状であることが多い[5]。胆管炎の症状として，右季肋部痛，間欠的発熱や悪寒，黄疸が揃う症例は稀である。特に小児での黄疸は30％程度にしか認められず，健康診断など偶然の機会に血液検査で発見された肝機能異常が診断の端緒となることが多い。当科では6カ月以上持続する肝機能異常を認めた場合，PSCを鑑別にあげ精査を検討している。

　PSCの診断基準としては，表2[6]に示すように小児に適した診断基準も必要であるが，まだ策定されておらず，現在，小児の診断基準としては胆道造影で典型的な胆道系の異常が認められること，二次性硬化性胆管炎を除外することとなっている。小児期のALPの単独高値は骨由来の場合がほとんどであり，γ-GTPを代用する。

表1　小児期の原発性硬化性胆管炎の報告例

	Wilchanskiら[1]	Gregorioら[2]	Feldsteinら[3]
症例数	32	27	52
診断時平均年齢(歳)	11.2	11.8	13.8
男児率(%)	72	44	65
炎症性腸疾患合併率(%)	53	44	81

文献1～3より引用，一部改変

表2 原発性硬化性胆管炎の診断基準(Mayo ClinicのPSCの診断基準からの改訂)

1. 胆道造影で典型的な胆道系の異常がみられる
2. 臨床所見(例:炎症性腸疾患,胆汁うっ滞の既往),血液生化学所見(正常の3倍以上のアルカリフォスファターゼ値の上昇が6カ月以上みられる)が合致する
3. 2次性硬化性胆管炎の原因の除外
   AIDS-胆管炎
   胆管の悪性新生物(PSCが以前に診断されていない)
   胆道系の手術,外傷
   総胆管結石
   胆道系の先天性異常
   破壊性胆管炎
   胆管の虚血性狭窄
   floxuridineの動脈内注射に関連する胆管の毒性／狭窄
4. IgG関連硬化性胆管炎に伴うもの

Nguyen,2012より引用,一部改変[6]

　当科では6カ月以上胆道系酵素が上昇(特にγ-GTP)し原因不明な症例に対しては,肝生検,内視鏡的逆行性胆管膵管造影(endoscopic retrograde cholangiopancreatography:ERCP)を行い,PSCが疑われた場合は大腸内視鏡を行っている。明らかな慢性下痢や血便がみられない場合でも非特異性腸炎の所見が得られることが多い。ただしこれが小児期のPSCの病態に関与しているかは現在のところ不明である。

　胆道造影は極めて重要である。ERCPの診断価値は重要であるが,特に小児では沈静や体型など成人より高度な技術を必要とするため,検査が簡便にできる施設は非常に少ない。小児PSCにおけるMR胆管膵管撮影(magnetic resonance cholangiopancreatography:MRCP)での診断率は向上してきているが,MRCPで描出されない病変もあるため[7],まずはMRCPで胆管を評価し,病変がみられなければ積極的にERCPを施行すべきである。

　肝組織所見も併せて重要な所見が得られる。胆管周囲の線維化を示すonion-skin leisonが特徴的であり,より病態の進行した症例は肝硬変に至る。

🔊 自験例

　8歳時に自己免疫性血小板減少症と診断され,同時期から肝機能異常(AST 60U/L,ALT 606U/L,γ-GTP 585U/L)と抗核抗体320倍,抗平滑筋抗体陽性がみられたため,肝生検を行ったところ門脈域に細胞浸潤と軽度の線維性拡大が見られ,胆管障害はなかった(図1)。以上の結果より自己免疫性肝炎(autoimmune hepatitis:AIH)と診断し,プレドニゾロンとアザチオプリンの投与でトランスアミナーゼ値は軽快したが正常化はしなかった。9歳時に再検した肝生検では門脈域の細胞浸潤は軽快していた(図2)。

🔊 自験例

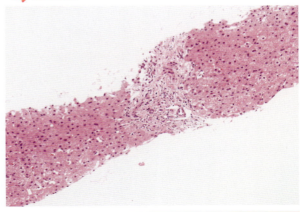

図1　肝生検像(HE染色100倍拡大)(初診時)

しかし，その後もトランスアミナーゼ値は正常化せず，γ-GTPが徐々に上昇してきたため，16歳時に3回目の肝生検を行ったところPSCに典型的なonion-skin fibrosisが認められたが（図3），同時期に施行したMRCPでは，肝内外の胆管に明らかな異常は認められなかった（図4）。しかし，数カ月後に行ったERCPでは肝内外に数珠状病変がみられ，PSCと診断された（図5）。本症例は，その後血便が出現し，潰瘍性大腸炎を合併している。

治療・予後

わが国における小児PSCの長期予後の報告はない。欧米での報告によると，成人に比較すると予後は悪い[8]。

現在，PSCの予後を改善に寄与する内科的治療は存在していない。わが国の小児例においては，その発症に免疫学的機序が関与している可能性は高いが，副腎皮質ステロイドに対する反応性はなく，後の移植を考えても肝疾患としての側面から

自験例

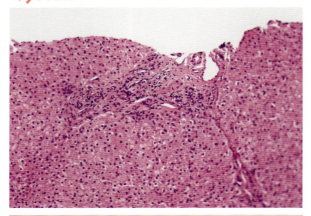

図2　2回目の肝生検像（HE染色200倍拡大）（9歳時）

自験例

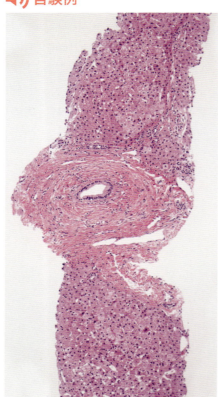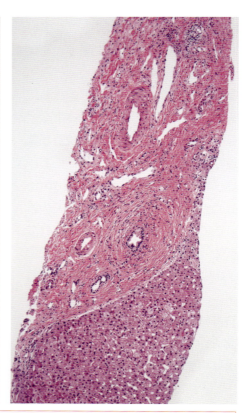

図3　3回目の肝生検像（HE染色100倍拡大）（16歳時）

🔊 **自験例**

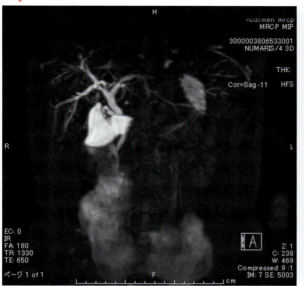
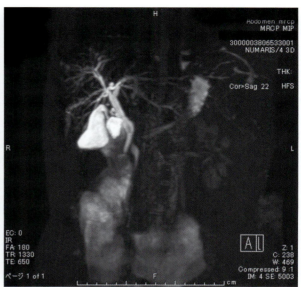

図4　MR胆管膵管撮影（MRCP）像（16歳時）

🔊 **自験例**

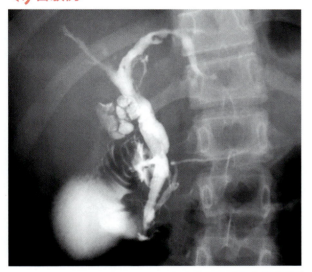

図5　内視鏡的逆行性胆管膵管造影像（16歳時）

は投与すべき根拠はない．当科では，小児PSCに対しウルソデオキシコール酸を30mg/kg/日（最大量900mg/日），合併する腸炎に対してはサラゾスルファピリジン（SASP）を投与している．炎症性腸疾患（inflammatory bowel disease：IBD）のコントロールに対して免疫抑制薬の使用は躊躇しない．

　唯一の根本的治療方針は肝移植である．非代償性肝硬変症へ進行した場合は，肝移植の適応となる．しかしPSCに対する肝移植成績は不良であり，その大きな原因の1つがPSCの再発である．特にわが国の生体肝移植における長期成績は，欧米の移植と比較して再発率が高く予後が悪いことが報告された[9]．日本脳死移植適応評価委員会では，小児のPSCに関しては加算点として，Child AはChild B相当として緊急度3点，Child BはChild C相当として緊急度6点Child Cは通常緊急度6点だが，この場合Child13点以上，model for end stage liver disease（MELD）スコア25点以上の緊急度8点相当と，それぞれランクアップすることとなった．

　PSCが広く内科医に理解されつつあるが，わが国における小児のPSC発症頻度や病態，予後は不明である．また成人に比べその生命予後も悪い可能性がある．原因不明の胆汁うっ滞性の肝機能異常がある小児では，たとえ症状がなくても，肝生検と内視鏡が施行できる小児肝臓専門医に紹介すべきである．

文献

1. Wilchanski M, et al.：Primary sclerosing cholangitis in 32 children: clinical, laboratory, and radiographic features, with survival analysis. Hepatology 22：1415-1422, 1995
2. Gregorio GV, et al.：Sclerosing cholangitis in childhood：a 17-year experience1996；24（Abst.）：177A, 1996
3. Feldstein AE, et al.：Primary sclerosing cholangitis in children: a long-term follow-up study. Hepatology 38：210-217, 2003
4. Bar Meir M, et al.：Neonatal sclerosing cholangitis associated with autoimmune phenomena. J Pediatr Gastroenterol Nutr 30：332-334, 2000
5. 十河 剛, 他．：小児期に発症した原発性硬化性胆管炎の10例. 日児誌 104：862-867, 2000
6. Nguyen D：Primary sclerosing cholangitis. In：Schiff E.（ed）, Schiff's Disease of the Liver, 477-488, Wiley-Blackwell, Philadelphia, 2012
7. Ferrara C, et al.：Magnetic resonance cholangiopancreatography in primary sclerosing cholangitis in children. Pediatr Radiol 32：413-417, 2002
8. Levy C, et al.：Primary sclerosing cholangitis: epidemiology, natural history, and prognosis. Semin Liver Dis 26：22-30, 2006
9. Egawa H, et al.：Risk factors for recurrence of primary sclerosing cholangitis after living donor liver transplantation in Japanese registry. Am J Transplant 11：518-527, 2011

内科医／移植外科医へのメッセージ

- 予後を改善すると思われる治療は存在せず，診断および病態評価のために肝生検，ERCP，下部消化管内視鏡が必須である。
- 原因不明の胆汁うっ滞や肝機能異常には原発性硬化性胆管炎がある。
- 小児の原発性硬化性胆管炎では腸炎を合併する頻度が高い。

自己免疫性

❸ PSC／AIHオーバーラップ症候群
（PSC／AIH overlap syndrome）

••• Key point •••▶

- オーバーラップ症例の確立した診断基準はいまだない。診断のためには胆道造影による胆管病変の診断と，組織所見におけるinterface hepatitis（かつての限界板の破壊），形質細胞浸潤，ロゼット形成，pan-lobular collapseのいずれも有する症例が確実に存在する。治療に関しては，原発性効果性胆管炎と同様に免疫調整薬に抵抗性を示し，早期に肝移植を要する経過となりうる。

■ オーバーラップとは（PSC/AIH）

原発性硬化性胆管炎（primary sclerosing cholangits：PSC（226頁参照））および自己免疫性肝炎（autoimmune hepatitis：AIH（222頁参照））は同じ自己免疫疾患に含まれているが，いずれの疾患も小児期には自己抗体が陽性となることが多く，両者の区別がつかない血液検査所見を呈することがある。

鑑別のため当科では，肝組織生検，内視鏡的逆行性胆管膵管造影（endoscopic retrograde cholangiopancreatography：ERCP），大腸内視鏡を施行する。こうした検索を繰り返していくなか一部の症例では，胆管病変を有しPSCとしての特徴をもちながらも肝組織で，形質細胞浸潤，interface hepatitis，ロゼット形成などAIHの特徴を有する症例，特にpan-lobular collapseを呈する症例を経験することがある。こうした症例ではPSC/AIHオーバーラップ症候群と考えられる。近年International Autoimmune Hepatitis Group（IAIHG）が自己免疫疾患のオーバーラップ症候群について独立した疾患概念としては認めず，それぞれ主体となる疾患に分類すべきとの見解が出された[1]。小児期自己免疫疾患に関して言えば，確実にAIH様の変化を伴うPSC

症例が存在していることは理解しておく必要がある。診断の経緯としては，発症からオーバーラップした特徴を有している場合や，当初AIHと診断され長期経過で治療経過に反応が乏しく，後にPSCとオーバーラップした特徴を呈してくる場合もある。前述の通り，AIHと診断した場合でもその後の治療効果が乏しい場合にはオーバーラップ症候群の可能性があるため，胆管病変の精査を行う必要があるのはそのためである。

オーバーラップに特異的な症状はない。PSCやAIH同様に，全身倦怠感，食欲低下，易疲労感，血小板減少，関節痛，発熱，皮疹，炎症性腸疾患（inflammatory bowel disease：IBD）に伴う血便や下痢，体重減少といった有症状の場合もあるが，無症状でほかの理由から偶発的に肝機能異常に気づく場合が多い[2,3]。発症年齢では比較的早期に発症する傾向があると思われる。

■ 診 断

PSC/AIH オーバーラップ症候群に対する統一された診断基準はいまだ存在せず，血中肝胆道系酵素，自己抗体や免疫グロブリンン値，病理組織学的所見，ERCP所見を総合的に個々の症例に応じて診断しているのが実情であると思われる。AIHはスコアリングシステムを用いて診断される

小児臨床肝臓学

が，小児期発症のPSCでは自己抗体高値やIgG高値などがみられ，AIHスコアでも"definite"もしくは"probable"と診断されることが多い。AIHの特徴である慢性肝炎の組織変化（interface hepatitisや小葉の炎症），高IgG値・自己抗体の出現（抗核抗体や抗平滑筋抗体）の出現に加え，胆道造影でPSCに特徴的な胆管の枯れ枝状・数珠状変化といった胆道造影所見，組織学的にも胆管周囲の層状線維化などの胆管病変により，PSCと診断される。小児におけるオーバーラップとAIHとの相違点は，IBDの合併例が多いことである。当科で報告したPSC10例の検討では，AIH definiteが10%，probableを含めると80%にも上った。

治療・予後

症例の多くが胆管病変に加え組織学的に炎症の強い経過をたどるため，診断当初はAIHに準じた免疫調整薬が導入されている。しかし組織学的に門脈域周囲の炎症細胞浸潤を軽減することはできるが，硬化性病変の進行を阻止し末期肝不全への進行を食い止めることは難しく，オーバーラップ症例への副腎皮質ステロイドの有効性についてはエビデンスがない。

欧米の小児例では，King's college のグループを中心に自己免疫性硬化性胆管炎（autoimmune sclerosing cholangitis：ASC）という疾患概念が提唱されている。King's Collegeでは，肝機能異常，各自己抗体陽性，血清IgG高値，肝組織でinterface hepatitisがみられる全患児を対象とし，治療前にルーチンでERCPなど直接胆道造影を行っている。胆道造影では約50%の症例に程度は軽いがPSCの所見が得られ，これをASCとしている。PSC/AIHオーバーラップと類似している疾患と定義上は考えられるが，大きな相違点は治療への反応性である。King's Collegeの報告では，ASCは，免疫調整薬とウルソデオキシコール酸による内科治療により，中央値

4年で90%に上る症例が肝機能も正常化するとしている[1]。こうした臨床経過はAIHの経過と相違はない。しかし当科での経験では，プレドニゾロンの投与では門脈域に浸潤している炎症細胞浸潤を軽減することはできても，胆管の硬化性病変の進行を阻止または軽快させる効果はなく，根本的に肝移植が必要となる報告が多い[2]。わが国も米国からの小児PSCの報告と同様に免疫調整薬に対して抵抗性である経過の報告がみられ，欧州のASCとは異なる[3]。

治療反応性の差異は小児のAIHにもみられ，欧米の小児AIH type 1では成人と同様で経口プレドニゾロン2mg/kg/日の投与にてコントロールが良好と報告されている。しかし筆者らの検討[4]では，わが国の小児AIH type 1は経口プレドニゾロンに対する反応性が不良で，メチルプレドニゾロンパルス療法によりコントロールが可能である。このことから，わが国における小児のASCはその遺伝的あるいは免疫学的発生機序が欧米のそれとは異なっている可能性がある。前項のPSC，AIHとオーバーラップ症候群の病態を今後整理する必要がある。

🔊 自験例

3歳時に肝機能異常（AST 345U/L, ALT 215U/L, γ-GTP 105U/L）と抗核抗体80倍，抗平滑筋抗体160倍がみられたため，肝生検を行ったところ門脈域に細胞浸潤と軽度の線維性拡大が見られ（図1），MR胆管膵管撮影（MRCP）では胆管障害はなかった。AIHと診断し，プレドニゾロンとアザチオプリンの投与でトランスアミナーゼ値は軽快したが正常化はしなかった。6歳時にPSC合併を疑いERCPを施行したが胆管病変を認めなかった（図2）。しかしその後もトランスアミナーゼ値は正常化せず，12歳時に再度ERCPを行ったところPSCに典型的な胆道造影所見を認め（図3），PSCと診断された。本症例はその後，血便が出現し潰瘍性大腸炎を合併している。

3．PSC/AIH オーバーラップ症候群（PSC/AIH overlap syndrome）

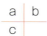
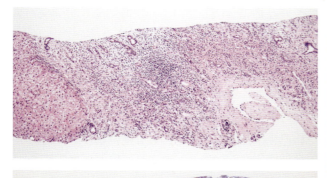
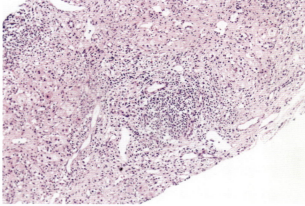

🔊 自験例

図1　3歳，肝組織像
a：HE染色（100倍拡大）
b：HE染色（200倍拡大）
c：Masson染色（100倍拡大）

🔊 自験例

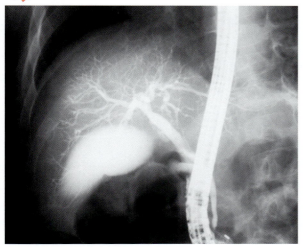

図2　6歳，内視鏡的逆行性胆管膵管造影像

🔊 自験例

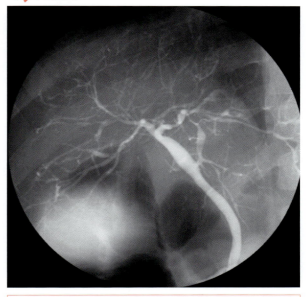

図3　12歳，内視鏡的逆行性胆管膵管造影像

文献

1. Boberg KM, et al.：Overlap syndromes: the International Autoimmune Hepatitis Group (IAIHG) position statement on a controversial issue. J Hepatol 54：374-385, 2011
2. Gregorio GV, et al.：Autoimmune hepatitis/sclerosing cholangitis overlap syndrome in childhood: a 16-year prospective study. Hepatology 33：544-553, 2001

3. 乾 あやの, 他.:原発性硬化性胆管炎の特徴. 肝胆膵 55:259-265, 2007

4. Sogo T, et al.: Intravenous methylprednisolone pulse therapy for children with autoimmune hepatitis. Hepatol Res 34:187-192, 2006

内科医／移植外科医へのメッセージ
- 小児発症の原発性硬化性胆管炎では，病初期には自己免疫性肝炎と鑑別困難な症例が多い。当初自己免疫性肝炎と診断した症例でも長期経過後原発性硬化性胆管炎と診断される症例が存在する。

自己免疫性

4 原発性胆汁性胆管炎／肝硬変
(primary biliary cholangitis/cirrhosis：PBC)

••• Key point •••▶

- 小児でも原発性胆汁性胆管炎はみられる。原因不明の肝機能異常をみた際には，抗ミトコンドリア抗体を検査することが診断の端緒となる。

■ 原発性胆汁性胆管炎とは

　原発性胆汁性胆管炎(PBC)は2015年まで原発性胆汁性肝硬変と呼ばれていた。しかし現在では，肝硬変に進行する例が少ないこと，病理学的には主に胆管炎であることなどから，欧米では病名がprimary biliary cholangitisに変更され，最近わが国でも病名が変更された。PBCは主に中高年の女性に好発する自己免疫機序が発症に関係の深い慢性の胆汁うっ滞性の疾患である。推定患者数は5～6万人であり，平均年齢は56歳である[1]。PBCは成人の疾患だと誤解されているが，小児例もある。Dahlanらは，臨床検査，肝組織所見，抗ミトコンドリア抗体(anti-mitochondrial antibody：AMA)高値から，PBCと診断した発症時15歳と16歳の女児例を報告している[2]。またKiticらも同様に12歳の女児例を報告している[3]。

■ 自験例

　初診時15歳の女児である。幼児期から気管支喘息のため某大学病院で経過をみていたが，経過中にトランスアミナーゼ値の異常(50～100 IU/L)がみられ，3年間の自然経過をみていたが，改善しないため精査となった。抗核抗体320倍(FA)と血清IgG高値があった。血清AMAは測定されなかった。肝生検などから国際自己免疫性肝炎(AIH)グループのスコアではprobable AIHであり，ステロイドパルス療法を行ったところ速やかにトランスアミナーゼ値は正常化し，プレドニゾロン(PSL)5mgとアザチオプリン(AZP)で維持され，16歳時にAZPは中止した。その後，韓国に渡航したため韓国の大学病院で経過をみていたが，AST 74 IU/L，ALT 115 IU/L，γ-GTP 73 IU/Lと上昇があり，AMA抗体が陽性であることが判明し，PBCを疑われ帰国し当科を受診，再評価目的で入院精査した。理学的には肝腫大や脾腫はなく，黄疸や瘙痒感もなかった。AST 47 IU/L，ALT 68 IU/L，γ-GTP 51 IU/L，IgG 1,892mg/dLであり，IgM高値はなかった。肝針生検による肝組織像を図1，図2に示す。臨床的，AMA陽性，病理所見によりPBCと診断し，現在はウルソデオキシコール酸300mg/日で管理中である。

　PBCは女性が約70％を占め，無症候性PBCが増加しており全体の約80％と言われる。原疾患による死亡数は減少しているが，肝硬変例から肝細胞癌の合併例は増加している[1]。

■ 診 断

　臨床的には自他覚症状が全くない無症候性PBCと，皮膚瘙痒感，倦怠感，黄疸などを有する症候性PBCに分類される。高齢の女性では胆汁うっ滞の進行により，黄色腫，骨粗鬆症による骨病変や骨折がみられることがある。なお関節痛や

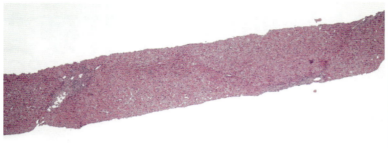
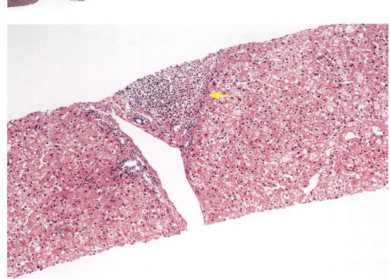

> **自験例**
>
> **図1 女性18歳,肝生検組織像**
>
> 初診時15歳の女児。Chance LFD（偶然にAST, ALT高値）がみられ,3年以上持続した。ビリルビン値の上昇はなく,原因が特定できなかったので肝針生検をした。
>
> a：HE染色（弱拡大）。門脈域にリンパ球が浸潤し拡大している。軽度のinterface hepatitisがあると判断した。AMAは検査していなかった。AIHスコアではprobableであり,AIHとして副腎皮質ステロイドを投与し,トランスアミナーゼは正常化した。
>
> b：HE染色（強拡大）。門脈域はリンパ球浸潤により拡大している。軽度であるがinterface hepatitisが見られる（矢印）。

自験例

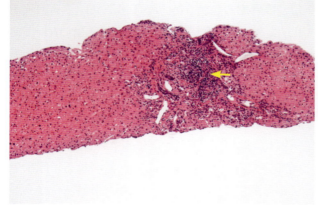
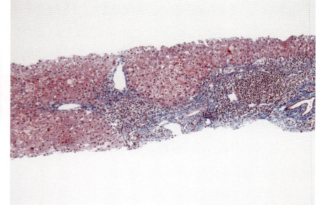

> **図2 女性26歳,肝生検組織像**
>
> a：HE染色。門脈域の小葉間胆管の周囲にリンパ球の浸潤が見られ,細胆管の増生もあり,典型的な慢性非化膿性破壊性胆管炎の所見である（矢印）。
> b：Azan染色。架橋形成があり,偽小葉形成が見られる。

ほかの自己免疫疾患を伴うことも多い。診断は「難治性の肝・胆道疾患に関する調査研究」班かららPBCの診断基準が改訂され,この基準を用いて診断する[1]。すなわち,①組織学的に慢性非化膿

性破壊性胆管炎(chronic non-suppurative destructive cholangitis：CNSDC)を認め，検査所見はPBCと矛盾しないもの，②AMAが陽性で組織学的にCNSDCの所見を認めないが，PBCに矛盾しない組織像を示すもの，③組織学的検索の機会はないがAMAが陽性で，しかも臨床像および経過からPBCと考えられるもの，この3つのうちいずれか1つに該当する場合にPBCと診断される[1]。

本症では胆道系酵素(γ-GTP，ALP)の上昇，AMAが約90％で陽性となる。AMAの測定は感度・特異度の優れたELISA法が推奨される。

▶ 画像・肝組織

超音波検査では肝内外胆管の異常はみられない。肝組織検査は極めて重要である。肝内小型胆管(小葉間胆管ないし隔壁胆管)にCNSDCを認める(図1, 図2)。肝内胆汁うっ滞性の変化に伴い種々の程度で肝実質病変，胆管病変，非乾酪化型の類上皮肉芽腫などが見られる。

管理・治療

根本的治療法は確立されていないため対症療法となる。ウルソデオキシコール酸が第一選択薬である。ウルソデオキシコール酸の効果が不十分である場合はベザフィブラートが考慮されるが，脂質代謝異常症がなければ保健適用外である。

PBCの予後について無症候性の場合は良好であり10年生存率は95％以上である。黄疸が出現すると予後は不良となり，肝硬変例には生体肝移植が行われる[1]。

文献

1. 難治性の肝・胆道疾患に関する調査研究班．難病情報センター．原発性硬化性胆管炎．http://www.nanbyou.or.jp/entry/3968(2016.12.12アクセス)
2. Dahlan Y, et al.：Pediatric-onset primary biliary cirrhosis. Gastroenterology 125：1476-1479, 2003
3. Kitic I, et al.：Twelve-year-old girl with primary biliary cirrhosis. Case Rep Pediatr：937150.2012．doi 10.1155/2012/937150

内科医／移植外科医へのメッセージ
- 15歳未満でも原発性胆汁性胆管炎は存在することを知ってほしい。

各論

門脈血行異常症

門脈血行異常症

1 特発性門脈圧亢進症
(idiopathic portal hypertension：IPH)

･･･ Key point ･･･▶

- 小児にも特発性門脈圧亢進症はみられる。病態は末梢門脈枝の原因不明の狭窄・閉塞である。

■ 特発性門脈圧亢進症とは

　特発性門脈圧亢進症（IPH）は，脾腫，貧血，門脈圧亢進を主徴とし，原因となる，肝硬変，肝外門脈・肝静脈閉鎖，血液疾患，先天性肝線維症などを証明できず，肝内の前類洞性，非硬変性の門脈圧亢進を呈するため，通常，肝硬変に至ることはなく肝細胞癌の発生母地にはならない疾患である。IPHの病態は原因不明な肝内末梢門脈枝の閉塞・狭窄である。図1に正常な門脈血とIPHの門脈の違いを示す。疫学的には女性にやや多く発症のピークは40〜50代であるが，各年齢にみられ小児例の報告もある[1,2]。最小年齢は生後8カ月の男児である[2]。女性に多いこと，高γグロブリン血症，自己抗体陽性例があることなどから，自己免疫異常の関与が考えられている。

■ 診 断

　臨床的には門脈圧亢進をきたす疾患の鑑別である。特に小児では先天性肝線維症（congenital hepatic fibrosis：CHF）と原発性硬化性胆管炎（PSC（226頁参照））の鑑別が重要である。血液

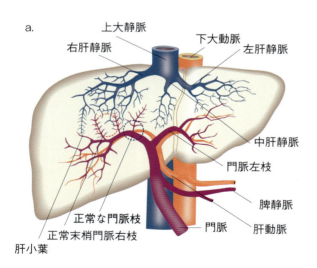 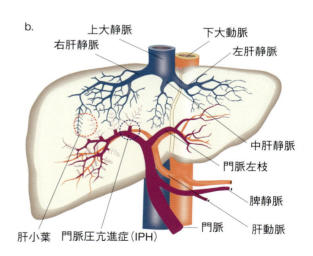

図1　正常門脈（a）と特発性門脈圧亢進症（b）
　a：正常な門脈　b：特発性門脈圧亢進症。肝内末梢門脈枝の閉塞・狭窄である。
特発性門脈圧亢進症の形態的特徴が解明され，実質区間門脈枝の肝実質流入部におけるびまん性閉塞ないし狭窄による"末梢門脈枝の潰れ"であり，この潰れは女性に多いこと，高γグロブリン血症，自己抗体陽性例が多いことなどから自己免疫機序が疑われるが，正確な機序は不明である。

自験例

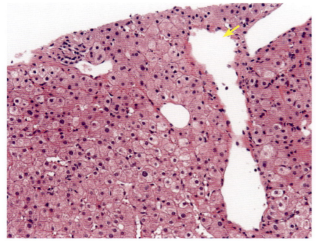 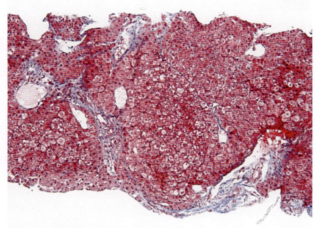

図2 肝組織像
a：HE染色（強拡大）。拡大した門脈が見られる（矢印）。
b：Azan染色（弱拡大）。軽度の線維化はあるが偽小葉形成はなく，肝硬変ではない。

15歳時に鼻出血や打撲部位の紫斑が見られ，近医で血小板減少（6～7万/μL）を指摘され，病院を受診したところ軽度のトランスアミナーゼ値の上昇（ALT 50 IU/L）もあり，慢性特発性血小板減少性紫斑病とされ，肝機能異常であったため16歳時に当科を紹介され，肝生検を含む精密検査を行った。理学的に肝腫大はなく，脾臓は左肋骨下4cm触知したが，腹壁静脈怒張や腹水は見られなかった。血液・生化学検査ではWBC 2,630/μL，Hb 15.2g/dL，血小板4.3万/μL，AST 38 IU/L，ALT 53 IU/L，T-Bil 2.0 mg/dL，Alb 4.1g/dL，γ-GTP 113 IU/L，PT活性77.5％などであった。自己抗体は陰性であり，IgG 1,260 mg/dLであった。

生化学検査では，血小板数の低下，汎血球減少，トランスアミナーゼ値の軽度な上昇がみられる。

画像

肝内末梢門脈枝の狭小化による門脈血流障害を反映した特徴的な変化を呈する。超音波検査で著明な脾腫と門脈血流の低下がみられる[3]。

肝組織

末梢門脈域は円形線維化を呈し，肝内末梢門脈枝の潰れや狭小化が見られる。門脈の異常な拡張があるが，偽小葉形成はなく肝硬変ではない（図2）。肝細胞の過形成像，結節性再生性過形成（nodular regenerative hyperplasia：NRH）に類似する組織像を呈することもある。周囲に線維化はなく，肝硬変の再生結節とは異なる。

管理・治療

IPHに対する根治的な治療はない。二次的な病態，門脈圧亢進に伴う食道胃静脈瘤の出血と異所性静脈，脾機能亢進に伴う汎血球減少症に対する対症療法が主体である。

文献

1. Ridaura-Sanz C, et al.：Portopulmonary hypertension in children. A study in pediatric autopsies. Arch Med Res 40：635-639, 2009
2. Däbritz J, et al.：Life-threatening hypersplenism due to idiopathic portal hypertension in early childhood：case report and review of the literature. BMC Gastroenterol：doi 10.1186, 2010

3. Maruyama H, et al.: Differential clinical impact of ascites in cirrhosis and idiopathic portal hypertension. Medicine(Baltimore)94：e1056.doi.10. 1097, 2015

内科医／移植外科医へのメッセージ
- 慢性的に血小板数が少ない例では特発性門脈圧亢進症を疑ってほしい。

門脈血行異常症

② Budd-Chiari 症候群
（Budd-Chiari syndrome：BCS）

••• Key points •••▶

- 小児期のBudd-Chiari症候群の原因は真性多血症が原因になる例が多い。
- 急性・慢性肝不全例には肝移植が行われ，移植成績は良好である。

■ Budd-Chiari症候群とは

Budd-Chiari症候群（BCS）とは，肝静脈の主幹あるいは肝部下大静脈の閉鎖や狭窄により肝後性門脈圧亢進症を惹起する疾患である。原因不明な一次性と原因の著明な二次性に分けられる。二次性BCSとして成人では肝癌が多い。わが国の小児例では原因不明が多いが，欧米では真性多血症が原因となる例が多い[1]。BCSの分類では横隔膜直下の肝部下大静脈の膜様閉鎖例が多く，膜様閉鎖は血栓が器質化して形成される。本症の病型は表のように分けられる。全国統計によると89%が下大静脈の閉鎖を伴っており，肝部下大静脈の膜様閉鎖が53%と高率で，肝静脈のみの閉鎖例は5%と少ない[2]。

基本的な病態は，肝静脈が閉鎖してうっ血をきたし，肝臓の中心静脈の周囲から血行循環が障害され肝細胞の壊死・脱落がみられ，うっ血肝が慢性化すると門脈圧亢進が起こる。本症は40〜50歳に多く，小児例の報告は移植外科からの学会報告が散見されるが，報告論文は極めて少ない[3]。

■ 診 断

臨床症状は腹部膨満，腹痛，下腿浮腫などであるが，基本的には下大静脈のうっ血と門脈圧亢進である。BCSは発症様式により急性型と慢性型に大きく分けられる。急性型は予後不良であり，腹痛，嘔吐，急速な肝腫大および腹水貯留が見られ，1〜4週間で肝不全により死亡することが多いが，わが国では稀である。慢性型は80%を占め，多くの場合は無症状に発症し，次第に下腿浮腫，腹水，腹壁静脈怒張，食道・胃静脈瘤を認める。診断には画像検査と病理検査が有用である[2]。

▶ 画 像

内視鏡検査ではBCSの約2/3の症例に食道静脈瘤を認める。超音波所見にて肝静脈主幹あるいは肝部下大静脈に閉鎖や狭窄を認める。進行して肝硬変となれば，脾腫や尾状葉の腫大が目立つ。図1に自験例の超音波像を示す。

表　Budd-Chiari症候群の病型

全国集計によると89%が下大静脈の閉鎖を伴っており，肝部下大静脈の膜様閉鎖が53%と高率で，肝静脈のみの閉鎖例は5%と少ない。

Ⅰ型	横隔膜直下の肝部下大静脈の膜様閉鎖例，このうち肝静脈の一部が開存している場合をⅠa，すべて閉塞している場合をⅠb
Ⅱ型	下大静脈の1/2から数椎体にわたる完全閉塞例
Ⅲ型	膜様閉鎖に肝部下大静脈にわたる完全閉鎖例
Ⅳ型	肝静脈のみ閉鎖例

小児臨床肝臓学

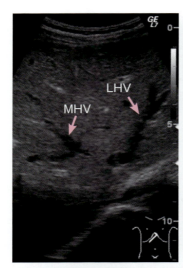
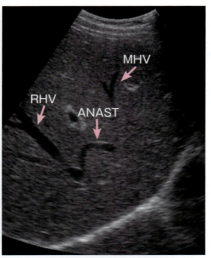
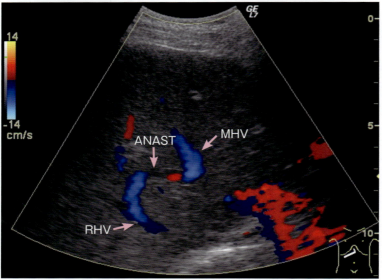

a	b
c	

図1　男児10歳，腹部超音波検査像

腹痛と肝腫大を主訴に来院。腹部超音波検査では中肝静脈（MHV）および左肝静脈（LHV）の閉鎖があり（a），不完全型Budd-Chiari症候群と診断した。MHVと右肝静脈（RHV）は短絡が形成されており（b, c），RHVが下大静脈へ流入している。小児病院では3歳時に真性多血症と診断，JAK遺伝子異常はなかった。初診時の血液検査ではRBC 537万/μL，Hb 15.3 g/dL，Ht 43.5%と多血はなく，AST 30 U/L，ALT 25 U/Lと肝機能は正常であった。

ANAST：短絡枝

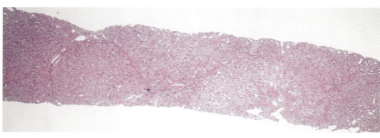
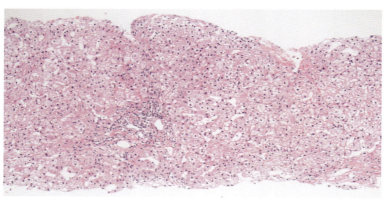

a
b

図2　肝生検組織像
　　　（図1と同一症例，10歳時）

a：HE染色（弱拡大）。小葉構造は比較的保たれているが軽度の歪みがみられる。

b：HE染色（強拡大）。中心静脈周囲における類洞の拡張と類洞の線維化，中心静脈周囲からクモの足状に線維が放射状に伸びている。

▶ 肝組織

急性例の病理検査では肝腫大が目立つ。肝小葉中心帯領域の類洞の拡張，肝小葉構造の歪みなどがある。図2に自験例を示す。

■ 管理・治療

原因に対する治療が優先される。慢性型に対してはカテーテルによる開通術や狭窄術，ステント留置術が行われる。内科的には抗凝固療法が行われる。非代償性の肝硬変には肝移植が行われ，移植成績は良好である。最近では肝移植の10年生存率は80％以上である。これはBCSの疾患概念が周知され，早期発見，早期治療が行われることが要因である[2]。

文献

1. Buzas C, et al.: Budd-Chiari syndrome secondary to polycythemia vera. A case report. J Gastrointestin Liver Dis 18：363-366, 2009
2. 難治情報センター. hppt://www.nanbyou.or.jp（2016.12.12アクセス）
3. 橋本　真, 他.：Budd-Chiari症候群の1例. 函館医学誌 33：32-38, 2009

内科医／移植外科医へのメッセージ
- 小児にもBudd-Chiari症候群はみられる。原因として真性多血症があり，最も多血状態となる新生児期の病歴が重要である。

小児臨床肝臓学

門脈血行異常症

3 先天性門脈欠損症
(congenital absence of the portal vein：CAPV)

••• Key points •••▶

- 先天性門脈欠損症は肝細胞に大きな異常はなく，門脈血が肝臓を迂回して大循環に還流する。
- 肝性脳症，肝腫瘍，循環・呼吸器異常，内分泌異常など，多彩な症状をきたす可能性がある。

■ 先天性門脈欠損症とは

先天性門脈欠損症（CAPV）は門脈系の発生異常によって，肝臓（シヌソイド/類洞）に還流すべき門脈血が直接大循環系に流入する先天性疾患である。先天性門脈閉鎖，先天性門脈体循環短絡と同義語である。先天性門脈体循環短絡症（congenital portosystemic shunt：CPSS/CPS：本項ではCPS）は多彩な臨床症状を呈する。

門脈は胎生4～10週にかけて形成される。胎生2～4週に肝内でシヌソイドネットワークが形成されるとともに，末梢の左臍静脈のみが残存する。そして静脈管（ductus venosus/アランチウス管）を形成し，シヌソイドネットワークと下大静脈のバイパスとなる（図1）。出生後には胎児循環として機能していた左臍静脈と静脈管は閉塞し，それぞれ肝円索，静脈管索となる。このような門脈形成の種々の要因による過程で門脈欠損し，

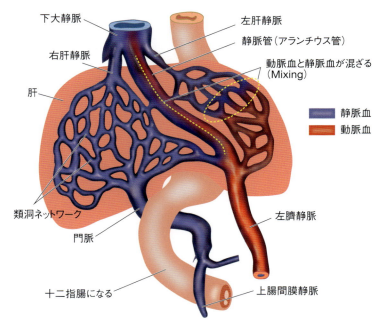

図1 門脈，類洞，静脈肝管などの発生
胎生2～3週において，門脈，左臍静脈～静脈管，下大静脈分節部が形成される。門脈が欠損すると多種の短絡ができる。

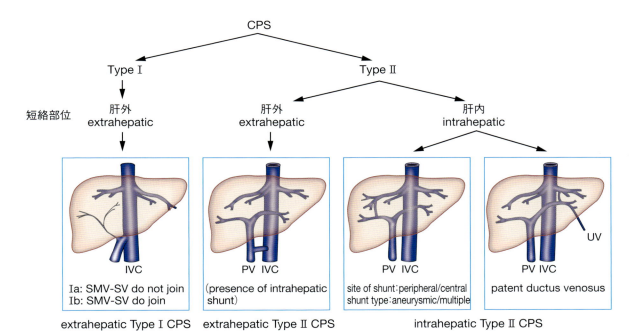

図2 先天性門脈体循環短絡症(CPS)分類

眞田ら，2016より引用，一部改変[1]

門脈血を大循環にシャントさせる経路ができる。

CPSの発生機序に関して眞田らは、肝内門脈静脈短絡や静脈管開存は胎生期後期に、肝外門脈体循環短絡は胎生早期の何らかのイベントにより発生するとしている[1]。CPSは多くの先天性心疾患を合併するが、特に肝外CPSではその頻度は高く、肝内CPSでは比較的稀だと言われている。またDown症候群やTurner症候群などの染色体異常症ではCPSの合併率が高くなる[1]。CPSはいくつかの解剖学的分類があるが、肝内門脈の有無とシャントの部位、この2点を整理すると理解しやすい。図2にMorgan[2]、Lautzら[3]の報告を眞田ら[1]が改変したCPSの分類を示す。

症状・診断

CPSの多くは無症状であるが、本症が認識されず、腹部超音波検査が普及していなかった約20年前には、年長児や成人になって肝腫瘍や肝性脳症などから診断される例が多かった。

自験例

図3に東邦大学医療センター大森病院で筆者らが経験した症例を示す。新生児マススクリーニングで異常はなかったが、15歳時に行った胸部X線で心拡大を指摘され精査した。初経は12歳6カ月であったが稀発月経であった。身体所見としては、身長156cm（−0.22SD）、体重51kg（−0.08SD）、血圧130/90mmHg、顔面に座瘡あり、乳房の成熟はTanner4度であった。血液検査ではT-Bil 2.3mg/dL, D-Bil 0.7mg/dL, AST 52 IU/L, ALT 45 IU/L, 総胆汁酸 73.8 μmol/L, NH_3 153 μg/dL, テストステロン1.85ng/mLと高ビリルビン血症、肝機能異常、高胆汁酸血症、高アンモニア血症、高アンドロゲン血症を認めた。経口ブドウ糖負荷試験で0, 30, 60, 120分後の血糖値は59, 158, 205, 115mg/dL、インスリン値は9.6, 148, 338, 167μU/mLと一過性高血糖と高インスリン血症を認めた。インスリン抵抗性の指標であるHOMA-Rは正常であった。

🔊 自験例

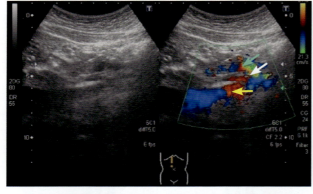
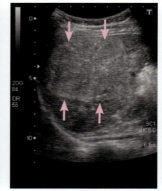
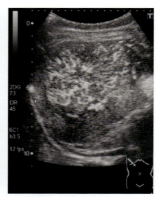
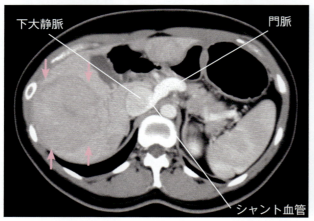
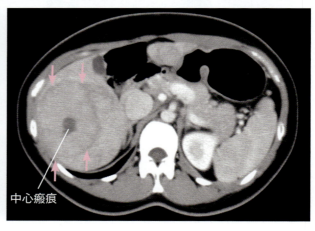
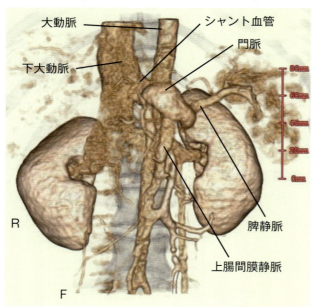

図3　女児15歳，検査画像

a：Bモード腹部超音波検査。肝内門脈の著明な狭小化が見られ，門脈（緑矢印）と下大静脈（黄矢印）をつなぐシャント血管（白矢印）が認められた。

b：肝内には多数の高エコー腫瘤も見られ，最も大きなものは肝右葉の径80×65mmであった。

c：ソナゾイドによる造影超音波で腫瘤は血管相の動脈優位相で極めて短時間に肝実質より強く濃染されたが，明確なspoke-wheel patternではなく，門脈優位相で肝実質と同等の染影，後血管相で中心瘢痕を認めた。

d,e：腹部造影CT像。門脈と下大静脈をつなぐシャント血管が認められ，腫瘤は等吸収域，中心瘢痕が低吸収域として確認された。

f：Three-dimensional CT（3D-CT）検査。脾静脈と上腸間膜静脈は合流し，門脈は下大静脈に流入していた。

これらの結果から先天性門脈体循環短絡症，限局性結節性過形成(focal nodular hyperplasia：FNH)と診断した。病態として，心拡大は門脈体循環短絡に起因する高血圧によるもの，稀発月経は高アンドロゲン血症によるものと考えられた。膵臓で産生されたインスリンは肝臓で代謝されずに体循環系に流入するため高インスリン血症を呈し，インスリンが卵巣や副腎でのアンドロゲン産生を促進していると推察された。また一過性高血糖はグルコースが肝で代謝されずに体循環系へ還流することが原因と考えられた。稀発ながらも月経が認められるため，無治療で経過を観察している。

SokollikらはCPSの報告例と自験例の計316例をまとめ，診断時年齢は，周生期から成人まで各年齢に存在し，主要症状は肝性脳症による高アンモニア血症・神経症状は約35%，肝腫瘍は約25%，肺高血圧・肝肺症候群は約20%であった[4]。神経学的異常は画像診断での微細な異常から，学習障害，明らかな肝性脳症に及んでいる[5]。近年，わが国では，新生児マススクリーニングの際に高ガラクトース血症として発見される例が増加している。現在のところCPSが原因の高ガラクトース血症により白内障や腎障害をきたしたとする報告はない。

CPS例の一部に神経症状がみられる主な理由はシャント率とされている。肝性脳症をきたす症例のシャント率は60%以上と高率であり，30%以下では肝性脳症をきたさないとされている[5]。CPSに伴う肝腫瘍はFNHや腺腫が多く，類洞内血流の動脈血と門脈血の不均一性によるものと考えられているが，詳細は不明である。

■ 管理・治療

無症状例では自然経過を観察するが，無症状の判定は難しい。治療に関して内科的な治療はないので，本症に精通している小児外科医，移植外科医にコンサルトすべきである。有症状例はシャント閉鎖術を考慮する。外科的閉鎖術と放射線学的閉鎖術がある。重要な点はシャント血管をバルーンなどで閉鎖して門脈圧測定と門脈造影をすることであり，図4のような治療方針が一般的である。

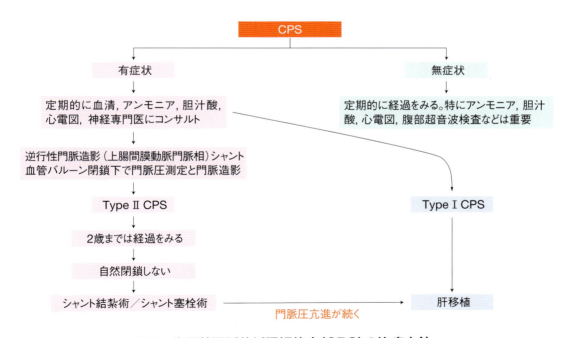

図4　先天性門脈体循環短絡症(CPS)の治療方針

文献

1. 眞田幸弘, 他.：先天性門脈欠損症. 肝胆膵 72：547-564, 2016
2. Morgan G, et al.：Congenital absence of the portal vein: two cases and a proposed classification system for portasytemic vascular anomalies. J Pediatr Surg 29：1239-1241, 1994
3. Lautz TB, et al.：Management and classification of type Ⅱ congenital portosystemic shunts. J Pediatr Surg 46：308-314, 2011
4. Sokollik C, et al.：Congenital portosystemic shunt：characterization of a multisystem disease. J Pediatr Gastroenterol Nutr 56：675-681, 2013
5. Uchino T, et al.：The long-term prognosis of congenital portosystemic venous shunt. J Pediatr 135：254-256, 1999

内科医／移植外科医へのメッセージ

- 短絡血管の閉鎖試験をし，門脈造影と門脈圧を測定してから短絡血管閉鎖術をする。
- 門脈肺高血圧症と肝肺症候群を続発すると肝移植が難しくなる。
- 先天性門脈体循環短絡症では肝細胞に大きな異常はないので，大量の門脈血が肝臓を迂回しなければ肝性脳症は発症しない。
- 肝細胞で代謝されるホルモンがあるので，内分泌異常の有無を検討する。

各論

その他

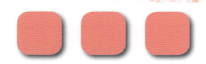

小児臨床肝臓学

その他

1 胆道系発生異常
（ductal plate malformation：DMP）

••• Key points •••▶

- 嚢胞性腎疾患症例では，トランスアミナーゼ値が正常であっても本症を疑う。
- 慢性血小板減少や脾腫を呈する症例では本症を疑う。
- 本症の診断には，肝組織所見が重要である。

■ 疾病概念

　Caroli病は1958年にCaroliらが提唱した多発性・末梢性の肝内胆管拡張症であり，肝線維症，門脈圧亢進症，肝硬変を合併しない単純型と，これらを合併する型があり，多発性肝嚢胞とはその，病理組織，臨床像，予後が異なることを報告していた[1]。

　一方，先天性肝線維症（congenital hepatic fibrosis：CHF）は1961年にKerrらが，一見すると肝硬変に酷似しているが小葉の構造は保持されており，各門脈域間を連結する著明な線維化と肝内胆管の拡張がみられる疾患として報告した[2]。

■ ductal plate malformation

▶ 胆管の発生（図1）[3]

　胎生6週までは胆管の原基は認められない（図1a）。胎生8週頃から胆管原基となる平らな立方上皮が肝実質細胞と門脈域の境界域に1～2層になって発生し，この構造をductal plateと呼ぶ（図1b）。ductal plateを構成する細胞は初生の肝細胞とされている。胎生12週頃になると，徐々にductal plateは改造されていく（ductal plate remodeling）。すなわちductal plate細胞の一部は消失し，ほかの一部は門脈域を構成す

る間葉系の細胞へと変化すると考えられている（図1c）。胎生20週になると門脈域に移動した細胞の一部が未熟な肝細胞となり，出生時すべての胆管は成熟している（図1d）。この発生段階では，細胞骨格を構成するさまざまな中間径フィラメントが発現・消失して成熟していくことで証明されている（図2[4, 5]，表1）。

▶ ductal plate malformation

　DPMは，胆管の発生段階においてductal plate remodelingに異常をきたしたと考えられている。この概念を提唱したDesmet[6]は，その障害部位によってCaroli病，CHFになると考え，これらは同一疾患群であるとした。

　DPMは嚢胞性腎疾患の合併が多く[7]，さまざまな遺伝様式が腎疾患から報告されているが，本疾患からみた遺伝子異常はいまだ解明されていない。現在は腎疾患の発生病理から絨毛機能不全（ciliopathy）が議論されており，肝病変は嚢胞性肝疾患での研究は進んでいるが[8]，嚢胞性肝疾患とCaroli病，ならびにCHFは同じDPMの範疇に属しているものの，臨床型には大きな相違があり，異なる疾患群と考えられている。

▶ 発生病理

　1986年にMarchalらはCaroli病の患者の肝嚢胞病変の内部に隔壁様突起を見つけ，このなか

252

1. 胆道系発生異常（ductal plate malformation：DMP）

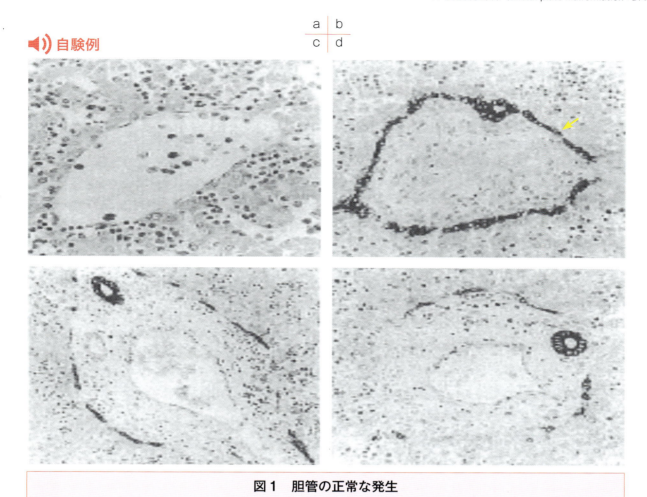

図1 胆管の正常な発生
a：胎生6週　b：胎生8週。矢印はductal plate　c：胎生12週。remodeling　d：胎生20週
（前金沢大学大学院 形態機能病理学　中沼安二教授（文献3共著者）のご厚意により掲載）

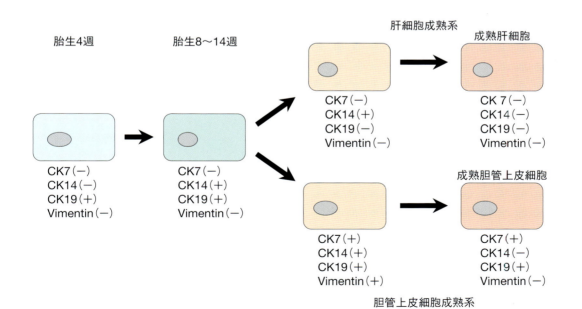

図2 中間径フィラメントの発現でみる胆管ならびに肝細胞の発達

Van Eykenら，1988[4]，Harunaら，1996[5]より引用，一部改変

表1 ヒトの肝細胞における市販されている抗体を用いた各発達時期別の中間径フィラメントの発現状況

	Vimentin	CK7	CK19	CK14	CK1,5,10,14 (34βE12)	CK10,14,15, 16,19(AE-1)
Primitive hepatocyte(4wk)	(−)		(+)	(−)	(−)	(+)
Primitive heptocyte(6wk)		(−)	(+)	(−)	(−)	(+)
Hepatocyte 14wk	(+)	(−)	(+)	(+)	(−)	(+)
Dutal plates	(+)	(−)	(+)	(+)	(++)	(+)
Bile ducts 20wk	(+)	(+)	(+)	(−)	(++)	(+)
Bile ducts 25wk	(+)	(+)	(+)	(−)	(+)	(+)
Bile ducts 40wk	(−)		(+)	(−)	(+)	(+)
Bile ducts 1 mo after birth	(−)	(+)	(+)	(−)	(±)	(+)
Adult bile ducts	(−)	(+)	(+)	(−)	(±)	(+)
Adult hepatocyte	(−)	(−)	(−)	(−)	(−)	(−)

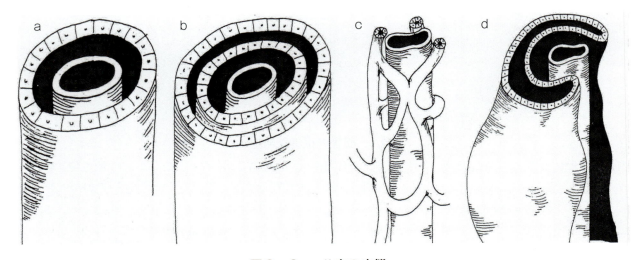

図3 Caroli病の病態

a, b, cは成熟過程を模式化したもの。dはCaroli病独特の胆管であり，発生段階において，胆管の分離が正常に行われずに遺残し，しかも一部は著しく拡張したと考えられる。

Marchalら，1986より引用[9]

に血管を思わせる管状構造物を認め，Caroli病が臨床的にDPMであることを証明した（図3）[9]。すなわち胎生早期に門脈を取り囲んでいた胆管が発生過程で部分的に分離・吸収されずに遺残し，さらにその一部が著しく増殖した結果がCaroli病であり，囊胞病変の内部に存在する管状構造物は門脈であると提唱した。この説は画像所見からも証明され[10]，Caroli病症例の腹部CT像（図4）では肝囊胞内にtiny dotがあり，造影剤で強く造影されることから門脈であることを同定した（central dot sign）。これは現在Caroli病を診断するうえで重要な所見である（図5）。肝移植を施行された症例の摘出肝でも画像所見と同様の形態異常を呈しており，胎生期のみに発現される中間径フィラメントが残存する胆管上皮が存在する（図6，表1）。

Caroli病とCHFは，ductal plateの成熟段階での停止時期により表現型が異なると考えられて

1．胆道系発生異常（ductal plate malformation：DMP）

🔊 自験例   a | b

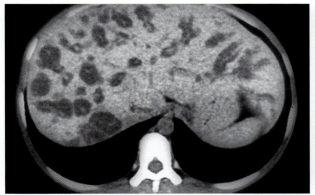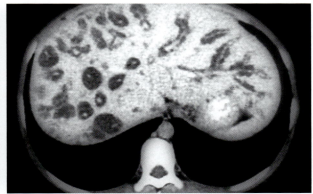

図4　Caroli病の腹部CT像
a：単純　b：造影
肝内の嚢状拡張病変は右葉でその短軸方向でとらえた画像で得られ，中心部にtiny dotが認められる。左葉では，その長軸方向でとらえた画像で得られ，隔壁様突起（bridging formation）が認められる。これらは造影剤により強くenhanceされる。

🔊 自験例

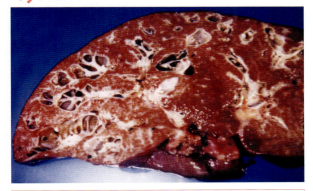

図5　Caroli病の摘出肝
Desmetが提唱したように嚢胞の中に脈管がみられる。

いる。肝内の小型胆管の発達段階でのremodellingの停止によってCHFとなり，それ以上の大きな肝内胆管でのremodeling停止がCaroli病となる。

一方，CHFでは多数の小さな密集した門脈が特徴であり，肉眼的には門脈の海綿状変化（portal vein cavernous transformation）と表現されている。発生学的には胆管と脈管の発達は関連が強く，portal vein cavernous transformationもDPMの一連の発生病態でみられる病理像と考えられている。また，門脈は潰れて判別できない症例もある。CHFの線維化は，Kupffer細胞から生成されたTGF-β1によって誘発された肝星細胞の活性化が関与している[11]。

▶ 臨床所見

筆者らの施設での初発所見と臨床所見を図7，表2に示す。Shorbagiら[11]も報告しているように，DPMはあらゆる年齢で発見される。嚢胞性腎疾患の研究が進歩したことで腎臓専門医の認識が高まり，DPMが早期に発見される機会が多くなってきた。その他，門脈圧亢進症状（吐血，脾腫，血球減少による紫斑，貧血，易感染性）や胆管炎症状（発熱，腹痛，黄疸）で発見される。CHFでは門脈圧亢進症状が現れることが多く，Caroli病では胆管炎症状で発見されることが多い。

また，原発性硬化性胆管炎（primary sclerosing cholangits：PSC）と誤診される症例があり，注意を要する[12]。

自験例

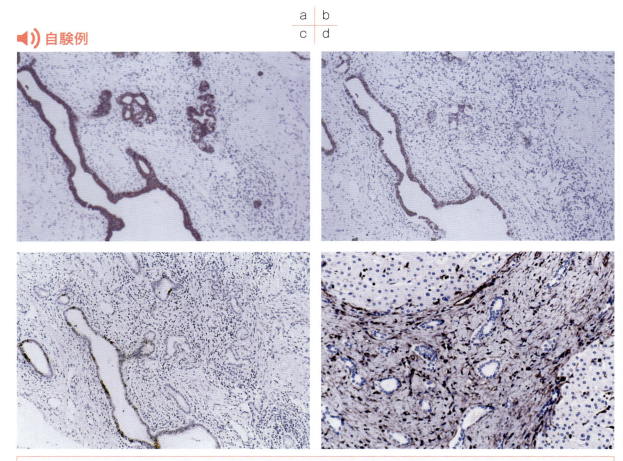

図6 Caroli病摘出肝のCK 19染色

a：CK 19染色。囊胞状に拡張した胆管は成熟胆管である。
b：CK 7染色。CK19(+)/CK7(−)の胆管上皮があり，胎生早期のprimitive hepatocyteが存在している（表1参照）。
c：34βE12染色。CK14を含む34βE12染色では一部の胆管上皮が染色されず，胎生期の胆管が残存している可能性が示唆される。
d：Vimentin染色。一部の胆管上皮が染色されず，胎生期の胆管が残存している可能性が示唆される。

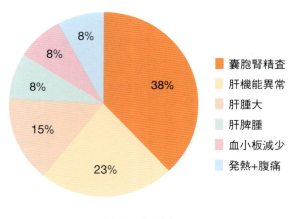

図7 初発初見

自験例

女児1歳11カ月時，ロタウイルス腸炎罹患時に肝腫大，トランスアミナーゼの高値が判明した。腹部MRIで肝内・肝外胆管の拡張・狭窄像を認めたため（図8），PSCの疑いで当科へ紹介となった。

血液検査所見（表3）では自己抗体が陽性であり，肝生検（図9）では門脈域が拡大し線維が密集しており細胆管を思わせる小さな細い胆管が増生していた。一方で門脈と思われる血管は認められなかった。胆管炎を繰り返し，5歳時に施行した内

1. 胆道系発生異常（ductal plate malformation：DMP）

表2 自験例の臨床所見

症例	発見時年齢	性	初発所見	家族歴	その他
1	0	M	polycystic kidney（ARPKD）	なし	
2	0	F	polycystic kidney（ARPKD）	母・叔母（腎）	
3	0.2	M	polycystic kidney（ARPKD）	なし	
4	0.5	M	肝機能異常	兄	
5	0.8	M	polycystic kidney（ARPKD）	なし	
6	1	F	血小板減少	なし	
7	2	M	肝機能異常	弟	
8	2	F	肝機能異常	なし	PSC疑い
9	2	F	肝腫大	なし	PSC疑い
10	3	F	肝腫大	なし	
11	5	M	肝脾腫	なし	
12	11	F	腹痛, 発熱	叔母（腎）父（肝）	
13	12	F	血小板減少（ARPKD）	母（腎）	

PSC：primary sclerosing cholangitis, ARPKD：autosomal recessive polycystic kidney disease

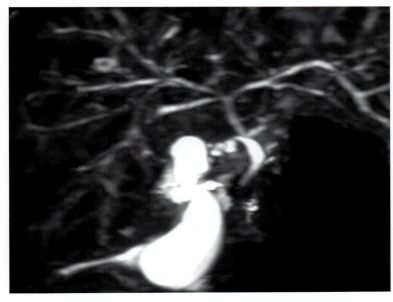

図8 MR胆管膵管撮影（MRCP）像
当初，原発性硬化性胆管炎と診断した先天性肝線維症。肝内外の胆管の狭窄・拡張がみられる。

視鏡的逆行性胆管膵管造影（endoscopic retrograde cholangiopancreatography：ERCP）ではPSCとは異なる肝内外の胆管の拡張と狭窄が認められたが（図10），この所見はBrunelleらが報告したCHFの胆管造影像に酷似していた（図11）[13]。6歳時に難治性腹水が認められ，肝移植を施行した。

治療・予後

門脈圧亢進症と反復性胆管炎の管理が問題となる。門脈圧亢進症については，定期的な内視鏡検査によって胃食道静脈瘤からの出血を未然に防ぐ。頻回の吐血には門脈-大静脈シャントなど外科的処置の適応となるが，このような症例では肝移植へ至るため肝移植時の血管再建を考慮するとシャント術を行うかは議論の余地がある。

小児臨床肝臓学

　発熱とともに肝胆道系酵素の悪化がみられた場合は胆管炎を疑い，抗菌薬の静脈内投与で対応する。血液培養を含む各種培養を行っても起炎菌が検出されることはほとんどない。同一の抗菌薬を2週間以上投与すると，抗菌薬に対するアレルギー反応やショックを起こすことがある。このような場合も肝移植の適応となる。

　また，腎機能や肺機能検査を定期的に行って，他臓器障害の有無を評価する。検査所見から腎機能障害や肝肺症候群がみられた場合は，症状が顕在化する前に肝移植を検討する。DPMでは，胆管癌の合併がみられる。多くは成人例であるが，画像や腫瘍マーカーで経過観察することは重要である。

表3　2歳4カ月時の検査所見

血算			凝固			抗体		
WBC	10,850	/μL	PT	77.5	%	抗核抗体	320 倍	
Seg	44	%	PT-INR	1.13		Homogeneous	320 倍	
lym	47	%	APTT	31.3	秒	Speckled	<40 倍	
RBC	389×10⁴	/μL	HPT	57	%	Nucleolar	<40 倍	
Hb	9.1	g/dL	FDP	8.8	μg/mL	Centromere	<40 倍	
Ht	30	%	Dダイマー	5.8	μg/mL	Peripheral	<40 倍	
Plt	26.3×10⁴	/μL	その他			核膜型	<40 倍	
生化学			便潜血	陰性		PCNA型	<40 倍	
TP	7.6	g/dL	尿検査	正常		抗セントロメア抗体	（−）	
Alb	3.1	g/dL	免疫			抗ミトコンドリア抗体	（−）	
T-Bil	1.1	mg/dL	IgG	2,490	mg/dL	抗平滑筋抗体	（−）	
D-Bil	0.7	mg/dL	IgA	136	mg/dL	抗LKM-1抗体	（−）	
AST	284	U/L	非特異的IgE	176	IU/mL	抗肝細胞膜抗体	（−）	
ALT	161	U/L	主なウイルス抗体価			P-ANCA	3U/mL（0〜8.9）	
LDH	1,129	U/L	HA Ab	（−）		C-ANCA	320U/mL（0〜3.5）	
γ-GTP	526	U/L	HB s Ag	（−）				
総胆汁酸	178	mmol/L	HCV Ab	（−）				
CK	80	U/L	CMV IgM Ab	（−）				
AMY	48	U/L	IgG Ab	（−）				
T-chol	131	mg/dL	EBVCA IgG Ab	（−）				
TG	53	mg/dL	EBVCA IgM Ab	（−）				
BUN	6	mg/dL	EBNA Ab	（−）				
Cre	0.2	mg/dL	EBVCA IgG Ab	（−）				
Glu	140	mg/dL	EBVCA IgM Ab	（−）				
CRP	1.9	mg/dL	EBNA Ab	（−）				
血沈	59	mm						
TIBC	402	μg/dL						
UIBC	371	μg/dL						
Fe	31	μg/dL						
フェリチン	17	n g/mL						

1．胆道系発生異常（ductal plate malformation：DMP）

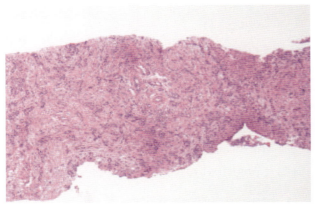
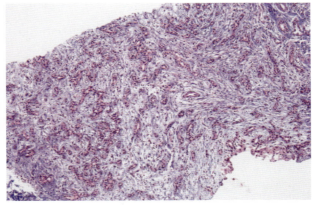
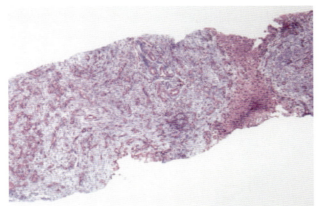

a	b
c	

🔊 自験例

図9　女児2歳4カ月，肝生検像
a：HE染色（40倍拡大）
b：Masson染色（100倍拡大）
c：Masson染色（40倍拡大）
門脈域線維は密に増生し，細胆管の著明な増生がみられるが，門脈と思われる血管がみられない。

🔊 自験例

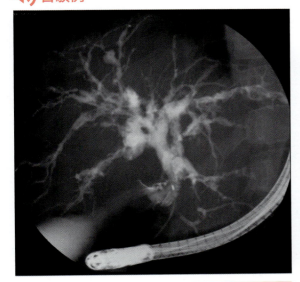

図10　5歳，内視鏡的逆行性胆管造影像

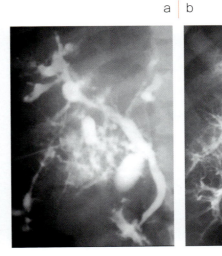

a	b

図11　先天性肝線維症
Brunelleら，1994より引用[13]

文献

1. Caroli J, et al.：La dilatation polykystique congenitale des voies biliares, intrahepatiques. Sem Hop Paris 34：128-135, 1958
2. Kerr DN, et al.：Congenital hepatic fibrosis. Q J Med 30：91-117, 1961
3. Terada T, et al.：Normal and abnormal development of the human intrahepatic biliary system: a review. Tohoku J Exp Med 181：19-32, 1997
4. Van Eyken P, et al.：The development of the intrahepatic bile ducts in man：a keratin-immunohistochemical study. Hepatology 8：1586-1595, 1988
5. Haruna Y, et al.：Identification of bipotential progenitor cells in human liver development. Hepatology 23：476-481, 1996
6. Desmet VJ：Congenital diseases of intrahepatic bile ducts: variations on the theme "ductal plate malformation". Hepatology 16:1069-1083, 1992
7. 山本かずな, et al.：これって肝臓病？. 腎疾患. 小児内科 48：850-853, 2016
8. Cnossen WR, et al.：Polycystic liver disease: an overview of pathogenesis, clinical manifestations and management. Orphanet J Rare Dis 9：69, 2014
9. Marchal GJ, et al.：Caroli disease：high-frequency US and pathologic findings.Radiology 158：507-511,1986
10. Choi BI, et al.：Caroli disease: central dot sign in CT. Radiology 174:161-163, 1990
11. Shorbagi A, et al.：Experience of a single center with congenital hepatic fibrosis: a review of the literature. World J Gastroenterol 16：683-690, 2010
12. 伊地知園子, 他.：原発性硬化性胆管炎との鑑別に難渋した先天性肝線維症の1例. 日児誌 118：510-517, 2014
13. Brunelle F, et al.：Liver Disease in Children. An Atlas of Angiography and Cholangiography. Springer London Limited, London, 1994

内科医／移植外科医へのメッセージ
- 原発性硬化性胆管炎症例では必ず，胆道系発生異常を鑑別する。
- 肝移植後の予後は，他臓器の障害の程度によって大きく異なる。

その他

② Fontan循環における肝合併症
（Fontan associated liver disease：FALD）

••• Key points •••▶

- Fontan循環は宿命的にうっ血肝を惹起する。Fontan循環における肝合併症は肝炎（炎症）を伴わず線維化が見られるのでAST，ALTなどの肝細胞逸脱酵素は上昇しない。
- Fontan循環では中心静脈圧が高くなるため血栓予防として抗凝固療法を行っている場合が多く，経皮肝生検が難しい。

■ FALDとは

肝臓は門脈と肝動脈からの血流を受けており，全身の循環系と関連性が高い。肝臓は全心拍出量の約25％の血流を受けており，種々の循環障害に対しては影響を受けやすい臓器である。循環障害として先天性心疾患のなかでは，虚血性肝障害とうっ血肝に分けられる。うっ血肝では，僧帽弁狭窄症，三尖弁閉鎖不全症，肺性心，心筋炎，収縮性心内膜炎など，すべて右心不全が原因となる。これは肝静脈圧が上昇することにより肝類洞周囲に浮腫をきたし，肝細胞への酸素拡散が低下して炎症を伴わない虚血性の小葉中心性の線維化をきたすことが主な原因である。内科領域でも慢性心不全に肝硬変を伴うことはよく知られており，これは"cardiac cirrhosis"と呼ばれている。最近では先天性心疾患のなかでも，Fontan循環における肝合併症（FALD）は注目されている。

表に2010年までに報告されたFALDに関する主な報告例を示す[1]。肝組織所見では小葉の中心静脈周囲に，放射線状の線維化，中心静脈間の線維性隔壁の形成，類洞の著明な拡大が見られ，FALDの病態は中心静脈圧（central venous pressure：CVP）の慢性的な上昇およびそれに伴う下大静脈，肝静脈のうっ血に起因し，肝線維化

が進行するとうっ血性肝硬変になると考えられる。

しかし，Fontan手術の術式，心房中隔開窓術の有無，CVP上昇がどのように肝臓に影響し肝線維化を進展させ肝硬変に至るのかなどの過程に関する検討も行われているが，まだ不明な点が多い。またFALDのなかにはうっ血肝にとどまらず，限局性結節性過形成（focal nodular hyperplasia：FNH），肝腺腫，肝細胞癌の合併がみられる[2]。肝線維化に関しては，Fontan手術後のうっ血性肝硬変例において，血清線維化マーカーが肝線維化の進行に関連している[3]。2010年以降の重要な論文としては，類洞の線維化にとどまらず半数の症例で小葉内の門脈域にも線維化が見られた。また肝針生検による肝組織ではほぼ全例に肝類洞の線維化が見られ，高率に小葉の門脈域の線維化があった。さらに一部は肝硬変に進展しており，門脈域の線維化と血液検査では血小板減少が相関していた。血小板減少は肝線維化が進行すると門脈圧亢進による脾機能亢進と肝実質細胞の減少によるトロンボポエチン産生の低下が原因だと考えられる。

FALDの頻度に関して欧米ではFontan手術後の約50％にFALDがみられるとされている。わが国におけるFALDの頻度に関する報告はほとんどなく，一般の小児科医や内科医にいまだ知られていないためであろう。

小児臨床肝臓学

表　Fontan手術後の肝合併を報告した主な論文（2010年までに限った）

筆頭著者，報告年	主な内容
Stanton RE，1981	Fontan手術後21カ月後に不整脈で死亡した剖検例で肝硬変がみられた
Lemner JH，1987	15歳女児。Fontan手術後5年後にうっ血性肝硬変がみられた。高中心静脈圧との関連を指摘した
van Nieuwenhuizen RC，1999	Fontan手術後の20例について肝機能を検討し，γ-GTPとビリルビン値より経度の胆汁うっ滞と凝固異常が高頻度にみられることを指摘した
Narkewics MR，2003	Fontan手術後の12±4歳の11例，2例は肝硬変だった。通常の肝機能検査では異常がなくプロトロンビン時間とガラクトース負荷試験で異常がみられることを指摘した
Ghaferi AA，2005	Fontan手術後数時間〜18年で死亡した9例の剖検例を解析した。7例にCPC，5例にCLN，4例に肝硬変，1例に肝細胞癌がみられた
Kisewetter CH，2005	Fontan手術後の肝合併症12例の画像，肝組織所見を検討し11/12はCTで異常造影効果，4/12は胃食道静脈瘤，7/12は肝硬変がみられ，肝硬変は肝静脈圧と相関する
池本裕実子，2007	Fontan手術後の16歳男児の肝硬変を報告。線維化マーカー異常を指摘した
Kendall TJ，2007	Fontan手術後の18例に肝生検を施行し，全例類洞の線維化，14例で架橋形成，2例は肝硬変。肝の炎症を伴わない線維化を指摘した
Composilvan S，2008	Fontan手術後の34例を対象に肝合併症と心機能の関係を検討し，低心拍出量と肝病変に関係があることを指摘した
Friedrich-Rust M，2008	Fontan手術後の39例にFibroScanを用いて肝臓のelastrographyを測定したが，37例に肝線維化を認めた
Saliba T，2010	Fontan手術後の肝硬変から肝細胞癌に進展したと考えられる2例を報告した。
Babaogu K，2010	Fontan手術後の7歳女児にMRIと肝生検で肝腺腫と診断した
Baek JS，2010	Fontan手術後139例中57例（41%）に肝合併症がみられた。肝合併症は長期経過例に多く，肝硬変（26%），血小板減少（7%），高ビリルビン血症（21%），肝腫瘍（3%）がみられた

CPC：chronic passive congestion，CLN：centrilobular necrosis

　一般に肝線維化の原因は，肝炎ウイルス感染，アルコール過剰摂取，メタボリックシンドローム，うっ血肝など，多岐にわたっている。このなかで肝炎ウイルス感染における肝線維化のメカニズムは，炎症により肝内マクロファージであるKupffer細胞が活性化するとtransforming growth factor-β（TGF-β）などのサイトカインやmatrix metalloproteikinase（MMP）などの蛋白分解酵素が産生される。TGF-βなどのサイトカインは類洞内皮細胞と肝細胞間のDisse腔に存在する肝星細胞を活性化し，筋線維芽細胞へと形質転換させる。活性化された肝星細胞は細胞外マトリックスであるコラーゲンを産生する。また同時にMMPはコラーゲンの分解を促進するが，肝組織中のMMPの抑制因子が動員されないと線維産生が優位になると考えられる。つまり，局，

肝線維化はこの線維合成系と分解系の平衡が破綻することによると考えられている。肝線維化の要因として肝炎ウイルス感染以外にはアルコールも類洞内圧の上昇の原因となることが報告されている。なお，動物実験で肝静脈を結紮してうっ血肝を作製すると，肝星細胞が筋線維芽細胞に形質転換し，コラーゲンなどのマトリックス蛋白を産生されることが確認されている。

　心機能と肝組織に関しては，肝線維化とCVPは相関している[4]。また類洞の圧負荷のみならず，前述したような心拍出量の減少による酸素供給の低下も肝線維化の一因と考えられている。さらにうっ血性肝硬変は類洞内に血栓が増加し，小葉内の中心静脈から肝静脈に波及し，虚血性の変化により実質細胞量が減少することで線維化に関与している。

このように最近FALDは、肝静脈圧の上昇による肝類洞の拡張による機械的刺激、血栓形成、虚血による肝細胞への酸素供給の低下により肝類洞の線維化が見られ、さらに門脈域の線維化が加わることで肝硬変に進展すると考えられる。このようにFALDでは肝類洞の線維化にとどまらず、門脈域の線維化があることが肝硬変に進展したことはFontan手術後の管理上重要であり、いったん肝硬変が完成すれば著明な肝機能低下に伴う慢性肝不全や血行動態の変化によって、脾腫、門脈体静脈シャント、血小板減少、消化管静脈瘤など、門脈圧亢進症が発現する。さらに肝硬変まで進行すると肝細胞癌の発生する頻度は高くなる。

■ 診 断

ASTやALTなど、一般的な肝機能検査では肝臓の予備能、慢性的な肝障害を十分に反映していない。肝病変を示す検査としては、プロトロンビン時間（PT）、血小板値が有用である。PTは肝予備能を判定するには良いので経時的に測定すべきである。しかしFontan手術後ではアスピリンやワルファリンなどを服用している例があり、慎重に評価すべきである。またIV型コラーゲン、ヒアルロン酸、プロコラーゲン-Ⅲ-ペプチド（P-Ⅲ-P）などの線維化マーカーがFALDの評価には有用であるが、肝硬変と非肝硬変の区別はこれらの線維化マーカーだけでは困難である。前述したように血小板値も重要であり、肝線維化が進行すると血小板数は減少する。血小板値はワンポイントでの判断や無脾症候群での評価は難しいが、経時的に検査すべき項目である。

一方、肝線維化が進展した場合は常に肝細胞癌などの発生に注意すべきであり、αフェトプロテイン（AFP）やPIVKA-Ⅱも定期的に検査すべきであるが、ワルファリン使用時では変性ビタミンKが増加するためPIVKA-Ⅱは疑陽性になるので注意する。

▶ 画 像

超音波検査では肝表面の凹凸、辺縁、肝静脈の拡張、占拠性病変などを観察する。肝硬変であれば超音波検査の診断は比較的容易であるが、肝線維化の進展度の判断は難しい。超音波所見のなかでは実質内のhyperechoic spotsが注目されている（図1，図2）。線維化を定量的に評価するのは困難であるが、超音波装置を用いた肝臓の線維化による弾性診断が可能となっている。すなわちFibroScan®弾性波が肝臓を伝搬する速度を計測することにより肝臓の弾性値を測定することが可能になった。またMR elastographyはMRIを用いて非侵襲的に物体の硬さを定量する方法であり、客観的評価に優れている。造影CT所見として、造影効果を有する網目状陰影、表面の凹凸、hypervascular mass、腫瘍形成などを重視しているが、特に肝硬変になる前の重症な肝線維化例において

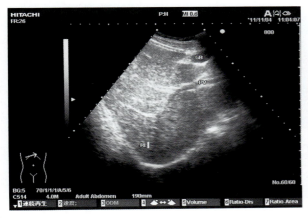

■)) 自験例

図1 女児11歳，超音波断層像
無脾症候群。単心室であり3回の心臓手術を経て2歳9カ月時にFontan手術を受けた。当科に精査入院した。AST 27 IU/L, ALT 18 IU/L, γ-GTP 127 IU/L, ヒアルロン酸，P-Ⅲ-Pは高値，PT活性は74％であった。超音波断層画像ではhyperechoic spotsがみられた。

小児臨床肝臓学

zonal enhancementの頻度が高い。図3にzonal enhancement例を示す。画像診断は肝硬変にとどまらず，肝細胞癌，肝腺腫，FNHなどの腫瘤性病変の診断や鑑別診断に重要である。

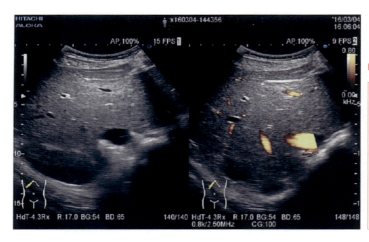

🔊 自験例

図2　女性22歳，超音波断層像
無脾症候群，単心室。6歳時にFontan手術を受けた。経過は順調でありトランスアミナーゼ値に異常はない。定期検査の超音波断層画像ではhyperechoic spotsが見られ，同部位のパワードップラーではhyperechoic spotsの一部に血流が存在していた。

🔊 自験例

a	b
c	d

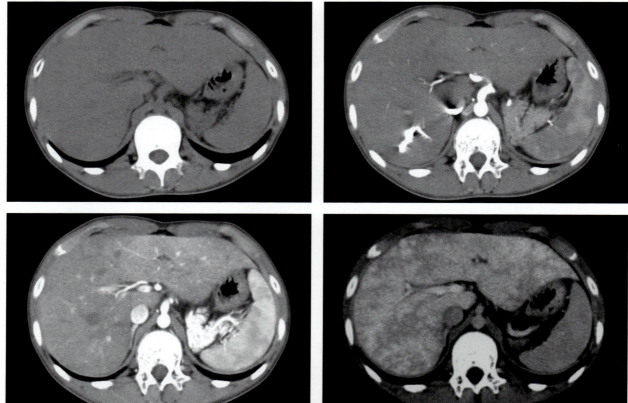

図3　肝CT像
a：無造影　b：動脈相　c：門脈相　d：平衡相
無造影では明らかでないが，平衡相ではzonal enhancementがみられる。肝硬変には至っていない。

264

自験例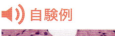

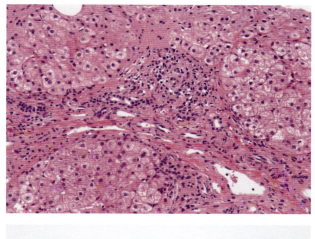
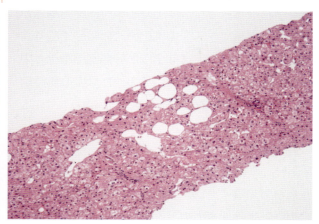
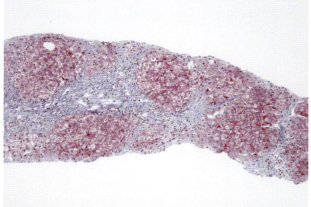
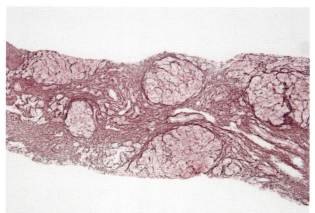

図4　肝組織像（図1と同一症例）
a：HE染色。門脈域には炎症を伴わない線維化　b：HE染色。中心静脈周囲の類洞の著明な拡張
c：Azan染色では架橋形成が見られる。　d：鍍銀染色では偽小葉形成が見られる。
Hyperechoic spotsの見られた部分を超音波ガイド下で狙撃肝針生検をし，肝硬変と診断した。

コンサルトされた症例

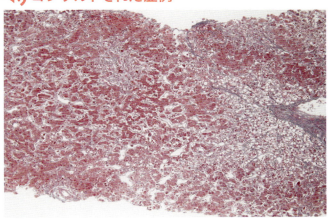

図5　男児13歳，肝組織像（Azan染色）
土谷総合病院 田原昌博先生からコンサルトされた症例である。Ebstein奇形などがあり，2歳時にFontan手術を受けた。AST，ALTは正常であったが，門脈大循環短絡があり，FALDとして診断されていた。13歳時に急性肝不全となり死亡。肝組織は死亡直後（2時間）に得られたオートプシーによる肝組織である。肝硬変所見はなく中心静脈周囲の広範な脱落，類洞の拡張，類洞の線維化が見られる。

▶ 肝組織

　肝生検はサンプリングエラーの可能性もあるが，現在最も信頼できる肝線維化の診断手段である．多数例の検討では，ほぼ全例が肝類洞線維化と中心静脈の線維化が見られ，その他には中心静脈壊死，門脈域の線維化が見られた．図4，図5にFALDの肝組織を示す．

　肝生検を行えば肝線維化の評価は可能となるが，Fontan手術後では肝静脈圧が高く，血栓予防のため抗凝固療法を行っている場合があるので，通常の肝針生検は出血のリスクが高くなる．経頸静脈経由のカテーテルを用いた肝生検は比較的安全であるが，Fontan循環の解剖学的特性から肝静脈wedge肝生検は困難な場合もある．いずれにしろ肝生検は肝専門医に委ねるべきである．

◉ 管理・治療

　重要な点は，いかにして肝線維化から肝硬変への進展を防ぐかであり，肝硬変への進展を防ぐことができれば，肝細胞癌の予防も可能であると考えられる．FALDの予防は確立しておらず，右房圧を軽減するための心房中隔開窓術が効果的とする報告もあるが，コンセンサスは得られていない．

欧米における成人の多数例の検討では食道胃静脈瘤，腹水，肝硬変などは重要である．肝硬変は肝細胞癌の発生リスクが増加しQOLは著しく悪化する．今後，わが国でもFontan遠隔期におけるQOLの調査や肝硬変の実態を調査する必要がある．また同時に，成人に達する例では禁酒の指導やメタボリックシンドロームの予防も重要である．さらにわが国の小児科医や内科医の多くはこのFALDの存在を知らないので，この病態の存在を広く啓発する必要がある．

❀ 文 献

1. 藤澤知雄, 他.：Fonan循環における肝合併症. 日小循誌 29：162-170, 2013
2. Ghaferi AG, et al.：Progression of liver pathology in patients undergoing the Fontan procedure：Chronic passive congestion, cardiac cirrhosis, hepatic adenoma, and hepatocellular carcinoma. J Thorac, Cardiovasc Surg 129：1348-1352, 2005
3. 池本裕美子, 他.：単心室に対するFontan術後に合併した肝硬変の1例. 日小児会誌 111：55-59, 2007
4. Kiesewetter CH, et al.：Hepatic changes in the failing Fontan circulation. Heart 93：579-584, 2007

内科医／移植外科医へのメッセージ

- FALDは肝硬変になり，肝細胞癌合併もある．内科医はウイルス肝炎による肝硬変を診る機会が圧倒的に多く，FALDはあまり知られていない．本症でも肝硬変などの肝病変を伴うことを知ってほしい．

- FALDにおける慢性肝不全例に対して外国では心臓肝臓同時移植の報告があるが，わが国ではいまだない．

その他

③ 新生児ヘモクロマトーシス
（neonatal hemochromatosis：NH）

••• Key points •••▶

- 生後1カ月までの播種性血管内凝固症例，敗血症症例，肝不全症例では新生児ヘモクロマトーシスを疑う。
- ニーマン・ピック病C型を必ず鑑別する。

ヘモクロマトーシスとは，多臓器における鉄の沈着とそれによる細胞障害を特徴とし，特発性と二次性がある。特発性は，鉄産生ホルモンであるヘプシジンと鉄輸送蛋白であるフェロポンチン調整経路の障害による遺伝子異常とされ，二次性は大量の輸血による鉄過剰状態が原因で鉄沈着をきたす。両疾患の肝病理学的特徴の違いは，特発性は肝細胞内に鉄沈着が見られるのに対し，二次性ではKupffer細胞を中心とした貪食細胞に鉄沈着が見られる。新生児ヘモクロマトーシス（NH）は，特発性と同様に肝細胞内やその他の臓器に鉄沈着をきたす予後不良な疾患であるが，その病態はヘモクロマトーシスとは異なる。

◾ 病態生理

NHは以下のような特徴から遺伝性疾患ではなく，在胎同種免疫反応が発症機序の有力な説とされている[1]。

① 出生直後から過剰な鉄沈着と肝硬変をきたすことから，胎内から発症しており鉄沈着は原因ではなく結果と考えられる。

② 同胞内では60～80％の罹病率であり，これは遺伝性疾患の罹病率より高い。

③ 父親の異なる母親から同胞発症している。さらにNHでは，交換輸血，免疫グロブリン製剤，鉄キレート剤や抗酸化薬が奏功する症例があるこ

と[2,3]，NH患児の出産歴のある母親に妊娠中から免疫グロブリン製剤を投与することで出生児のNH発症が回避できること[4]からも在胎同種免疫反応説は支持されている。

在胎同種免疫反応は，同種抗体が補体を活性化して細胞障害を引き起こすとされており，NHではC5b-9免疫複合体の関与が報告されている[5]。

◾ 診 断

▶ ニーマン・ピック病C型と最終診断されたNH例（ライソゾーム病167項目参照）[6]

在胎37週5日，出生体重2,122g，Apgar Score 9/9，経膣分娩で第1子として出生。母親は過去に妊娠歴はなく，基礎疾患もなかった。妊娠34週以降に子宮内発育遅延を認めていたが，胎児水腫，羊水過少，胎動不全はいずれも認めなかった。

生後3時間の時点で，血糖 10mg/dL，T-Bil 5.3mg/dL，D-Bil 2.3mg/dL，Plt 8.3万/μL であった。日齢2にT-Bil 12.9mg/dLであったため，光線療法を開始した。日齢4にはT-Bil 13.2mg/dLとなったが，適応基準以下となったため光線療法は終了した。その後日齢5にT-Bil 15.2mg/dL，D-Bil 4.0mg/dLまで上昇したため，胆汁うっ滞に対する精査加療目的に同日当科へ転院となった。

小児臨床肝臓学

表1　入院時検査所見　🔊 自験例

【血算】			【免疫】			【眼科的検査】	
WBC	4,500 /μL		CRP	0.3 mg/dL		異常なし	
RBC	382 ×10⁴/μL		sIL-2R	861 U/mL		【骨髄検査】	
Hb	14.7 g/dL		IgM	11 mg/dL		異常なし	
Plt	8.3 ×10⁴/μL		【鉄動態】			【タンデムマス】	
【生化学】			Fe	145 μg/dL		チロシン　684.3 nmol/mL	
TP	3.5 mg/dL		Ferritin	1,521 ng/mL		（12.40 mg/dL）	
Alb	2.1 mg/dL		UIBC	7 μg/dL		【血中アミノ酸分析】	
T-BiL	15.2 mg/dL		TIBC	152 μg/dL		Fisher比　0.22	
D-BiL	4.0 mg/dL		Transferrin	126 mg/dL		チロシン　766.0 nmol/mL	
AST	151 IU/L		Transferrin Saturation	95 %		（13.88 mg/dL）	
ALT	25 IU/L		【その他】			（基準 40.4〜90.3 nmol/mL）	
LDH	421 IU/L		α1-AT	101 mg/dL		シトルリン　49.0 nmol/mL	
ALP	1,977 IU/L		AFP	251,170 ng/mL		（基準 17.1〜42.6 nmoL/mL）	
γ-GTP	27 IU/L		PIVKAⅡ	26 mAU/mL		スレオニン　408.6 nmol/mL	
T-ChoL	74 mg/dL		HGF	0.73 ng/mL		（基準 66.5〜164.5 nmol/mL）	
TG	46 mg/dL		lactate	33.6 mg/dL		セリン　137.7 nmol/mL	
TBA	53.9 μmol/L		pyruvate	1.6 mg/dL		（基準 72.4〜164.5 nmol/mL）	
NH3	68 μmol/L		L/P比	21		【尿中有機酸分析】	
CK	163 U/L		FFA	0.74 mEq/L		有意所見なし	
BS	304 mg/dL		Carnitine	40.8 μmol/L		【胆汁酸分析】	
BUN	5 mg/dL		free	24.5 μmol/L		Δ⁴-3-oxo-steroid 5β-reductase	
Cre	0.4 mg/dL		acyl	16.3 μmol/L		活性低下	
Na	138 mEq/L		【感染】			（ケト型胆汁酸：	
K	3.6 mEq/L		HBs Ag	（−）		尿中53.5%，血中14.8%）	
Cl	104 mEq/L		HBs Ab	（＋）			
【凝固】			HBc Ab	（−）			
PT-INR	1.66		HCVAb	（−）			
PT比	33.5 %		PCR				
APTT	83.6 Sec		HBV	（−）			
Fib	80 mg/dL		HSV1/2	（−）			
HPT	24 %		HHV6/7	（−）			
FDP	3.5 mg/mL		EBV	（−）			
D-dimer	1.4 mg/mL		CMV	（−）			
ATⅢ	20 %		ToxopLasma IgM	（−）			
【尿】			ParvoB19 IgM	（−）			
keton	（−）		TPHA	（−）			
glucose	（4＋）		RPR	（−）			
protein	（±）		【培養】				
【動脈血液ガス】			血液	陰性			
pH	7.42 mmol/L		便	normaL flora			
HCO3	18.1 mmHg		咽頭	normaL flora			
PaO2	130.6 mmHg		尿	陰性			
PaCO2	28.3 mmol/L						
BE	−4.8						

表2　新生児ヘモクロマトーシスの診断基準

Band & Whitington et al（文献3）
1）Vit. Kに反応しない肝原性の凝固異常
2）敗血症に起因しない播種性血管内凝固
3）PT≧20 sec or INR≧2
上記の特徴があり，以下のうち1つを満たすもの
a）MRIで肝以外の鉄沈着の証明
b）口唇の粘膜生検による鉄沈着の証明
c）同胞の新生児ヘモクロマトーシスの診断
The King's College（文献2）
以下のうち少なくとも2つを含む
1）家族歴 and/or 出生前診断で羊水過少，胎動不全，胎盤浮腫，子宮内発育不全のいずれか
2）フェリチン高値
3）肝臓および網内系臓器以外の臓器での鉄沈着の組織学的証明
4）MRIで肝外の鉄沈着の証明

※赤色文字は該当項目

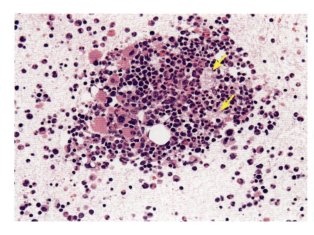

🔊 自験例

図1　骨髄組織像
脂質を貪食して泡沫様マクロファージが認められる（矢印）。

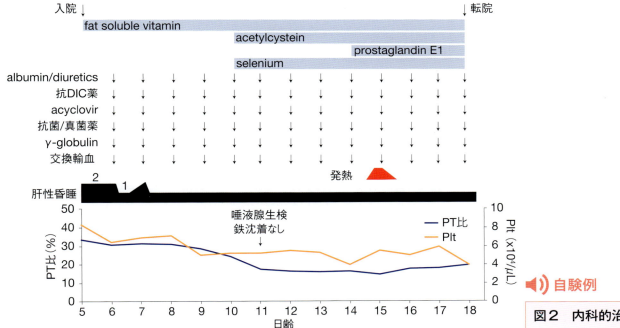

🔊 自験例

図2　内科的治療経過

小児臨床肝臓学

◀)) 自験例

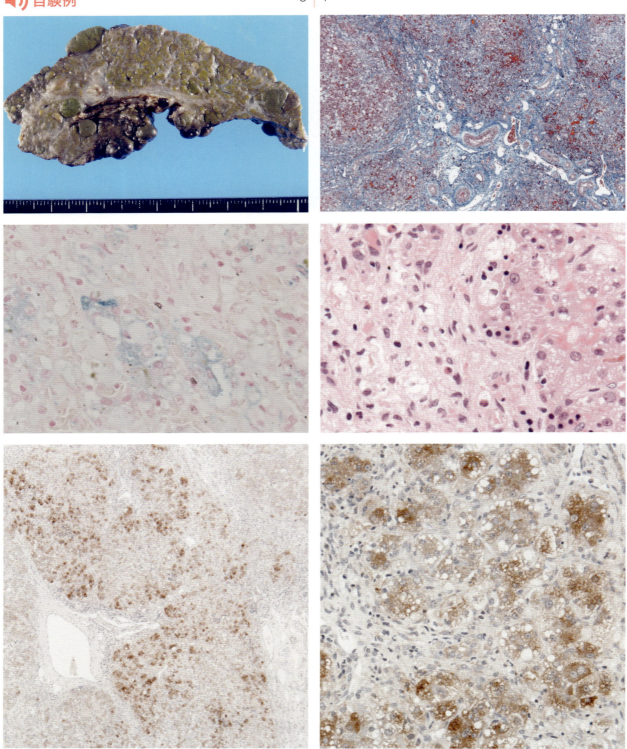

図3　肝生検組織像
a：摘出肝　b：Masson染色（100倍拡大）　c：鉄（ベルリン青）染色（400倍拡大）
d：HE染色（400倍拡大）　e, f：摘出肝の5b-9 staining

（国立成育医療研究センター病理科のご厚意により掲載）

3. 新生児ヘモクロマトーシス（neonatal hemochromatosis：NH）

入院時は，哺乳意欲があるがすぐ寝てしまうため，肝性昏睡があると判断した。それ以外の神経学的所見に問題はなかった。皮膚は黄染し，右季肋下肝臓1.5cm触知，脾臓左季肋下1.5cm触知で肝脾腫を認めた。検査所見（表1）から，新生児肝不全，NH，高チロジン血症，Δ^4-3-oxo-steroid 5β-reductase欠損症のいずれの可能性も示唆された。画像所見では，鉄沈着は確認できなかったが，King's Collegeの診断基準にあてはまった（表2）。また骨髄組織像では，脂質を貪食した泡沫様マクロファージが認められた（図1）。人工肝補助療法およびNHに準じた内科的治療法を試みたが反応せず（図2），国立成育医療研究センター臓器移植センターに転院し日齢19に脳死肝移植にて同センターで救命した。摘出肝の肉眼像では多発結節が見られ（図3a），肝細胞は脱落変性し，著明な線維化がみられた（図3b）。肝細胞内には所々鉄沈着が見られた（図3c）。肝細胞はCb5-9免疫複合体が強く染色された。

表3　日齢7，播種性血管内凝固発症時の検査所見　🔊自験例

【血算】		【生化学】	
WBC	4,300 /μL	T-Bil	10.4 mg/dL
Hb	10.1 g/dL	D-Bil	1.5 mg/dL
Plt	8×10⁴/μL	AST	5,021 IU/L
【免疫】		ALT	607 IU/L
CRP	1.9 mg/dL	LDH	11,048 IU/L
【凝固】		BUN	10 mg/dL
PT活性	25 %	Cr	0.5 mg/dL
APTT	83.6 Sec	TP	5 g/dL
FBG	70 mg/dL	Alb	3.3 g/dL
AT-Ⅲ	38 %	Ferritin	145,900 ng/mL

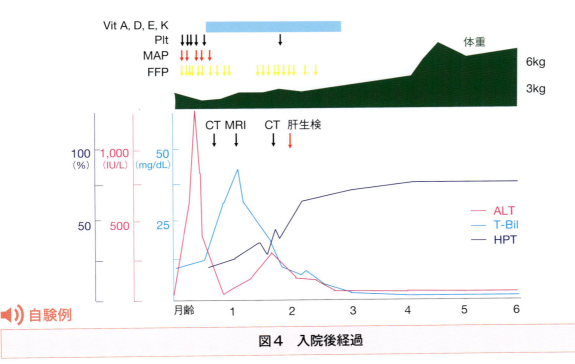

図4　入院後経過

小児臨床肝臓学

1歳10カ月頃から退行現象がみられるように
なり，同センター神経内科で診察された。2歳4
カ月にカタプレキシーと垂直方向の眼球運動障害
がみられ，ニーマン・ピック病C型が疑われ，血
清オキシステロール，線維芽細胞のFillipin染色，
遺伝子検査からNPC1遺伝子異常によるニーマ
ン・ピック病C型と診断した。

治療

▶ 内科的治療で寛解したNH疑いの例[7]

常位胎盤早期剥離の疑いで在胎38週1日に緊
急帝王切開で出生。出生時に皮下出血斑を認めた。
日齢7にガスリー検査のため足底採血を行ったと
ころ，同部位からの出血が止まらず，急速な肝腫
大を認めNICUに緊急入院となった。播種性血管
内凝固(disseminated intravascular coagu-
lation：DIC)と診断し(表3)，人工呼吸管理下で

表4　検査所見　　　　　　　　　　　　　　　　　　　　　　　　　　　◀)) 自験例

【血算】(日齢54)		【腫瘍マーカー】(日齢54)		【血液ガス】(静脈)(日齢55)	
WBC	7,200 /μL	AFP	205,600 ng/mL	pH	7.408
neutro	58.8 %		(L3：21%)	PCO$_2$	32.5 mmHg
lymph	31.8 %	PIVKAII	27 mAU/mL	HCO^{3-}	20.1 mmol/L
RBC	2.8×10^6 /μL	Na	140 mEq/L	BE	−3.4 mmol/L
Hb	9.4 g/dL	K	4.2 mEq/L	【鉄動態】(日齢62)	
Ht	28.7 %	Cl	110 mEq/L	Fe	175 μg/dL
Plt	12.3×10^4 /μL	Glu	65 mg/dL	TIBC	180 μg/dL
【免疫】(日齢54)		BUN	5 mg/dL	(トランスフェリン飽和率　97.2%)	
CRP	0.7 mg/dL	Cr	0.11 mg/dL	フェリチン	1,169.6 ng/mL
IgG	747 mg/dL	TP	4.5 g/dL	トランスフェリン	124 mg/dL
IgA	84 mg/dL	Alb	2.9 g/dL	【糞便】(日齢62)	
IgM	101 mg/dL	CK	257 U/L	白色便	(＋)
【凝固】(日齢54)		HGF	0.7 ng/mL	【尿定性】(日齢62)	
PT活性	41 %	Cp	17.6 mg/dL	蛋白	(−)
APTT	42.4 秒	α1-AT	162 mg/dL	潜血	(−)
HPT	30 %	【Fasting試験】(日齢55)		糖	(−)
【生化学】(日齢54)		アンモニア	87 μg/dL	ビリルビン	(＋)
T-Bil	8.6 mg/dL	乳酸	19 mmol/L	【尿中胆汁酸分析】(日齢62)	
D-Bil	6.2 mg/dL	血糖	65 mg/dL	CA-Δ^4-3-one	5.69 μmol/mmolCre
AST	465 IU/L	ガラクトース	16.4 mg/dL	CDCA-Δ^4-3-one	2.78 μmol/mmolCre
ALT	232 IU/L		(基準：<4.3)	【尿中有機酸分析】(日齢62)	
LDH	369 IU/L	チロジン	85.1 nmol/L	異常所見なし	
ALP	1,534 IU/L		(基準：55.3～93.5)		
LAP	237 U/L	尿中フェニル酢酸	ND		
γ-GTP	41 IU/L	尿中サクシニルアセトン	ND		
TBA	41.6 μmoL/L				
CH-E	1,235 U/L				
TC	173 mg/dL				
TG	87 mg/dL				
Fischer比	0.81				

新鮮凍結血漿，血小板輸血，赤血球輸血を行い救命されたが（図4），肝機能異常が持続し原因検索のため日齢54に当科紹介となった。紹介時には著明な発育不良があり，皮膚と眼球結膜は黄染し，右季肋下に肝臓を4cm触知したが脾臓は触知しなかった。

入院時検査所見（表4）では，貧血と血小板の低下，凝固能低下が持続していた。生化学検査では直接ビリルビン優位の直接型高ビリルビン血症であった。腫瘍マーカーではαフェトプロテイン（AFP）が異常高値を示し，L3分画が21%と高値で，肝細胞増殖因子（hepatocyte growth factor：HGF）も高値であった。トランスフェリンは124mg/dLと低値，フェリチンは1,169ng/mL

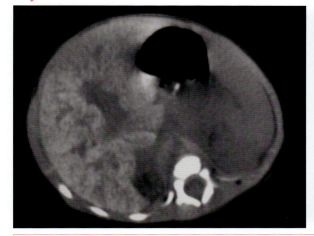
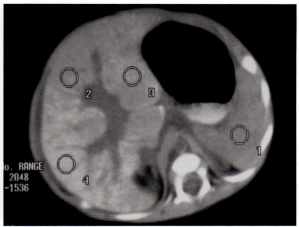

図5　腹部CT像
a：日齢27　b：日齢63（CT値：肝臓 90HU　脾臓 54HU）

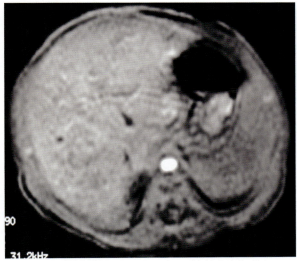
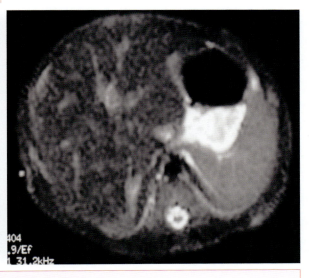

図6　日齢28，腹部MRI像
a：T1強調画像　b：T2強調画像

小児臨床肝臓学

🔊 自験例

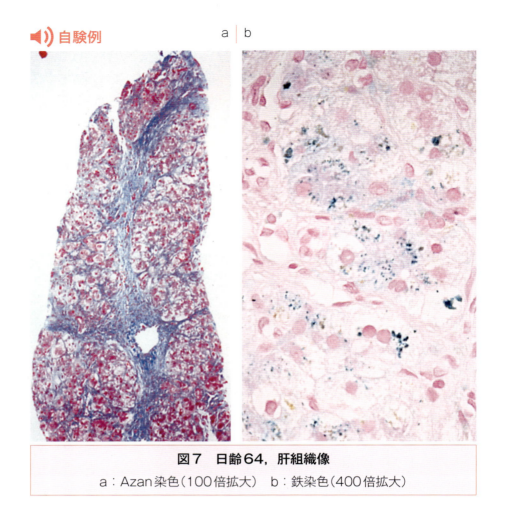

図7 日齢64，肝組織像
a：Azan染色（100倍拡大） b：鉄染色（400倍拡大）

と高値，さらにトランスフェリン飽和率97.2%と異常高値を認め，NHを疑った。腹部単純CT（図5）では，日齢27で肝臓のCT値の上昇がみられたが，日齢63には最も高いところで90HUとさらに上昇し肝内脈管は相対的に低吸収のためそのコントラストが増強していた。日齢28のMRIでは（図6），T2強調画像で肝臓内のlow intensityが著明で，肝組織への鉄の沈着が示唆された。日齢64に施行した肝生検では，小葉構造が改築し線維化も著明で偽小葉形成の像を呈し（図7a），鉄染色ではKupffer細胞や内皮細胞には鉄の沈着は認めず，肝細胞内に鉄の異常沈着を認めた（図7b）。その後は無治療にて黄疸，凝固能異常は自然に改善した。

表5 早期発見・早期診断のための徴候

出生前
a) 新生児ヘモクロマトーシスを疑う家族歴
b) 羊水過少
c) 胎動不全
d) 胎盤浮腫
e) 子宮内発育不全
f) 胎児水腫
出生後（生直後～生後1カ月）
a) 浮腫
b) 乏尿
c) 腹水
d) 黄疸（直接および間接ビリルビンがともに高値）
e) 静脈管開存
f) 低血糖
g) 低アルブミン血症
h) 凝固障害　PT≧20 sec, or INR≧2
i) 血液培養陰性の敗血症
j) 尿中サクシニルアセトン陰性の高チロシン血症
k) Δ^4-3-oxosteroid 5β-reductase deficiency疑い

図8 早期発見・早期診断のための検査

新生児ヘモクロマトーシスとは

NHの病態生理として在胎同種免疫反応が有力な説とされているが，Whittingtonらの施設（シカゴ小児病院）からの報告のみで検証はなされていない。現在では同一疾患であるかどうかも不明である。しかし，まずはNHを呈する病態があることを認識し，症例の洗い出しをする必要がある。

生後1カ月以内の原因不明のDIC症例，培養から病原体が検出されない敗血症症例，肝不全症例ではニーマン・ピック病C型を鑑別し，NHを診断することが重要である。出生前から出生後の早期発見・早期診断の手がかりを表5，図8に示す。

文献

1. Whitington PF : Gestational alloimmune liver disease and neonatal hemochromatosis. Semin Liver Dis 32:325-332, 2012
2. Rodrigues F, et al : Neonatal hemochromatosis--medical treatment vs. transplantation: the king's experience. Liver Transpl 11:1417-1424, 2005
3. Band EB, et al. : Treatment of neonatal hemochromatosis with exchange transfusion and intravenous immunoglobulin. J Pediatr 155:566-571, 2009
4. Whitington PF, et al. : High-dose immunoglobulin during pregnancy for recurrent neonatal haemochromatosis. Lancet 364:1690-1698, 2004
5. Pan X, et al. : Novel mechanism of fetal hepatocyte injury in congenital alloimmune hepatitis involves the terminal complement cascade. Hepatology 51: 2061-2068, 2010
6. Tsunoda T, et al. : Neonatal liver failure owing to gestational alloimmune liver disease without iron overload. Hepatol Res 45:601-605, 2015
7. Inui A, et al. : A case of neonatal hemochromatosis-like liver failure with spontaneous remission. J Pediatr Gastroenterol Nut 40:374-377, 2005

新生児科医へのメッセージ

- 播種性血管内凝固，敗血症，肝不全の新生児症例では必ず新生児ヘモクロマトーシスを鑑別する。
- 肝不全で移植を考慮する場合は，移植前に必ずニーマン・ピック病C型を鑑別する。

小児臨床肝臓学

その他

4 乳児肝血管腫
(infantile hemangioma in the liver)

・・・ Key points ・・・▶

- 乳児期に好発する血管腫の大部分は無症状である。
- 腫瘍径が6cm以上の巨大血管腫は心不全をきたすことがある。

　一般に血管性腫瘍は，良性腫瘍である血管腫，良悪性の中間的な血管内皮腫，悪性の血管肉腫，その他に分類される。乳児期に好発する血管腫の大部分は良性の血管腫で，多くは周生期～乳児期に肝内に単発あるいはびまん性の腫瘍であり，多くは無症状である。しかし単発で腫瘍径が6cm以上の巨大血管腫は，高拍出性の心不全，血液凝固異常，腫瘍内出血などの重篤な症状をきたすことがあり，乳幼児肝巨大血管腫と呼ばれることがある。

　年間発症は5～10例程度と推定され，わが国での性差はないが欧米では女児に多い。出生時体重，在胎週数とも正常範囲内と言われている。多くは乳児期早期までに診断されるが，近年では出生前診断例が増えている[1, 2]。

🔊 自験例　　　　　　　　　　a｜b

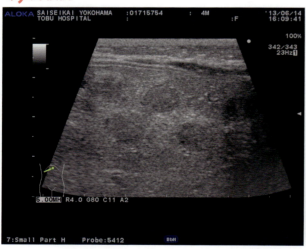 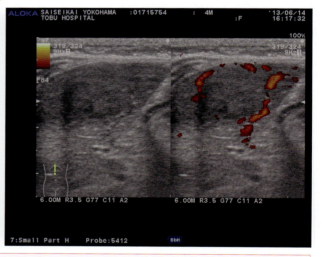

図　女児生後4カ月，腹部超音波像
a：超音波では多発性の低エコー型の多発性腫であった。
b：ドップラーエコーでは血管腫内部に血流は見られなかった。

生後4カ月の健診で肝腫大が見られ腹部超音波検査で多発性の腫瘍が認められ，当科入院となった。新生児マススクリーニングではガラクトース高値はなかった。入院時は，肝腫大以外に異常はなく，腹部聴診では血管雑音はなかった。T-Bil 0.6mg/dL，D-Bil 0.2mg/dL，AST 69 IU/L，ALT 53 IU/L，γ-GTP 28 IU/L，NH3 52μg/dLなどであった。

症状・診断

　主な症状は，肝腫大，腹部膨満，呼吸不全，心不全，凝固異常などであり，30 ～ 40％の症例でみられ，無症状な例もある。巨大なものや多発性の血管腫は血管床増大による高拍出性心不全を合併し，致死的な経過をたどる例もある。また血管腫内の微小血管内における凝固因子，血小板の消費から凝固障害や血小板減少をきたす。さらに巨大な血管腫の場合は，横隔膜を圧迫し呼吸運動を制限し，腹腔への静脈還流を阻害して呼吸循環障害を呈する。その他では皮膚血管腫を合併する例もあり，新生児マススクリーニングで高ガラクトース血症や高アンモニア血症をきたす例もある。

　超音波検査などの画像診断による単発例では直径6cm以上を巨大血管腫と呼び，多発性の場合は左右両葉に多発性の血管性病変を認める。超音波検査は診断に重要であり超音波での肝血管腫は，低エコー型，高エコー型，辺縁高エコー型に大きく分けられるが，多くは低エコー型である。図に低エコー型を示した自験例を示す。

管理・治療

　無症状であれば経過を観察する。急性期・増悪期の症状に対してステロイド療法，インターフェロン，プロプラノロールなどが行われ，特にβblockerであるプロプラノロール療法が著効を示す例があり，最近では第一次選択薬となっている。これは血管腫を退縮させる可能性がある[1]。治療抵抗例の難治例に対する治療は確立されていない。心不全，呼吸不全が改善されれば自然経過を観察する。無症状の場合は自然経過により肝血管腫は徐々に消退する。

文 献

1. National Cancer Institute：Childhood Vascular Tumors Treatment(PDQ®)，2016. http://www.ncbi.nlm.nih.gov/books/NBK363066/(2016.12.12アクセス)

2. Kuroda T, et al.：Critical hepatic hemangioma in infants: recent nationwide survey in Japan. Pediatr Int 56：304-308, 2014

小児臨床肝臓学

その他

5 小児の肝膿瘍
(liver abscess in children)

••• Key point •••▶

- 免疫不全などの基礎疾患を有しない健康な小児でも肝膿瘍を発症することがある。

肝膿瘍は肝臓内の膿瘍であり，大きくは化膿性（細菌感染）とアメーバ性に分けられ，わが国では小児のアメーバ性肝膿瘍の報告はない。肝膿瘍の画像所見（CTや超音波など）では限局的（孤立性）なものと，多発性のものに分けられる。また膿瘍の部位により，肝被膜下膿瘍，肝内膿瘍と呼ばれる。

わが国では比較的高齢者や男性に多い傾向があり[1)]，基礎疾患としては糖尿病が約半数にみられている。小児では開発途上国に比べ，先進国では慢性肉芽腫症や好中球機能異常症などの基礎疾患がない例は稀である。しかし画像検査の進歩により不明熱の精査で診断される例が散見され，小児での感染経路として虫垂炎などの腹腔内から波及する肝膿瘍，猫ひっかき病のように経皮的に侵入する肝膿瘍[2)]などが報告されているが，感染経路が不明で免疫不全症もない特発性肝膿瘍の報告もある。小児での原因菌としては，ブドウ球菌，クレブシエラが多い[3)]。

症状・診断

発熱（不明熱），倦怠感，食欲不振，腹痛，体重減少など，非特異的な症状が持続する。特定の症状から肝膿瘍を推察するのは困難である。血液検査では慢性炎症を反映し，白血球増多，CRP上昇，軽度のトランスアミナーゼ値の上昇をみることが多い[4)]。

最も感度の高い画像検査はCT検査である[1, 3)]。単純CT検査では内部が低吸収の嚢胞状病変が描出される。造影CT検査では動脈早期相の中心部が低吸収で被膜が造影され，さらにその外側では淡い高吸収域となるdouble-target signが認められることがある。動脈後期相では被膜とその周辺に造影効果がみられる。壁の薄い肝膿瘍ではCT検査でも肝嚢胞や壊死性腫瘍などの鑑別診断が困難な場合があるが，造影CT検査による診断率は高い。

🔊 自験例

2歳男児の造影CT像を図に示す。肝内に低吸収域が多発している。また肝組織では原因菌を同定する目的で肝針生検を行う場合がある。

管理・治療

化膿性肝膿瘍に対する抗菌薬単独での効果の報告には大差がある。歴史的に膿瘍ドレナージが行われてきたが，抗菌薬単独とドレナージの併用を比較した報告はない。小さいサイズの肝膿瘍（5cm未満，3cm未満という報告もある）であれば抗菌薬の反応をみて，反応の悪い例にドレナージを検討するのが一般的である[5)]。

自験例

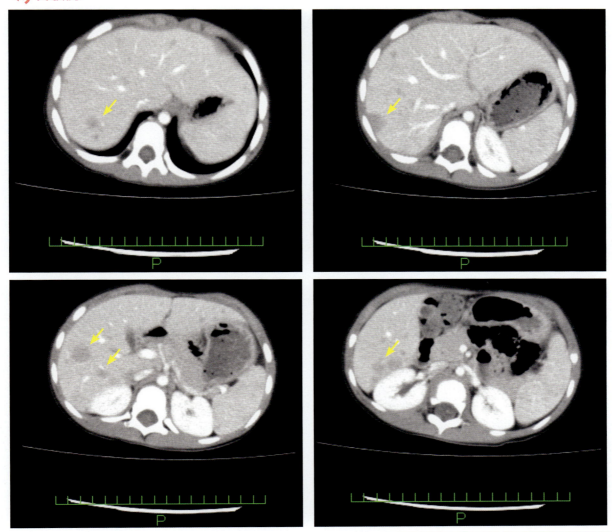

図 男児2歳，肝造影CT像

入院2カ月前から発熱（弛張熱），食欲不振があり，近医での血液検査では白血球数 13,400/μL，CRP 3.0mg/dL，AST 55 IU/L，ALT 52 IU/L であった。某総合病院に入院し，CT検査で多発性膿瘍が疑われ，当科へ入院した。肝両葉に直径約7mmまでの低CT吸収域が多発し（矢印），被膜には造影効果がみられる。脾臓内にも微小な低吸収域が多発し，腸間膜に多数のリンパ節腫大が見られた。また好中球貪食能検査では74％（基準70〜87％），好中球殺菌能試験93％（基準93〜97％），ツベルクリン反応陰性，便培養ではアメーバ陰性，肝膿瘍吸引培養陰性であった。なお，肝針生検による肝組織では微小肉芽部位の各種染色にて，集簇している炎症細胞は主にTリンパ球，マクロファージであり好中球はほとんどなかった。

文献

1. 杉山恵一郎，他．：CTにて診断された肝膿瘍の2症例．山形医学 30：15-22, 2012
2. Kayemba-Kay'S et al.：Atypical manifestation of cat-scratch disease: isolated epigastric pain in an immunocompetent, 12-year-old child. Clin Case Rep 3：669-672, 2015
3. Mishra K, et al.：Liver abscess in children: an overview. World J Pediatr 6：210-216, 2010
4. Wong WM, et al.：Pyogenic liver abscess: retrospective analysis of 80 cases over a 10-year period. J Gastroenterol Hepatol 17：1001-1007, 2002
5. Hope WW, et al.：Optimal treatment of hepatic abscess. Am Surg 74：178-182, 2008

各 論

急性肝不全

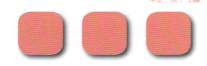

小児臨床肝臓学

急性肝不全

1 肝型移植片対宿主病
(hepatic graft versus host disease：Hepatic GVHD)

・・・ Key point ・・・▶

- 肝型移植片対宿主病では，胆汁うっ滞とトランスアミナーゼ値の上昇がみられる。

■ 肝型移植片対宿主病とは

　移植片対宿主病（GVHD）は移植片（graft）が宿主（recipient）に対する免疫反応による皮膚症状（皮疹），肝障害（黄疸），消化管障害（下痢）などを特徴とする症候群である。特に肝障害は同種造血幹細胞移植（allogeneic hematopoietic stem cell transplantation：allo HSCT）後に高頻度でみられる[1,2]。最近の研究によると小児のHSCT後では過半数に肝障害がみられ，その多くは一過性であるが，約1/3は持続性であると報告されている[2]。HSCTの前にはGVHDの予防を目的とした前処置や薬剤投与をするが，その他に原病による免疫状態の異常，免疫抑制状態でのさまざまな感染など，肝障害をきたす要因がある。本症の発症には他要因を検討する必要がある。

　臨床的には移植後100日以上になると，肝臓以外の症状は改善し，肝機能異常と胆汁うっ滞が残る例があり，これを肝（型）GVHDと呼ぶ（本項では肝型GVHDと記載）。肝型GVHDは胆汁うっ滞とトランスアミナーゼ値の上昇がみられ，臨床病態を肝炎型，胆汁うっ滞型，混合型に分ける場合もある。

■ 症状・診断

　典型例ではHSCT後に発疹，下痢などの急性GVHDとなることが一般的であり，その重症度を表に示す[3]。HSCT後は経時的に臓器障害が刻々と変化するので，最終判断は移植後100日以内の最高重症度とする。典型的な肝型GVHD例ではHSCT後1週間でトランスアミナーゼ値と直接ビリルビン値が上昇する。また移植前処置としてのブスルファン，シクロホスファミドなどの薬剤により肝静脈閉塞性疾患の1つである類洞閉塞症候群（sinusoidal obstruction syndrome：SOS）をきたす場合があり，これは薬剤投与後1～3週間以内に発症する。SOSはかつてveno-occlusive disease（VOD）と呼ばれた病態であり臨床的には，腹痛，肝腫大，体重増加，門脈圧亢進（腹水，浮腫，静脈瘤）が見られる[1,4]。GVHD

表　急性肝型移植片対宿主病の重症度分類
移植後には臓器障害が刻々と変化するので移植後100日以内の最高重症度で判定する。

Stage	皮膚（皮疹（％））	肝臓（総ビリルビン（mg/dL））	消化器（下痢（mL/日））
1	<25	2.0～2.9	500～1,000または持続する嘔気
2	25～50	3.0～5.9	1,000～1,500
3	>50	6.0～14.9	>1,500
4	全身性紅皮症（水疱形成）	15以上	高度の腹痛・出血（腸閉塞）

1．肝型移植片対宿主病（hepatic graft versus host disease：Hepatic GVHD）

🔊 自験例

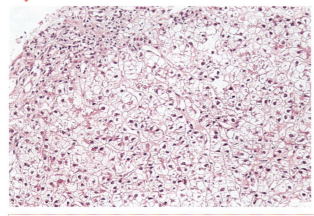 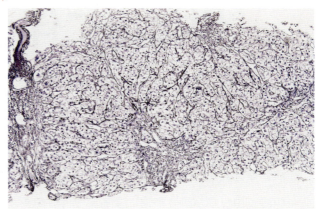

a | b

図　女児14歳，肝組織像

a：HE染色（強拡大）。肝細胞配列の乱れが目立ち，拡大した肝細胞と肝細胞内にビリルビン顆粒が見られる。
b：鍍銀染色。肝細胞索の乱れと類洞の線維化が見られる。
再生不良性のためヒト白血球型抗原（HLA）の一致している兄弟から某大学病院で骨髄移植を行い，約2カ月後に発疹，黄疸，トランスアミナーゼ値の上昇がみられ，3カ月後にはD-Bil 12.9 mg/dL，AST 311 IU/L，ALT 230 IU/L，LDH 330 IU/L，ALP 660 IU/L，γ-GTP 540 IU/Lであったため慢性GVHDを強く疑われ，当科に紹介入院となった。

とは異なり黄疸は目立たないことが多い。肝病理では類洞の浮腫，出血，線維化が見られ，重症例は肝不全となり肝性脳症をきたす場合がある[3]。

肝型GVHDとの鑑別を必要とする主な疾患として，自己免疫性肝炎，原発性胆汁性胆管炎，肝炎ウイルス感染症など多数ある。肝臓の組織評価は本症の診断に重要である。GVHDによる胆汁うっ滞型の1例を図に示す。

管理・治療

SOSに関して特別な治療法はない。重症例には肝移植が必要になる。肝型GVHDに関しては，慢性期においても免疫抑制薬や副腎皮質ステロイドなどで症状の一部に改善がみられることがある。しかし多くの症例で持続もしくは増悪がみられることから，免疫機能の適合性が薬剤や時間経過で改善できているかは不明である。一般的に長期生存者のQOLは低い傾向がある。

文献

1. Matsukuma KE, et al.：Diagnosis and differential diagnosis of hepatic graft versus host disease(GVHD). J Gastrointest Oncl 7(Suppl 1)：S21-31, 2016
2. Thorvaldson L, et al.：HLA, GVHD, and parenteral nutrition are risk factors for hepatic complications in pediatric HSCT. Pediat Transplant 20：96-104, 2016
3. http://www.med.u-fukui.ac.jp/NAIKA1/ketuekiManu/094gvhd.htm（2016.12.26アクセス）
4. U.S. National Library of Medicine：Sinusoidal Obstruction Syndrome. https://livertox.nih.gov/Phenotypes_sinus.html（2016.12.26アクセス）

小児臨床肝臓学

急性肝不全

② 川崎病に伴う肝障害・肝不全

••• Key points •••▶

- 川崎病に伴う肝障害には，病初期と免疫グロブリン静注療法後にみられるものに大きく分けられる。
- 病初期は通常，川崎病の治療により速やかに改善する。
- 免疫グロブリン静注療法による薬物性肝障害が原因の急性肝不全症例がある。

■ 川崎病に伴う肝障害とは

川崎病の病初期にはトランスアミナーゼ値の上昇がみられることがある。2013～2014年の2年間に，わが国で発症した川崎病症例の第23回全国調査では，入院時のALTが50 IU/L以上であった割合は31.3%であり，このうち，ALTが200 IU/L以上に上昇したのは12.2%であったと報告されている[1]。ALT値が200 IU/L以上に上昇する症例は1歳以上に多く，生後6カ月未満の症例では少ない傾向にある。胆嚢壁肥厚，胆汁うっ滞と凝固能低下を伴い，急性肝不全に類似した検査所見を呈することがある。一部の症例ではプロトロンビン時間(PT)活性40%以下もしくはPT-INR 1.5以上となり，川崎病の典型的な症状が揃わない場合や，3歳以上の年長児例では急性肝不全との鑑別が必要になることがある。ほとんどの症例では川崎病の治療によりトランスアミナーゼ値は低下し，胆汁うっ滞は消失するため，発熱を伴うトランスアミナーゼ値が高い例では川崎病を念頭に症状の観察と心臓超音波検査を行う。また病初期のトランスアミナーゼ高値は，免疫グロブリン静注療法(intravenous immunoglobulin：IVIG)不応や冠動脈病変と関連するとの報告がある[2]。

一方で，IVIG後に肝障害を呈する症例があり，急性肝不全を呈する症例もある[3]。病初期から肝障害を認めIVIG後に増悪する症例も含めると，14%がIVIG後に肝機能異常を呈する[4]。肝不全による死亡例も報告されている[3]。

胆汁うっ滞を示す症例がみられるが，一部にはアスピリンやIVIGなど薬剤による胆管消失症候群の症例もみられ，近年では炎症性サイトカインの発するシグナルが多くのnuclear transcriptional regulatorsの遺伝子発現や機能の抑制を介し，肝胆道系のトランスポーターの遺伝子発現や機能を抑制し，結果として胆管上皮細胞に機能障害が生じ胆汁うっ滞に至るという機序が想定されるようになった[5,6]。

■ 診 断

▶ 血液検査

トランスアミナーゼ値の上昇および発熱があり，川崎病症状が揃う前には血管炎を呈する血管内皮障害の指標である，FDP，Dダイマー，トロンボモジュリンなどは，病態を把握するうえで重要となる。そして，PT，総コレステロール，コリンエステラーゼなどの，肝合成能の指標を確認する。これら合成能の指標に比べアルブミンが低値を示しNa値も低下している場合には，血管内皮障害

を示唆する。胆汁うっ滞の指標として，総ビリルビン（T-bil），直接ビリルビン，γ-GTP，総胆汁酸を確認する。

エプスタイン・バールウイルス（EBV）など川崎病様症状を呈する感染症の除外は必要であり，可能な限り抗体価のみではなく，遺伝子増幅検査で確認する。

IVIG後に高度のトランスアミナーゼ値上昇がみられた際は，免疫グロブリン製剤やアスピリンなどによる薬物性肝障害を疑い，原因薬物を中止するとともに薬物リンパ球刺激試験を提出する。

急性肝不全もしくは急性肝不全への移行が懸念される症例では，急性肝不全に準じた検査を行う。①T-bil>2.0mg/dL，②ALT>1,000 IU/L，③PT%<60%またはPT-INR>1.5のうち2項目を満たした場合には，小児肝臓専門医との連携が必要である。

▶ 画像検査

急性肝炎症例では，超音波検査やCT検査で胆嚢壁肥厚やperiportal collor sign（門脈周囲のhigh echo領域）が認められる。胆嚢壁の肥厚は川崎病でもみられる所見であるが，通常は急性期にみられ，IVIGにより川崎病症状が消退すれば速やかに消失する。超音波検査やCT検査で肝内の不均一像が見られた場合には広範な壊死・脱落を疑う所見であり，急性肝不全へ進展する可能性が高い。意識レベルの変調がみられた場合には必ず頭部CT検査を行い，出血や脳浮腫の有無を確認する。

▶ 肝病理組織

急性期の肝生検組織像では肝実質細胞の壊死は認められず，脂肪変性，水腫状変性を示し，肝門脈域における高度の炎症性細胞の浸潤が特徴とされている[7]。門脈域の炎症細胞浸潤は，冠動脈異常あるいは胆嚢腫大を伴う比較的重症例にみられる。一方，剖検例においては多数の細胞浸潤を伴う門脈域炎症が川崎病肝に特徴的な所見で，小葉内壊死は大部分が軽度かつ低頻度であり，肝細胞

の脂肪変性がみられ，心障害による二次的変化として，うっ血，中心静脈壁の浮腫および肥厚がみられる[8]。

■ 管理・治療

病初期にみられるトランスアミナーゼ値の上昇は川崎病の治療により速やかに正常化する。通常問題となるのは，IVIG後にみられる肝障害である。薬物の関与が疑われる場合には，薬物性肝障害に準じて治療を行う。可溶性インターロイキン2レセプター，フェリチン，FDP，Dダイマー，尿中β2ミクログロブリンなどのサイトカイン誘導蛋白を測定し，これらが上昇していれば，副腎皮質ステロイドand/orシクロスポリンAを用いた免疫抑制療法を考慮する。急性肝不全に進展した症例では血漿交換を行い，脳症を伴う場合には高流量持続濾過透析による血液浄化を行う。

◀)) 自験例

初診時は8カ月であった男児の，入院までの経過を図1に示す。川崎病の診断により，IVIG後にも血清ビリルビン高値が持続し，アスピリン，フルルビプロフェンによる薬物性肝障害を疑われた。アスピリン，フルルビプロフェン中止にも関わらず，血清トランスアミナーゼ値が上昇し，発疹，浮腫，意識障害（泣くに泣けない，刺激がないと寝てしまう→肝性昏睡Ⅱ～Ⅲ度）がみられるようになったため，当科へ転院となった。来院時PT活性38.9%と低下しており（表），川崎病後の昏睡型急性肝不全と診断したため超音波ガイド下で肝生検を行った（図2）。サイトカイン誘導蛋白の上昇を確認し，メチルプレドニゾロンパルス療法と血漿交換を開始したところ，速やかに意識状態は改善したが，トランスアミナーゼ値の正常化には2カ月以上を要した。免疫グロブリンによるリンパ球刺激試験が陽性であり，免疫グロブリンによる病態への関与が示唆された。

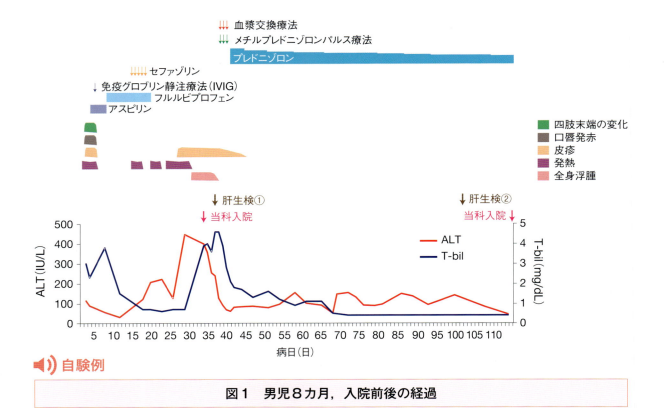

図1 男児8カ月，入院前後の経過

表 入院時検査所見

【生化学】		【免疫】	
TP	4.5 g/dL	可溶性IL-2R	11,891 U/mL
Alb	2.5 g/dL	2-5A合成酵素	232 pmol/μL
T-bil	3.9 mg/dL	【薬物リンパ球刺激試験】	
D-bil	3.2 mg/dL	アスピリン	123 %
AST	273 IU/L	フルルビプロフェン	107 %
ALT	400 IU/L	セファゾリン	104 %
LDH	585 IU/L	免疫グロブリン	211 %
【凝固】			
PT%	38.9 %		
Fib	64 mg/dL		
FDP	1.7 μg/mL		
Dダイマー	2.5 μg/mL		
AT-Ⅲ活性	51 %		

自験例

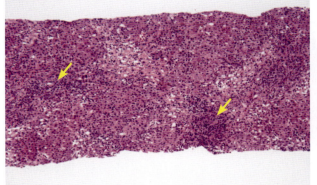
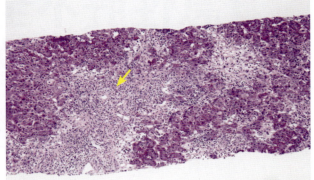
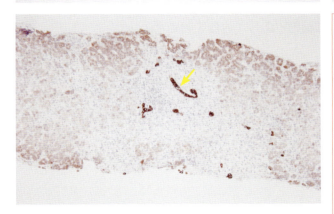

図2　男児8カ月，肝生検組織像
a：HE染色（弱拡大）では門脈域に著明な炎症細胞浸潤が見られる（矢印）。
b：PAS染色（弱拡大）では肝細胞索は保たれているが，門脈域は炎症細胞浸潤で著明に拡大している（矢印）。
c：CK7免疫染色では小葉間胆管の変性がある（矢印）が消失はない。

発熱，BCG痕の発赤，口唇発赤，不定形発疹が見られ，近医受診しトランスアミナーゼの異常，AST 92 IU/L，ALT 114 IU/Lがあり，当科へ入院した。

文献

1. 特定非営利活動法人，日本川崎病研究センター，川崎病全国調査担当グループ：第23回川崎病全国調査成績．http://www.jichi.ac.jp/dph/kawasakibyou/20150924/mcls23report1013.pdf，2015年（2016.12.12）
2. 鈴木啓之．：肝機能障害．小児科診療 74：1133-1136，2011
3. 宮川雅美，他．：γグロブリン超大量療法後に高度肝機能障害をきたした川崎病の乳児例．臨牀小児医学51：79-81，2001
4. 秋葉伴晴，他．：γ-グロブリン超大量療法を行った川崎病における肝機能障害．小児科臨床55：2031-2035，2002
5. Trauner M, et al.：Inflammation-induced cholestasis. J Gastroenterol Hepatol 14：946-959, 1999
6. Koster A, et al.：The role of inflammation in cholestasis: clinical and basic aspects. Semin Liver Dis 30：186-194, 2010
7. 田中智之，他．：川崎病における肝障害－病理．小児内科16：107-111，1984
8. 小川弘道：川崎病（MCLS）の肝病変．肝臓26：1393-1399，1985

内科医／移植外科医へのメッセージ

- 川崎病の経過中，T-bil＞2.0mg，ALT＞1,000 IU/L，PT％＜60％またはPT-INR＞1.5のうち2項目を満たす際は小児肝臓専門医と連携してほしい。

小児臨床肝臓学

急性肝不全

③ 急性肝不全
（acute hepatic failure/acute liver failure）

••• Key points •••▶

- 急性肝不全の治療は時間との勝負である。

- 安易な副腎皮質ステロイド，グリチルリチン製剤，ウルソデオキシコール酸の投与は，単なる時間の浪費である。

- 病名診断にこだわらず，病態を把握し，速やかに病態に応じた治療を開始せよ。

- 感染管理と水分管理は厳重に。

- 以下3項目のうち，2項目以上を満たした場合，小児肝臓専門医に大至急連絡をする。

    ①ALT>1,000 IU/L以上

    ②PT活性<60％またはPT-INR>1.5

    ③総ビリルビン値>2.0mg/dL

■ 急性肝不全とは

　2011年にわが国における急性肝不全の定義が「正常肝ないし肝予備能が正常と考えられる肝に肝障害が生じ，初発症状出現から8週以内に，高度の肝機能障害に基づいてプロトロンビン時間（PT）が40％以下ないしはPT-INR値1.5以上を示すもの」と発表された[1]。それ以前わが国では1981年の犬山シンポジウムにおける劇症肝炎の診断基準に基づき調査が行われてきた。この旧診断基準は，病理組織学的にリンパ球浸潤などの肝炎像を呈する急性肝不全に限定されており，薬物中毒，循環障害，術後肝不全，妊娠脂肪肝など，肝炎像を呈しない急性肝不全は劇症肝炎から除外してきた。一方，欧米では劇症肝炎のみでなく急性肝不全を調査対象としてきたため，疫学的データを比較する場合には注意する必要がある。

　急性肝不全は肝性脳症が認められない，ないしは昏睡度がⅠ度までの「非昏睡型」と，昏睡Ⅱ度以上の肝性脳症を呈する「昏睡型」に分類される。また，「昏睡型急性肝不全」は初発症状出現から昏睡Ⅱ度以上の肝性脳症が出現するまでの期間が10日以内の「急性型」と，11日以降56日以内の「亜急性型」に分類される。（肝性脳症分類は24頁，表1参照）

　急性肝不全の治療は高度な専門的知識，技術，経験が必要であり，一般小児科医が片手間に扱える疾患ではない。急性肝不全は時間単位で状態が変化するため，治療開始が1時間遅れることで患者の生命や予後を左右しかねない疾患であることを十分に認識する必要がある。また，急性肝不全は小児肝臓専門医，移植外科医のみならず，多くの診療科や職種の協力が必要であり，院内・院外を問わず協力体制を構築し，一丸となって患児の治療に当たらなければならない。

成 因

　急性肝不全の治療にあたっては，わが国での小児における成因の頻度と特徴を知っておく必要がある（24頁，図1参照）。欧米の特に年長児では，急性肝不全の成因としてアセトアミノフェンによる肝不全が多いが，わが国では成人・小児ともに稀である。また，わが国の成人では成因として肝炎ウイルス（A～C型肝炎ウイルス）が多く占めるのに対し，小児ではエプスタイン・バールウイルス（EBV），単純ヘルペスウイルス（HSV）などのヘルペス属ウイルスが多いことも特徴である。

　また，欧米とわが国では小児期の急性肝不全として代謝疾患が成因となることが多く，治療戦略を考えるには重要な要素である。さらにもう1つの特徴として，成因不明例が多いこともあげられる。この点に関して，わが国では1歳以下の症例で成因不明が多く，しかも予後不良とされている[2]。この理由としては，急速に進行する肝不全のため，十分な原因検索ができずに代謝疾患やHSVなどの感染症が鑑別されていないことも考えられる。特に新生児の急性肝不全では，新生児ヘモクロマトーシス，ニーマン・ピック病C型，ヘルペスウイルス感染症は必ず鑑別する必要がある。また，治療開始にあたっては，血球貪食症候群，血液悪性腫瘍，心疾患（心筋炎，心筋症など）は必ず除外する。

診 断

　急性肝不全の診断定義である，初発症状から8週間以内にPT40％以下もしくはPT-INR1.5以上を満たすまで時間を浪費しては，内科的救命が不可能な状態まで肝組織の破壊が進行してしまう場合がある。さらに脳症Ⅱ度以上の出現を待っていては肝組織の破壊のみならず，中枢神経の不可逆的な変化をきたす可能性もある。そこで筆者らは，①ALT>1,000IU/L以上，②PT<60％またはPT-INR>1.5，③総ビリルビン値>2.0mg/dL，

これら3項目のうち2項目以上を満たす場合には，急性肝不全診療に精通した小児肝臓専門医に速やかに連絡し，診断，治療についての助言を受けるように提唱している[3]。

　川崎病例のなかにはこの基準を満たす例もあるが，川崎病に対する大量γグロブリン療法後に急性肝不全へ進展する例もある（川崎病に伴う肝障害・肝不全，284頁参照）。急性肝不全の診断を過大評価する可能性はあるが，急性肝不全は速やかな診断と治療が予後を大きく左右することから極めて重要である。

　上記3項目のうち2項目以上を満たす患児が入院したら，まずは病態を把握することに専念する。病名診断にこだわって初期治療が遅れると救命できなくなることがあるので，速やかに病態を把握し，早急に病態に応じた治療を開始する。具体的には，炎症か？　感染か？　代謝異常か？　循環不全に伴う肝不全か？　血液疾患など悪性腫瘍による肝不全か？　血球貪食症候群など高サイトカイン血症による全身の臓器障害の肝症状か？　など，診断・治療のための大きな方向性を把握することが大切である。筆者らが行っている入院時に行う検査項目を表1に示す。ウイルス学的検査は抗体価ではなく，可能な限りリアルタイムポリメラーゼ連鎖反応（polymerase chain reaction：PCR）法で検査をしている。自施設で検査できない項目に関しては，実施可能な研究機関と連携し，原因検索をする。

　原因検索とともに急性肝不全の重症度の評価を行う。胆汁うっ滞があると消化管からのビタミンK吸収が低下し，PT活性が低下する。したがって，まずは診断的治療でビタミン$K_2$10mgを静注し，PT値が改善するか否かを確認する。通常，肝不全によるPT活性低下の場合には，フィブリノーゲン，コリンエステラーゼ，総コレステロールなども低下する。^{99m}Tc-GSA肝シンチグラフィは正常な肝細胞表面に存在するアシアロ糖蛋白受容体に^{99m}Tc-GSAが特異的に結合することを利用し

表1 入院時検査項目

血算	白血球，赤血球，ヘモグロビン，ヘマトクリット，血小板，網状赤血球
生化学	AST，ALT，LDH，ALP，直接型ビリルビン，間接型ビリルビン，総蛋白，アルブミン，γ-GTP，総コレステロール，中性脂肪，コリンエステラーゼ，BUN，Cr，Na，K，Cl，血糖，CRP，アミラーゼ，アンモニア，血沈，ハプトグロビン
静脈血液ガス分析	pH，PCO_2，HCO_3^-，Base Excess
血液凝固系	PT，APTT，ヘパプラスチンテスト，フィブリノーゲン，D-ダイマー，AT-III
サイトカイン誘導蛋白	FDP，フェリチン，ミトコンドリアAST，尿β2MG/Cr（尿NAGも同時に測定して尿細管障害と鑑別），可溶性IL-2レセプター
免疫検査/自己抗体	抗核抗体（蛍光抗体法，抗平滑筋抗体（蛍光抗体法，抗LKM-1抗体，抗ミトコンドリア抗体，リウマチ因子，抗カルジオリピン抗体（IgG，IgMβ），IgG，IgA，IgM，HLA-DR
ウイルス検査	HA-IgM抗体，HBs抗原，HBc-IgM抗体，HBc抗体，HBV-DNA（real timePCR），HCV抗体，HEV-RNA，（CMV-IgM，EBV-VCA IgG，EBV-VCA IgM，EBV-EA IgG，EBNA），RPR，TPHA，HSV-DNA（real timePCR），CMV-DNA（rea timePCR），EBV-DNA（realtimePCR），HHV-6 DNA（real timePCR），HHV-7 DNA（real timePCR）（ウイルス分離：尿，咽頭，鼻腔，便）
その他	α1-アンチトリプシン，血中Cu，24時間蓄尿Cu，セルロプラスミン，Fe，総鉄結合能（トランスフェリン飽和率 ＝ Fe/総鉄結合能），AFP，HGF，総胆汁酸，乳酸，ピルビン酸，動脈ケトン体，遊離脂肪酸，カルニチン分画，NK活性（HLHを疑うとき），血中アミノ酸分析，尿中有機酸分析，骨髄像
画像検査など	腹部エコー，心エコー，頭部CT，腹部CT（肝volumetryも），^{99m}Tc-GSA肝シンチグラフィ，脳波
肝生検	Hematoxylin Eosin（HE）染色，Periodic acid-Schiff（PAS）染色，Masson trichrome染色，Elastica van Gieson（EVG）染色，鍍銀染色，脂肪染色，電子顕微鏡検査

表2 劇症肝炎に対する肝移植適応ガイドライン

スコア	0	1	2
発症から昏睡までの日数	0～5	6～10	11≦
PT(%)	20<	5< ≦20	≦5
総ビリルビン(mg/dL)	<10	10≦ <15	15≦
直接/総ビリルビン比	0.7≦	0.5≦ <0.7	<0.5
血小板数(×10^4/μL)	10<	5< ≦10	≦5
肝萎縮	なし	あり	

た検査であるが，機能している肝細胞の総数を推定することが可能であり，肝予備能の評価に有用である[4]。ビタミンK2静注でPT値が改善せず，診断基準に基づき急性肝不全と診断した場合には，血液浄化療法を開始する。

また，予後を判定するためには，2008年に難治性の肝・胆道疾患に関する調査研究班から発表された『劇症肝炎に対する肝移植適応ガイドライン』（表2）によるスコアリングを行う[5]。成人の劇症肝炎を対象とした検討では，5点以上の死亡確率は84.1%であり，5点以上を死亡予測と判定した場合の正診率は78%である[5]。小児の急性肝不全昏睡型を対象に行った検討では，5点以上の症例はすべて移植もしくは死亡しており陽性的中率は100%である[5]。したがって5点以上の場合には，速やかに移植外科医に連絡し，移植を前提とした治療を進めるべきである。

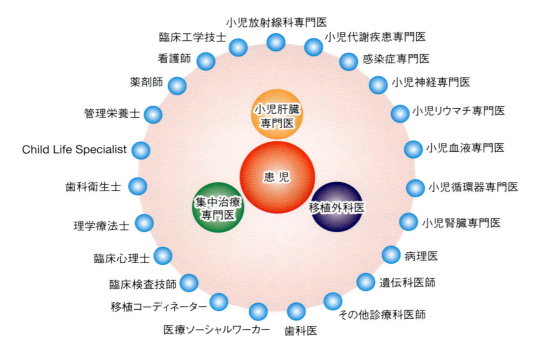

図1 チーム急性肝不全

小児急性肝不全治療におけるチーム医療で患児を中心として，他診療科，多職種で支える体制が重要である。

治療

前述したように，小児急性肝不全の診療は患児を中心とし，小児肝臓専門医，移植外科医，集中治療医の三者が協力し，さらにそれを他診療科医師，多職種で支えるチーム医療である（図1）。単一施設ですべて完結できることが理想であるが，わが国の現状ではそのような施設はほとんど存在しない。したがって現実的には他施設間で連携し，チームを結成し，診療にあたることになる。

急性肝不全の基本的な治療方針は，①脳症からの覚醒と脳保護，②肝組織破壊を可及的速やかに止める，③破壊された肝組織の再生を促す，この3本柱からなる。患者それぞれの病態に応じて①～③を重視して治療にあたる必要がある。

筆者らの考える小児急性肝不全の治療戦略の概念を図2に示す。血液浄化療法は①の"脳症から覚醒と脳保護"のみならず，②の"肝破壊を可及的速やかに止める"に対しても効果があり，急性肝不全治療の中心にしている。小児では肝性脳症の評価は非常に難しく，特に肝性脳症Ⅰ/Ⅱ度では後から振り返って判断されることがあるため，明らかな脳症の出現を待ってから治療を開始しては，回復を見込めないところまで肝組織破壊が進行する場合もある。したがって急性肝不全と診断されたらまずは人工肝補助療法を開始し，その後は病態に応じた治療を展開する。またpitfallとしては，感染管理と水分管理は特に留意する。

全身管理

急性肝不全と診断したら，原則的には集中治療室で管理する。橈骨動脈を穿刺し，動脈ラインを確保して動脈圧測定を行う。ヘパリンは低濃度とし，ヘパリンと水分の負荷を減らすために動脈ラインからの採血は極力避ける。

血圧低下がみられた際には心臓超音波検査を行い，血行動態を評価し，昇圧薬を使う前にhypovolemiaを是正する。volume負荷に無反応の場合は再度心臓超音波検査を施行し，心機能と血管

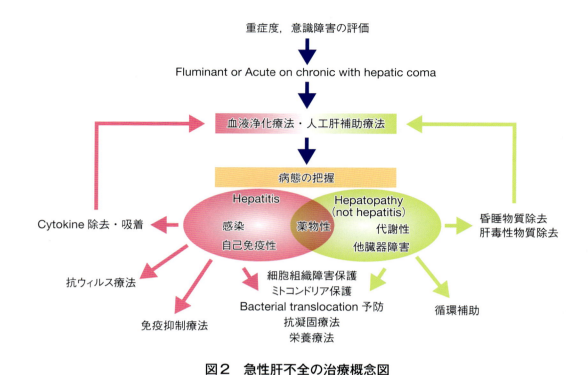

図2 急性肝不全の治療概念図
血液浄化療法を中心として，病態に応じた治療を実施する。

内volumeの再評価を行う。重篤な全身の低血圧（成人では収縮期血圧＜90mmHg，平均動脈圧＜65mmHg）の改善もしくは脳灌流圧[平均動脈圧－頭蓋内圧(ICP)] 50〜80mmHgを維持するために昇圧薬(ノルアドレナリンやドパミン)の使用が欧米では推奨されている[6]。ノルアドレナリンは外傷性脳障害の患者においてドパミンより安定した脳灌流上昇が予測されるため，ノルアドレナリンのほうが望ましい。腎血流増加の目的でのドパミン少量投与は予後を改善するというエビデンスはない。エピネフリンは重症septic shock患者においては腸間膜血流を減少させ，門脈血流を低下させることより[7]，肝血流動態を悪化させる可能性があるので使用しない。

気管内挿管の適応は呼吸不全(低酸素，高CO_2)，進行した脳症(Ⅲ/Ⅳ度)である。Tidal volumeとplateau pressureは，それぞれ6mL/kgと＜30cmH_2Oに制限し，急性呼吸窮迫症候群(acute respiratory distress syndrome: ARDS)への進展のリスクを下げる。呼吸回数を調整し，PCO_2を30〜40mmHgに維持する。High PEEPに関しては頭蓋内圧(intracranial pressure：ICP)の上昇と肝血流を減少させるので，適切な酸素化が達成できる最低限のPEEPに設定する[6]。

過剰な水分は脳浮腫，肺水腫の原因となる。水分摂取は前日尿量＋不感蒸泄量が基本である。体重測定は連日行い，急激な体重増加や水分摂取が"前日尿量＋不感蒸泄量"を超える場合は利尿薬の投与や血液濾過透析(hemodiafiltration：HDF)で除水する。中心静脈圧測定は血管内volumeを正確には反映しない[6]。

血清電解質は最低でも1日1〜2回は測定し，速やかな補正を行う。持続血液濾過透析(continuous hemodiafiltration：CHDF)中は低カリウム血症を起こすため，安定するまでは電解質を3時間ごとに測定する。低ナトリウム血症は脳浮腫を増悪するので血清ナトリウム値を144〜

155mEq/Lに維持するように補正する[8]。

血漿交換療法(plasma exchange：PE)施行時や新鮮凍結血漿(fresh frozen plasma：FFP)大量輸血時にはFFPに含まれるクエン酸により低カルシウム血症を起こすことがある。PE施行中には1～2時間ごとにCa濃度を測定し，補正する。

肝性脳症が進行すると，頭部CTで脳浮腫がしばしば見られるが，頭蓋内圧亢進の感度は低い。ICUからCT室へ移動するリスクを考慮すると，出血などの頭蓋内病変を除外するため以外では頻回に脳CTを撮影する必要はない[6]。入院時に肝性脳症Ⅲ/Ⅳ度へ進行したときや，精神状態の急激な変化のあったときはICPモニター留置前に脳CTを撮影する。

欧米では，ICPモニタリングが脳浮腫管理を改善し，移植後の神経学的予後に関して重要な情報が得られると考えられており，Ⅲ/Ⅳ度の脳症患者にはICPモニターを留置し，肝性脳症Ⅲ/Ⅳ度であるすべての移植待機患者にはICPモニター留置を推奨している[6]。

しかし，わが国では感染管理の問題や実際に挿入するのが脳神経外科医であることなどから，すべての移植待機患者に施行されていない。筆者らの施設でもICPモニターは施行していない。

ICPを下げるため，頭部は中立位に維持し，ベッドは頭部を30度挙上する。これは誤嚥性肺炎のリスクを減らす効果もある。ベッドの頭部挙上を行っている間は脳灌流圧の減少を避けるために平均動脈圧を下げすぎない。Trendelenburg体位(骨盤高位)，頭部屈曲，頭部回旋，そして背臥位への突然の体位変更は避けるべきである。刺激の少ない静かな環境が望ましく，胸部理学療法や気管内吸引も最小限にする。

急性肝不全患者では自発性の過換気がしばしばみられるが，過換気による低CO_2血症は脳血管を収縮させICPを下げるため，特に治療は必要としない[6]。予防的な過換気療法が脳浮腫の進行を予防するという十分なエビデンスはなく，血管収縮は脳の酸素利用を減少させる可能性もあるため推奨されていない。PCO_2は30～40mmHgを目標に維持する。しかし間脳ヘルニアが疑われる患者では緊急避難的に過換気を行ってもよい[6,9]。

発熱は頭蓋内圧亢進を増悪させるため，積極的にクーリングをするが，解熱鎮痛薬は腎，胃粘膜毒性，肝障害の可能性があるため，使用しない。人工肝補助療法中にみられる35～36.5℃程度の低体温は，加温する必要はない。低体温療法に関する十分なデータはないが，D-マンニトールに反応しない難治性の頭蓋内圧亢進の治療に低体温療法(32～33℃)はICPを下げ，脳を保護した状態での肝移植の橋渡しができる可能性がある。しかし低体温療法は，理論的には肝再生が阻害され[8]，凝固能はむしろ悪化させる可能性がある。

D-マンニトール投与は頭蓋内圧亢進の最初の治療であるが，ICPモニター留置症例ではICP≧25mmHgが10分以上持続したときに投与し，0.25～0.5g/kg bolus投与後，ICP>25mmHgかつ血清浸透圧<320mOsm/Lが続くようであれば，繰り返す[6]。筆者らは肝性脳症Ⅱ度以上に進行した場合にD-マンニトール(0.25～0.5g/kgを15～20分で投与を6時間ごと)を開始するが，腎不全を合併し，自尿がない場合には投与しない。人工肝補助療法で脳症が改善すれば，速やかに投与を中止する。

血漿アンモニア値が75μmol/L以上は頭蓋内亢進のリスクとなるため[8]，アンモニア値を蛋白制限や血液浄化療法でコントロールする。ラクツロース投与に関しては，急性肝不全患者に投与を推奨する十分なエビデンスはない。むしろラクツロース投与での腸管ガスによる腹部膨満を増強させ，肝移植時の術野を不明瞭にすることがある。さらに肝性昏睡の進行した患者では誤嚥のリスクがあるため，気管内挿管前にはラクツロースの経口もしくは経管チューブからの投与はすべきではない[6]。

小児臨床肝臓学

急性肝不全患者における肝性脳症治療のための非吸収性抗菌薬投与を支持する十分なデータはなく，特にカナマイシンは腎毒性のため投与しない。筆者らはbacterial translocation：BT予防のために，硫酸ポリミキシンBおよびアムホテリシンBを経口もしくは経管で投与している。

意識レベル評価のために可能な限り鎮静は行わないが，不穏・興奮状態が持続する場合にはICP上昇の原因となるため，鎮静をする。また，ICPモニター留置，肝生検，気管内挿管など，侵襲的な処置を行う場合には鎮静をする。ミダゾラム，ジアゼパムなどのベンゾジアゼピン系薬剤はγ-アミノ酪酸（γ-aminobutyric acid：GABA）による神経伝達を亢進させ，肝性脳症を増悪させる可能性がある[6]。これは内因性ベンゾジアゼピン様物質が肝性昏睡起因物質の1つである考えられているため，ベンゾジアゼピン系薬剤の使用は避ける。一方，プロポフォールはベンゾジアゼピン系薬剤よりも回復時間が短く，頭蓋内圧を低下させるので成人においては推奨されている[6]。しかし小児においては，慎重に使用するべきである。オピオイド静注，特にフェンタニルは半減期が短いため，侵襲的検査時の使用としては望ましい。脳波検査やCTなど，短時間の鎮静であれば抱水クロラールで十分である。筆者らは不穏・興奮状態に対しては中枢性α2受容体作動薬であるデクスメデトミジン塩酸塩を使用している。デクスメデトミジン塩酸塩投与により鎮静効果は得られるが，刺激をすると覚醒し簡単な会話をすることもできるので，意識障害の評価も可能である。

▶ 血液浄化療法

欧米ではではさまざまな蛋白結合性の毒性物質が肝性昏睡を引き起こしていると考え，molecular adsorbents recirculation system（MARS），single-pass albumin dialysis（SPAD）などのアルブミン透析やPrometheusといった血漿分離と吸着をベースとした血液浄化療法が試みられてきたが，好ましい成績は得られ

ていない[10,11]。一方わが国では，1980年代のPE，さらにその後はCHDFやHDFを組み合わせて，水溶性の中分子昏睡物質を想定し，独自に発展してきた[11]。内科領域では前希釈on-line HDFが急性肝不全の血液浄化療法の標準治療になりつつある[11~13]。昏睡物質の除去効率の良い後希釈法ではなく，on-line HDFでは大量の置換液を用いることができるため，前希釈法でも多量の置換液を用いることで昏睡物質を十分に除去することが可能であり，昏睡からの覚醒率も90%以上である[13]。小児急性肝不全でも体重30kg以上であればon-line HDFは施行可能と思われるが，筆者らはhigh flow CHDFをベースに血液浄化を行っている（29頁，図4参照）。

人工肝補助療法・血液浄化療法の目的は，①肝性昏睡起因物質やビリルビンなどを除去，②肝合成能低下により不足する凝固因子などの補充，③サイトカインなど臓器不全の原因となるhumoral mediatorの除去，④水分・電解質の補正などがあげられる。人工肝補助療法・血液浄化療法導入のタイミングについて，特に軽度の肝性脳症の判定が困難な乳幼児例においては迷うことが多いが，肝補助療法の目的を考えることが重要である。PEは凝固因子の補充やビリルビン除去には優れているが，肝性昏睡起因物質は小～中分子と考えられており，PE単独での除去では不十分である[14]。PEによるサイトカイン除去に関しては議論があるが，筆者らの検討ではPE単独でも治療前後で血中サイトカインの有意な低下が認められる[15]。肝性脳症が明らかでなくても，PT活性<40%以下の症例ではビタミン$K_2$10mg iv×3日間行い，PTが改善しない場合にはPEを行う。通常のPEでは循環血漿量と等量の置換（約50mL/kg）にて交換率は約66%，2倍量（約100mL/kg）では約82%になるとされており[3]，病態や重症度に応じて100～150mL/kgをFFPで置換する。血流量は3～4mL/kg/分を目標とし，血圧，脈拍数などの循環動態などをモニターして調整する。一般に血流量

を20mL/時間以上にしないと回路内で凝固してしまう。置換に要する時間は通常のPEであれば2～3時間程度であるが，高ナトリウム血症，代謝性アルカローシス，膠質浸透圧の急激な低下などの合併症予防，小～中分子物質やビリルビンの効率的な除去を目的とする場合には，6～8時間かけて行うslow PEや24時間持続して行う持続PEの優れた効果が報告されている[14]。

HDFには肝性昏睡起因物質の除去やサイトカインなどのhumoral mediatorの除去に優れている。ポリメチルメタクリレート(PMMA)膜は透析膜へのサイトカイン吸着の効果があるが[4]，high flowで使用するとどうしてもPMMA膜の目詰りを起こしやすく，長時間の使用に向かない。現在，筆者らが主に使用している旭化成メディカル社製エクセルフロー®(ポリスルフォン(PS)膜)は肝性昏睡物質として想定されている中分子物質の透過性能が高く，サイトカイン除去性能も証明されている[16～18]。

一般に急性肝不全治療は，エネルギー補充のための高カロリー輸液や抗菌薬などの投与により水分負荷が多くなる。したがって血管内スペースを確保するために除水を行う必要がある。特にFDP・Dダイマー高値例では血管内皮障害により，水分は3rd spaceに容易に移行するため水分過剰になりやすい。また急性肝不全では高率に腎不全も合併するので，水・電解質のコントロールも必要である。小児は循環動態の変化の許容量が狭いため，徐水速度は0.2mL/kg/分以下にする[19]。さらにHDFはPEに用いるFFPによる電解質異常やアルカローシスを補正することができるので，PE終了後にHDFを行うか，もしくはPE回路とHDF回路を直列で接続して行う。筆者らは，主にCHDFを行っているため，1日1回の回路交換時にPEを行い，PE終了後にCHDFを再開するようにしている。

急性肝不全患者はしばしば循環動態が不安定となるため，成人で行われている間欠的HDFでは循環動態に影響を与えるほか，脳圧も上昇させる危険があるとされている。したがって当院の血液浄化導入プロトコールでは，体重30kgを目安とし体重30kg未満ではCHDFを用いることとしている。ただし，腎不全患者に対して実施するCHDFとは異なり，通常，急性肝不全患児では透析液量を増加させたhigh flow CHDFを行う必要がある[14]。肝性昏睡起因物質は小～中分子量物質と考えられており，透析量を増やすか(high flow CHDF)，濾過量(補液量)を増やすか(high volume CHDF)して，昏睡物質除去能を増加させる必要がある。一般的には透析量よりも濾過量を増やしたほうが中分子量物質の除去量は増加すると考えられている。しかし高い濾過率で血液濾過を施行すると回路の目詰まりを起こし，ヘモフィルタの寿命が短くなる。また濾過量を増加させるには，血流量を増加させなければならない。細孔半径/膜面積の大きなヘモフィルタへ変更し濾過量を増やした場合には体外循環量が増加してしまう。そのため，小児においては透析液量を増やしたhigh flow CHDFのほうが安全・確実である。

抗凝固薬としてはメシル酸ナファモスタット(0.5mg/kg/時間)から開始する。急性肝不全ではヘパリンはAT-Ⅲを消費し，播種性血管内凝固症候群(disseminated intravascular coagulation：DIC)の病態を悪化させるので禁忌とされている。回路返血側の活性化全血凝固時間(activated clotting time：ACT)を測定し，200秒前後になるようにメシル酸ナファモスタット投与量を調節する。DICの病態を発症しており，回路の目詰まりを繰り返す場合にはダナパロイドナトリウム(商品名：オルガラン)を投与する。

小児で血液浄化療法の成否を左右するのは，何と言ってもブラッドアクセスの確保である。筆者らは血液浄化用のブラッドアクセスは大腿静脈から，高カロリー輸液用には内頸静脈から挿入するようにしている。小児では血管径が細いため，サ

小児臨床肝臓学

イドホール型のカテーテルでは脱血不良となりやすいため，エンドホール型のカテーテルを用いる。

▶ 感染管理

感染は急性肝不全患者の主要な死因の1つである。移植外科医の言葉を借りると，"肝不全は移植で救命できるが，感染症を起こすと救命できない。"したがって感染には細心の注意を払う必要がある。臨床症状や血液検査では必ずしも明らかでないことも多い。バイタルサインや血糖値が不安定なときには，まず感染症を疑う。細菌感染巣は，呼吸器，尿路，血液が多く，分離菌はグラム陽性球菌（ブドウ球菌，レンサ球菌）と腸管のグラム陰性桿菌が多い。真菌感染，特にカンジダは急性肝不全患者の1/3にみられる[6]。

静脈内留置カテーテル関連は重要な感染要因であり，カテーテルは2週間に1回は交換し，汚染や感染兆候があれば，その都度交換する。

急性肝不全患者の予後や死亡率の改善に関する予防的な抗菌薬投与について十分なエビデンスはないが，①監視培養で有意菌が検出される，②肝性脳症の進行もしくは進行したステージ（Ⅲ/Ⅳ），③難治の低血圧，④SIRS（全身性炎症反応症候群）の存在，⑤肝移植待機患者，これらに対し推奨される[6]。

急性肝不全患者では肝移植を常に考慮して対応する必要があるため，監視培養（血液，便，尿および鼻腔もしくは喀痰）は少なくとも週3回は行う。感染兆候があれば，グラム陽性球菌と陰性桿菌をカバーする第3世代セファロスポリン系のような広域スペクトラム抗菌薬を選択している。胸部単純X線も感染の早期発見と血管内ボリュームの評価のために週2回以上は撮影する。

▶ 栄養管理

急性肝不全治療の3本柱の1つである肝細胞再生を促す治療に関して，現時点では栄養療法が最も重要である。急性肝不全はnegative 窒素バランスによって特徴づけられる異化亢進状態であり，安静時のエネルギー消費が健常時に比べて約1.5倍に上昇している[6,20]。ただし患児の病態などに応じて差が大きいので，代謝モニターを施行し安静時基礎代謝量を測定したうえで，必要栄養量を決定することが望ましい。

経口栄養摂取は，肝性脳症Ⅱ度以下で嘔吐や下痢がなく経口摂取が可能であれば制限する必要はない。ただし肝性脳症がみられる場合には蛋白摂取量を0.5〜1g/kg/日に制限し，回復すれば速やかに解除する。

脳症がⅢ度以上に進行し，誤嚥・誤飲の可能性がある場合には，中心静脈ルートからの非経口栄養を行う。糖質中心の組成とし，血糖値を確認しながら徐々に糖濃度を高くする。血糖測定は2〜3時間ごとに定期的に行う。動脈ラインからの採血は患児に苦痛を与えないが，ヘパリン負荷／水分負荷となるため，簡易血糖測定器を用いて指先からの採血で血糖を測定する。高血糖は急性肝不全患者の頭蓋内圧上昇を悪化させる可能性があるため，インスリンを側管より持続静注し，血糖を100〜150mg/dLに維持するようにインスリン投与量を適宜調整する。

破壊された肝細胞修復のためにはアミノ酸が必要であるが，どのようなアミノ酸が肝細胞修復に必要であるかは不明である。代謝過程において核酸代謝に近いアミノ酸を重視し，アルギニン，グルタミン酸，アスパラギン酸や分岐鎖アミノ酸が重視されている[21]。急性肝不全に対する分岐鎖アミノ酸製剤の効果に関して十分なエビデンスはない。肝細胞内の尿素サイクルが回転しない状況ではアミノ酸負荷により高アンモニア血症を増悪させるため，禁忌であるとも言われている。先天性尿素サイクル異常症時の高アンモニア血症に準じて，アンモニア値を少なくとも12時間ごとに測定しながら，食事が摂れない患者では0.5〜1 g/kg/日の分岐鎖アミノ酸製剤を中心ルートから静脈内投与する。

脂肪乳剤はKupffer細胞などの肝網内系で処理されるため，網内系が破錠した劇症肝不全では

3. 急性肝不全（acute hepatic failure/acute liver failure）

表3　サイトカイン誘導蛋白と検査所見

検査所見	所見の示す病態	関連サイトカイン
1. FDP-E分画*	凝固線溶系亢進：血管内皮細胞障害	IFN-γ，TNF-α
2. AST，LDH，ミトコンドリアAST	ミトコンドリア障害：アポトーシス/ネクローシス	TNF-α
3. 血清フェリチン	鉄代謝／網内系異常	TNF-α
4. 高TG血症	肝・脂肪代謝障害：リポプロテインリパーゼ活性低下	TNF-α
5. 尿中β_2-ミクログロブリン	HLA classⅠ過剰発現：β_2-ミクログロブリン＝クラスⅠ/L鎖	IFN-γ
6. 可溶性IL-2レセプター	T細胞活性化	

*：通常のFDPでも，ほとんどがE分画なので代用可能　　　　　　　　　　横田，2003より引用，一部改変[26]

禁忌との報告がある。しかしvolume-overloadの患者ではカロリーが濃縮されているため，勧められている[6]。

　高カロリー輸液を行っている場合にも，腸肝循環の維持，BT防止のために消化管を使った栄養が必要である。高カロリー輸液を行わない場合でも，経口摂取が不十分な場合には経鼻胃管を挿入し，経口補水液（商品名：OS-1），成分栄養剤（商品名：エレンタール）などを24時間持続投与する。筆者らは栄養士に依頼し，滋養糖，中鎖脂肪酸（medium chain triglyceride：MCT）パウダー，成分栄養剤などを患児の状態に応じて調整してもらい，投与することもある。

▶ 免疫抑制療法

　急性肝不全の病態の一部には炎症性サイトカインの異常放出など，免疫の異常活性化が一因となっている例がある[22]。また，近年，急性肝炎として発症する自己免疫性肝炎の病態が注目されているが[23]，自己抗体陰性，IgG値正常であることが多く，自己免疫性肝炎の診断に苦慮する[24]。

　わが国の成人における成因不明の劇症肝炎を，統計学的に分析しクラスター分類を行うと，自己免疫性肝炎を多く含むクラスターに成因不明が多く分類されることから，成因不明例のなかに診断できない自己免疫性肝炎が多く含まれている可能性がある[25]。肝再生が望めないほどに肝破壊が進行してからでは効果がなく，このような症例においては免疫が異常活性化した病態を早期に把握して，適切な時期に免疫抑制療法を行うことで内科

的に救命例が増加する可能性がある。

　しかし，臨床現場で迅速にサイトカインを測定するのは難しい。そこでサイトカインにより誘導される蛋白を保険診療内で測定し（表3）[26]，病態を早期に把握し治療に反映させることが重要である。

　副腎皮質ステロイドは異常活性化した免疫を抑える効果があるが，メチルプレドニゾロンパルス療法は血管内皮障害の強い症例では，血管透過性を亢進させ，出血を助長することがある。デキサメタゾンパルミチン酸（商品名：リメタゾン）はリポ化した副腎皮質ステロイドであり，マクロファージに直接取り込まれて作用する。したがってマクロファージが活性化した病態ではデキサメタゾンパルミチン酸を投与する。

　シクロスポリンAは活性化したT細胞を抑制するのみならず，ミトコンドリア膜の保護効果があり，抗アポトーシス効果が期待できる[26]。また最近ではC型肝炎ウイルスの複製を抑制することも報告されている[27]。1mg/kg/日持続静注で開始し，血中濃度を1日1〜2回測定し，150〜250ng/mLになるよう投与量を調節する。シクロスポリンAは肝臓で代謝されるため，急性肝不全では予想以上に血中濃度が高値となることがあるので注意する。したがって当日にシクロスポリンAの血中濃度が判明しない場合には，0.3〜0.5mg/kg/日程度から開始したほうが安全である。シクロスポリンAは血液透析でほとんど除去されないが，PEでは一部除去されるため血中濃度は低下する。筆者らの施設では薬剤師の協力を得

て，治療薬物モニタリング(therapeutic drug monitoring：TDM)と血中濃度シミュレーションを行い，至適投与量を決定している。

▶ 抗ウイルス療法

B型肝炎ウィルス(HBV)による急性肝不全ではラミブジンあるいはエンテカビルなどの核酸アナログ製剤を投与し，同時にインターフェロン-βを投与する。近年，HBVの遺伝子型(genotype)とその臨床病態が明らかになった[28]。genotype Aは幼児期以降の感染でも高率にキャリア化することが知られており[29]，genotype Aではキャリア化防止のために，急性肝不全を発生する前である急性肝炎の状態から，抗ウイルス薬を投与するという選択肢もある。

de novo B型肝炎[30]では，厚生労働省の「免疫抑制・化学療法により発症するB型肝炎対策ガイドライン」に従い，定期的なモニタリングと，HBV-DNAが検出された場合には速やかに核酸アナログ製剤を投与する必要がある[30]。

HSVが原因と考えられる際にはアシクロビルを投与する。サイトメガロウイルス(CMV)が原因と考えられる際は，まずγグロブリン100～150mg/kg/回を投与し，CMVアンチゲネミア陽性例，リアルタイムPCR陽性例，肝組織中にCMV抗原を検出したり，核内封入体がみられたりした場合においてはガンシクロビルを投与する。ただし，ガンシクロビルは血球減少などの副作用が問題となり，血液浄化療法施行時には体外への排泄が著明に増加することより投与量の設定が難しいため，感染症専門医や薬剤師と協力して，至適投与量や投与期間を決定する必要がある。

▶ その他の治療

急性肝不全患者では臨床的に自然出血が問題となることは少ない(<10%)[6]。胆汁うっ滞の強い症例では脂溶性ビタミンであるビタミンK欠乏により凝固異常がみられることがある。前述したようにビタミン$K_2$10mg/日を連日静注する。どの程度のPT値や血小板数を維持すれば出血の予防

が可能かというデータはないが，筆者らはPT活性30%以上，血小板数2万/μL以上を保つようにPE，血小板輸血を計画している。欧米ではPT-INR<1.5，血小板<5万/μLを目標とすることが推奨されている[6]。しかし予防的なFFPの投与は予後因子としてのPTの評価を難しくし，volume overloadのリスクもある[6,9]。

上部消化管出血はH_2blocker静脈内投与での胃酸抑制により減少するとされているが[6,9]，筆者らはH_2blockerの投与にも関わらず，コントロール困難な消化管出血例を経験して以来，プロトンポンプ阻害薬静脈内投与を行っている。

急性肝不全では消化管蠕動低下がよくみられる。消化管蠕動が低下し，消化管内での便の滞留時間が長くなると，高アンモニア血症の原因となりうる。麻痺性イレウスの状態ではBTによる菌血症の頻度が高くなるため，消化管蠕動を促すためにパンテノール点滴静注を行っている。またそれでも定期的な排便がみられないときには，炭酸水素ナトリウム・無水リン酸二水素ナトリウム坐剤(商品名：新レシカルボン坐剤)，ラクツロース注腸，グリセリン浣腸のいずれかを行っている。

また，抗酸化作用を期待して，ビタミンC点滴静注を行っている。

▶ 肝移植のタイミング

実際の臨床現場では時間単位で病状が変化することもあり，一概に肝移植のタイミングを述べることは難しい。わが国では，生体部分肝移植が主流であるが，急性肝不全のように短期間でインフォームド・コンセントを得て，ドナーの適格性を評価しなければならないことも患児の家族には大きな負担となる。内科的に救命できるか否かを判断するための基準は以前から検討されてきているが，小児に適応できるものは限られている。King's Collegeの基準は海外では広く用いられてきているが，小児ではその精度が問題視されている[31, 32]。

また，本来，慢性肝不全のためのスコアであっ

た pediatric end-stage liver disease (PELD) score, model for endstage liver disease(MELD)score を小児の急性肝不全に適用することが検討されている[32,33]。Yantorno らはKing's Collegeの基準と比較して，PELD/MELD scoreの優位性を示した[32]。Sanchezら はPELD score のcut off値を33に設定し，特異度81%，感度86%，PPV 92%，陰性的中率69%と報告している[33]。その他，liver injury unit(LIU)scoreが小児急性肝不全の無移植生存率の予測に有用であることが報告されている[34,35]。LIU scoreは以下の計算式で得られた数値から無移植生存率が推測できる。

LIU＝3.584*peak total bilirubin(mg/dL)＋1.809*peak PT(秒)＋0.307*peak ammonia(μmol/L)もしくはLIU =3.507*peak total bilirubin + 45.51*peak INR+0.254*peak ammonia.

現状ではいくつかの基準を組み合わせ，肝移植のタイミングを判断する必要があると考えられる。

予後

1979～1994年のわが国の小児劇症肝炎全国調査では[36]，わが国で肝移植が実施されるようになる以前であり，救命率は30.7%であった。一方，2006年の調査では救命率が69%と向上した。これは主に肝移植術の導入によるものと考えられるが，血液浄化療法の進歩もその一躍を担っている。

2006年の調査で注目すべきは，1歳以下の救命率の低さである。肝移植率は1歳未満と1歳以上で，それぞれ73%と75%で大きな差はなかったが，救命率は1歳未満で54%，1歳以上で76%である。さらに肝移植後の救命率も1歳未満が54%であるのに対し，1歳以上では76%と1歳未満では肝移植後も予後が悪い[37]。

一方，欧米のデータでは3歳未満と3歳とで検討すると，生存率に差はないとされている[38]。し かし3カ月未満の乳児は有意に生存率が低いことも報告されている[39]。3カ月未満の乳児急性肝不全では代謝異常(ガラクトース血症，ミトコンドリア異常症，チロジン血症，ニーマン・ピック病C型，尿素サイクル異常症など)，新生児へモクロマトーシス，ウイルス感染(HSV，CMVなど)が約半数を占める一方，成因不明も約4割ある[39]。これは代謝異常，感染症，自己免疫疾患などの原因検索が十分にされていない可能性を示唆しており，早期に確実に診断を行うことで予後を改善する可能性はある[40]。

文 献

1. 持田 智，他.：我が国における「急性肝不全」の概念，診断基準の確立：厚生労働省科学研究費補助金(難治性疾患克服研究事業)「難治性の肝・胆道疾患に関する調査研究」班，ワーキンググループ—1，研究報告. 肝臓 52：393-398，2011

2. 乾 あやの，他. 本邦における小児期の劇症肝不全. 日腹部救急医会誌29：583-589，2009

3. 十河 剛，他.：小児期の劇症肝不全の最近の治療.小児科49:1885-1893，2008

4. 十河 剛，他.：RIを用いた肝予備能検査. 小児内科 32：729-731，2000

5. 十河 剛，他.：『劇症肝炎に対する肝移植適応ガイドライン』の小児期発症劇症肝不全への適用. 肝臓51: 582-585，2010

6. Stravitz RT, et al.：Intensive care of patients with acute liver failure: recommendations of the U.S. Acute Liver Failure Study Group. Crit Care Med 35: 2498-2508，2007

7. Steiner LA, et al.：Direct comparison of cerebrovascular effects of norepinephrine and dopamine in head-injured patients. Crit Care Med 32：1049-1054，2004

8. Lee WM, et al.：Introduction to the revised American Association for the Study of Liver Diseases Position Paper on acute liver failure 2011. Hepatology 55：965-967，2012

9. Polson J, et al.：AASLD position paper：the management of acute liver failure. Hepatology 41：1179-1197，2005

10. Rifai K.：Extracorporeal albumin dialysis.

Hepatol Res 38(Suppl 1)：S41-S45, 2008

11. 井上和明, 他.：劇症肝炎に対する血液浄化療法（HDFとPE）による救命 その歴史的変遷と治療上の意義. 肝胆膵59：421-434, 2009

12. Inoue K, et al.：Plasma exchange in combination with online-hemodiafiltration as a promising method for purifying the blood of fulminant hepatitis patients. Hepatol Res 38(Suppl 1)：S46-51, 2008

13. Arata S, et al.：Treatment of hepatic encephalopathy by on-line hemodiafiltration: a case series study. BMC Emerg Med 10：10, 2010

14. 平澤博之, 他：浄化量を強化した血液浄化法による人工肝補助療法―HFCHDF―. ICUとCCU 31：361-369, 2007

15. Nozaki M, et al.：Serial changes in cytokines, soluble cytokine receptors, soluble Fas and soluble Fas ligand in a case of fulminant hepatitis complicated with hemophagocytic syndrome. J Pediatr Gastroenterol Nutr 39(suppl 1)：S161, 2004

16. 畑中美博.：ポリスルホン製持続緩徐式血液濾過器「エクセルフロー」の特長. ICUとCCU 32(別冊)：S146-S151, 2008

17. 大段 剛, 他.：旭化成クラレメディカル社製エクセルフロー AEF－10のCHDF療法における溶質除去性能の検討－透析患者に対する冠動脈バイパス術後－. ICUとCCU 33(別冊)：S252-S255, 2009

18. 白水和宏, 他.：急性腎不全患者に対する持続的血液濾過透析におけるポリスルホン膜とポリメチルメタクリレート膜との有効性の比較. 日集中医 19：419-420, 2012

19. 服部元史, 他.：小児患者に対する急性血液浄化. 救急・集中治療 18：155-163, 2006

20. 市田隆文, 他. 急性肝不全に対する栄養管理. ICUとCCU 31：357-360, 2007

21. 藤澤知雄.：肝不全と食事・栄養. 小児科臨床57：2603-2610, 2004

22. Chung RT, et al.：Pathogenesis of liver injury in acute liver failure. Gastroenterology 143：e1-7, 2012

23. 恩地森一.：急性肝炎ないしは重症肝炎, 急性肝不全として発症する自己免疫性肝炎の病態についての提唱. 肝臓52：327-327, 2011

24. Hiejima E, et al.：Utility of simplified criteria for the diagnosis of autoimmune hepatitis in children. J Pediatr Gastroenterol Nutr 52：470-473, 2011

25. Nakayama N, et al.：Novel classification of acute liver failure through clustering using a self-organizing map: usefulness for prediction of the outcome. J Gastroenterol 46：1127-1135, 2011

26. 横田俊平：高サイトカイン血症症候群. 炎症と免疫11：289-295, 2003

27. Liu JP, et al.：Cyclosporin A inhibits hepatitis C virus replication and restores interferon-alpha expression in hepatocytes. Transpl Infect Dis 13：24-32, 2011

28. Inui A, et al.：Hepatitis B virus genotypes in children and adolescents in Japan: before and after immunization for the prevention of mother to infant transmission of hepatitis B virus. J Med Virol 79：670-675, 2007

29. Komatsu H, et al.：Does the spread of hepatitis B virus genotype A increase the risk of intrafamilial transmission in Japan?. J Infect Chemother 17：272-277, 2011

30. 坪内博仁, 他.：免疫抑制・化学療法により発症するB型肝炎対策―厚生労働省「難治性の肝・胆道疾患に関する調査研究」班 劇症肝炎分科会および「肝硬変を含めたウイルス性肝疾患の治療の標準化に関する研究」班合同報告―. 肝臓50：38-42, 2009

31. Sundaram V, et al.：King's College Hospital Criteria for non-acetaminophen induced acute liver failure in an international cohort of children. J Pediatr 162：319-323, 2013

32. Yantorno SE, et al.：MELD is Superior to King's College and Clichy's Criteria to assess prognosis in fulminant hepatic failure. Liver Transpl 13：822-828, 2007

33. Sanchez MC, et al.：Pediatric end-stage liver disease score in acute liver failure to assess poor prognosis. J Pediatr Gastroenterol Nutr 54：193-196, 2012

34. Lu BR, et al.：Evaluation of a scoring system for assessing prognosis in pediatric acute liver failure. Clin Gastroenterol Hepatol 6：1140-1145, 2008

35. Lu BR, et al. : Evaluation of the liver injury unit scoring system to predict survival in a multinational study of pediatric acute liver failure. J Pediatr 162 : 1010-1016, 2013

36. 原田友一郎, 他：栄養・消化器・肝 日本における劇症肝炎の全国調査. 小児科診療58：1689-1694, 1995

37. 須磨崎亮, 他.：小児の急性肝不全の特徴. 肝胆膵 55：197-205, 2007

38. Squires RH Jr, et al. : Acute liver failure in children: the first 348 patients in the pediatric acute liver failure study group. J Pediatr 148 : 652-658, 2006

39. Sundaram SS, et al. : Characterization and outcomes of young infants with acute liver failure. J Pediatr 159 : 813-818, 2011

40. Narkewicz MR, et al. : Pattern of diagnostic evaluation for the causes of pediatric acute liver failure: an opportunity for quality improvement. J Pediatr 155 : 801-806, 2009

小児臨床肝臓学

急性肝不全

 ## 膠原病に伴う肝障害
（MCTD，Sjögren症候群，SLE，JIA）

... Key points ...▶

- 膠原病に伴う肝障害では，ヘルペスウイルス科の再活性化，薬物性肝障害，膠原病による二次的なトランスアミナーゼ値の上昇，自己免疫性肝炎の合併を疑う。
- 特に，若年性特発性関節炎ではマクロファージ活性化症候群を常に念頭におき，鑑別を進める。

▫ 膠原病に伴う肝障害とは

　膠原病の患児を診療していると，急性/慢性を問わず肝障害にしばしば遭遇する。①ALT>1,000 IU/L，②T-bil>2.0mg/dL，③PT活性<60％もしくはPT-INR>1.5のいずれか2項目を満たす場合には，急性肝不全への移行を考慮し，速やかに病態を把握する必要があるが，それ以外の場合では以下の手順で鑑別を進めていく。

　多くの症例においては複数の薬物を使用していることが多いため，薬物性肝障害は必ず鑑別する必要がある。したがってまずは，薬物投与歴と肝障害の出現時期を詳細に調査し，被疑薬は可能な限り中止する必要がある。

　また，免疫抑制薬や副腎皮質ステロイドを使用している症例では，サイトメガロウイルス（CMV），エプスタイン・バールウイルス（EBV），ヒトヘルペスウイルス6型および7型の再活性化による肝障害を考慮する必要がある。

　高用量の副腎皮質ステロイドを長期に投与している症例においては，肥満による脂肪肝がみられる。関節炎などによる運動制限が脂肪肝の病態を更に増悪させる可能性がある。

　原疾患である膠原病の活動性がある場合には，肝内の網内系の活性化などにより血清トランスアミナーゼ値が上昇することがある。この場合，肝細胞障害があっても軽微であるため，肝硬変や急性肝不全へ移行する可能性は低いため，原疾患の治療を優先させるべきである。しかし膠原病の臨床症状は安定しているにも関わらず，肝内では膠原病の活動性が十分にコントロールされていない症例がみられることがある。このような場合，最終的に肝生検が必要となる。

　若年性特発性関節炎（juvenile idiopathic arthritis：JIA）などでは，マクロファージ活性化症候群（macrophage activation syndrome：MAS）を合併することがある。MASを合併すると，急速に多臓器不全もしくは肝不全に進行する場合がある。肝内のマクロファージのみが活性化した，言うなれば，肝内MASという病態もみられる[1]。

　膠原病には，肝細胞を標的とした自己免疫反応による自己免疫性肝炎（autoimmune hepatitis：AIH）を合併することがある。成人では，関節リウマチ，Sjögren症候群，混合性結合織病（mixed connective tissue disease：MCTD）などに合併することが知られているが，小児での報告は少ない[2]。

▫ 診断

▶ 血液検査

　T-bil，D-bil，γ-GTP，総胆汁酸を提出し，胆汁うっ滞の有無とその程度を評価する。肝予備能

の指標として，アルブミン(Alb)，プロトロンビン時間(PT)，コリンエステラーゼ，総コレステロールを提出する。黄疸や肝予備能の低下がみられる場合は速やかに病態を把握し，肝生検を含む検査を早急に行う。黄疸も肝予備能の低下もない場合には，上記項目を定期的に確認しながらも肝障害が6カ月以上持続する場合には肝生検を考慮する。

薬物性肝障害を疑った場合には，薬物リンパ球刺激試験(drug-induced lymphocyte stimulation test：DLST)を提出する。陽性であれば，その可能性は高い。

ヘルペスウイルス科の再活性化を疑った場合には，抗体価ではなく必ず全血による核酸増幅検査を行う。

脂肪肝を疑う場合には，総コレステロール，中性脂肪，LDL-コレステロール，HDL-コレステロールを測定し，脂質代謝異常の有無を確認する。また耐糖能異常があると非アルコール性脂肪肝炎(non-alcoholic steatohepatitis：NASH)のリスクとなるため，HbA1c，空腹時血糖，空腹時インスリン値を測定する。インスリン抵抗性を示すHOMA-IR【＝空腹時血中インスリン値(μU/mL)×空腹時血糖値(mg/dL)／405】を計算し，2.5以上であればインスリン抵抗性があると判断し，NASHの合併を考える。

MASの鑑別には，フェリチン，可溶性IL-2レセプター，尿中β_2ミクログロブリンなどの，サイトカイン誘導蛋白を測定する。特にフェリチン高値はマクロファージ活性化を示唆する所見であり，重要である。

AIHを疑った場合には，IgG，IgA，IgM，抗核抗体(蛍光抗体法)，抗平滑筋抗体(蛍光抗体法)，抗肝腎ミクロゾーム-1抗体(抗LKM-1抗体)などの，AIHで検出される自己抗体を測定する。しかしそれぞれの抗LKM-1抗体以外の自己抗体は非特異的であり，最終的には肝組織の評価が必要である。

▶ 画像検査

脂肪肝やその他の原因による肝障害を否定するために，まずは腹部超音波検査を実施する。腹部超音波検査で十分な情報が得られない場合，質的診断が必要な場合，全体像の把握が必要な場合には腹部造影CTやMRIを選択する。

肝予備能の評価には^{99m}Tc-GSA肝シンチグラフィが有用である。

▶ 肝病理組織

最終的な診断に最も有用である。AIHを合併した場合には，小葉中心領域を中心に広範な肝細胞の脱落がみられることが特徴である。また好酸性壊死や肝細胞の膨化など，小葉内の肝細胞の変性も強くみられる。

一方，膠原病の病勢を反映した肝障害の場合には肝細胞の脱落はみられず，網内系細胞の活性化がみられるが肝細胞の変性はほとんどない。

■ 管理・治療

薬物性肝障害では被疑薬を中止するのが原則である。副腎皮質ステロイドによる胃潰瘍予防のために利用する制酸薬や胃粘膜保護薬が被疑薬の場合，エカベトナトリウムなどの非吸収性の薬剤に変更する。

ヘルペスウイルス科の再活性化による肝障害では，副腎皮質ステロイドや免疫抑制薬が減量できる場合にはまず減量する。減量が難しい場合には，γグロブリン製剤の投与や抗ウイルス薬の投与を行う。急性肝不全例では一刻の猶予もないため，γグロブリン療法と抗ウイルス薬，血液浄化療法を同時に行うことがある。

副腎皮質ステロイドによる脂肪肝を疑った場合，副腎皮質ステロイドの減量が可能であれば副腎皮質ステロイドの減量を行うが，多くの症例では原疾患をコントロールするために，速やかな減量は難しい。体重を減らすことが治療には有効であり，栄養指導と食事制限が必須であるが，副腎皮質ステロイドの副作用による食欲増進のため難しい。

小児臨床肝臓学

また関節症状がコントロールできない症例では運動による減量も難しい。

膠原病の活動性を反映した肝障害の場合には，原疾患に対する治療を強化する。多くは原疾患のコントロールとともに肝障害は消退する。MASへと進展した症例では，血漿交換療法，シクロスポリン持続静注療法，メチルプレドニゾコンパルス療法，リポ化ステロイド薬であるデキサメタゾンパルミチン酸エステルの静注を行う。

AIHを合併した症例ではメチルプレドニゾロンパルス療法と，後療法として経口プレドニゾロン1mg/kgとアザチオプリン1〜2mg/kgで治療を開始する。

急性肝不全へ進展した症例については，血漿交換療法，シクロスポリン持続静注，メチルプレドニゾロンパルス療法を開始する。肝性脳症がみられる症例では，高流量持続濾過透析を導入する。またフェリチン高値でマクロファージ活性化が示唆される症例では，メチルプレドニゾロンパルス療法後にデキサメタゾンパルミチン酸エステルの静注を行う。

🔊 **自験例**

症例：5歳，男児

主訴：黄疸

現病歴：X月25日から，発熱時の発疹および関節

表　入院時検査所見　🔊 自験例

【血算】		【免疫】		【ウイルス・細菌検査】	
WBC	16,410 /μL	s-IL2 R	4,803 U/mL	HA抗体 IgM	(−)
分葉核球	74.0 %	IgG	1,495 mg/dL	HBs抗原	(−)
リンパ球	11.0 %	抗平滑筋抗体	<20 倍	HBs抗体	(−)
単球	7.0 %	抗核抗体	(−)	HCV抗体	(−)
好酸球	1.0 %	IFN-γ	4.7 pg/mL	CMV IgM/EIA	(−)
好塩基球	2.0 %	TNF	5.4 pg/mL	CMV C7-HRP	(−)
異型リンパ球	4.0 %	IL-10	24.3 pg/mL	EBV IgG抗体/EIA	(−)
RBC	553 万/μL	IL-6	29.5 pg/mL	EBV IgM抗体/EIA	(−)
Hb	13.6 g/dL	IL-8	39.3 pg/mL	HSV IgM抗体/EIA	(−)
Ht	42.9 %	IL-1β	7.1 pg/mL	リアルタイムPCR	
Plt	24.6 万/μL	【凝固】		（血液および尿）	
【生化学】		PT比	59.9 %	EBV	(−)
T-bil	7.3 mg/dL	フィブリノーゲン	100 mg/dL	CMV	(−)
D-bil	5.6 mg/dL	ヘパプラスチン	42 %	HHV-6	(−)
AST	890 IU/L	FDP	2.8 μg/mL	HHV-7	(−)
ALT	1,565 IU/L	セルロプラスミン	32.8 mg/dL	パルボウイルス	(−)
LDH	703 IU/L			B19	
ALP	1,978 IU/L			便ウイルス分離	(−)
γ-GTP	490 IU/L			便培養　E. coli O 44	(+)
ChE	218 U/L				
T-cho	285 mg/dL				
TG	280 mg/dL				
BUN	11.4 mg/dL				
Cr	0.35 mg/dL				
アンモニア	58 μmol/L				
CK	12 U/L				
フェリチン	620.0 ng/mL				

痛が出現することで来院し，X+1月10日より入院精査の結果(表，図1)，全身型JIAと診断した。メチルプレドニゾロンパルス療法を導入し，後療法として経口プレドニゾロン15mgとなり，X+2月4日にいったん軽快退院となった。X+2月7日にAST 60 IU/L，ALT 43 IU/Lとトランスアミナーゼ値が軽度に上昇。X+2月18日に下痢および眼球結膜の黄染が出現し，T-bil 5.8mg/dL，AST 764 IU/L，ALT 1,699 IU/Lとビリルビン値の上昇を伴うトランスアミナーゼ値の上昇を認めたため，X+2月19日に再入院となった。

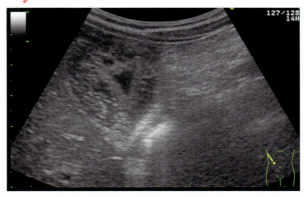

図1　腹部超音波検査
胆嚢の著明な壁肥厚が見られる。

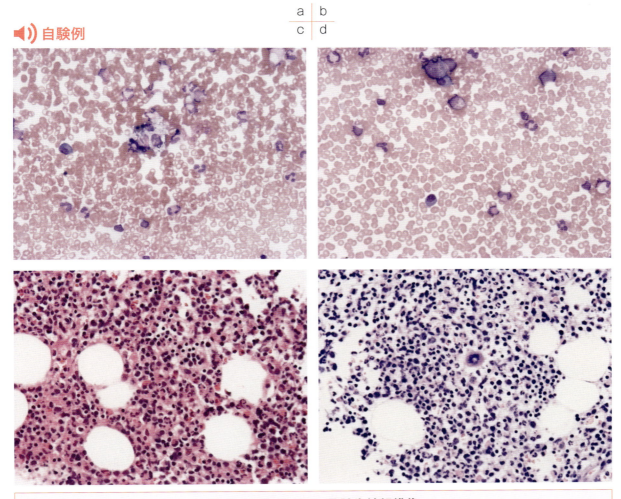

図2　入院2日目，骨髄生検組織像
a：ギムザ染色(400倍拡大)。異常細胞を認めない(スメア)。
b：ギムザ染色(400倍拡大)。形質細胞が多いが，貪食像なし(スメア)
c：HE染色(弱拡大)。異常細胞なし(クロット)
d：CD68染色(弱拡大)。貪食像なし

既往歴：家族歴に特記すべきことなし。
入院時身体所見：体重15.4kg，体温38.3℃，呼吸数28/分，脈拍128/分，血圧116/58mmHg，意識は活気がなく臥床がちであり傾眠傾向（肝性昏睡度Ⅰ～Ⅱ），眼球結膜の黄染あり，心音は整，雑音なく，腹部で肝脾の触知はしなかった。関節の腫脹・疼痛・熱感はなく，皮疹は認められなかったが，皮膚の黄染を認めた。

入院後の血液検査では血清フェリチンおよび可溶性インターロイキン-2レセプターが上昇してい

◀)) 自験例　a｜b

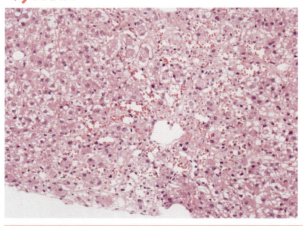
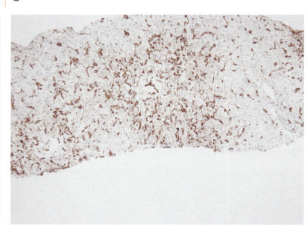

図3　入院3日目，肝生検組織像
a：HE染色（中拡大）　b：CD68染色（弱拡大）

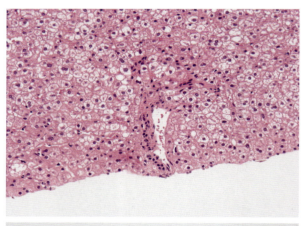
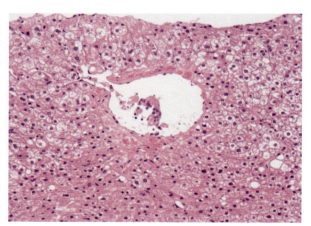
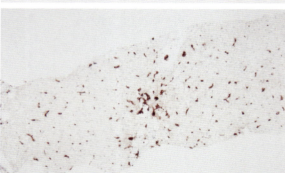

a｜b
c

◀)) 自験例

図4　入院49日目，肝生検組織像
a：HE染色（中拡大）　b：HE染色（強拡大）
b：CD68染色（弱拡大）

たが，骨髄スメアでは活性化したマクロファージによる貪食像はみられなかった(図2)。肝組織では著明な肝細胞の変性がみられたが，壊死炎症反応は軽微であった。マクロファージを染色するCD68染色では小葉中心領域に多数のマクロファージの浸潤がみられた(図3，図4)。

以上より，肝内のマクロファージ活性化が病態に関与した急性肝不全昏睡型と考え，人工肝補助療法およびシクロスポリンA持続静注，メチルプレドニゾロンパルス療法を開始した。パルス療法後はデキサメタゾンパルミチン酸エステルの静注を行ったところ，内科的治療で救命できた。

回復期の肝組織検査でのCD68染色では，マクロファージが門脈域周囲と類洞内に少数分布するのみであった(図4)。

文献

1. Hiejima E, et al.：Acute liver failure in young children with systemic-onset juvenile idiopathic arthritis without macrophage activation syndrome：report of two cases. J Paediatr Child Health 48：E122-125, 2012
2. 厚生労働省難治性疾患克服研究事業「難治性の肝・胆道系疾患に関する調査研究」班. 自己免疫性肝炎(AIH)診療ガイドライン(2013), 2014. http://www.nanbyou.or.jp/upload_files/AIH-Guideline.pdf(2016.12.11アクセス)

内科医／移植外科医へのメッセージ

- 膠原病の経過中にみられる肝機能異常は自己免疫性肝炎と異ならない。

各論

肝移植関連

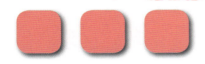

小児臨床肝臓学

肝移植関連

⋯ Key points ⋯▶

- 小児の肝移植の適応は成人とは異なる。
- 肝移植前に可能な限り予防接種を行う。水痘，麻疹，B型が優先される。
- 肝移植を受けた小児では思春期の免疫抑制薬の服薬コンプライアンスには十分に注意する。

■ 生体肝移植の適応と禁忌

　肝移植はすでに多くの施設で行われ，一般医療として確立されている。小児の肝疾患に対する適応はそれぞれの施設の肝移植適応委員会で決定されるが，小児は常に身体・精神が発達しており，各年齢によりQOLが異なる。余命1年未満の病態を肝移植の適応としている成人における肝移植条件だけではない。この点を考慮し筆者らは小児への生体肝移植の適応と禁忌を表1に示す。また小児への生体肝移植の適応疾患を表2に示す。

　一般に移植前の小児は栄養状態が悪く，各種の治療により感染症の合併が多い。したがって，十分な脂溶性ビタミン（ビタミンA，D，E，K），分岐鎖アミノ酸強化栄養剤，中心静脈栄養など，栄養管理を行うことがある。また移植前には可能な限り予防接種をすることも重要である。

■ 肝移植前の予防接種

　移植を受けた患児は普通の小児と同様に，保育園，幼稚園，学校での集団生活を行うことになる。したがって集団生活のなかで問題となる，インフ

表1　小児生体部分肝移植の適応条件と禁忌

余命と適応条件
成人と大きく異なるのは，小児は継続的に身体・精神発達をしている点であり，必ずしも余命1年以内とされる内科の適応条件だけではない

小児の肝移植の適応条件
①著しくQOLが損なわれている ②正常な発達（身体・精神）を期待できない ③肝移植によってこれらの病態が改善する可能性が高い ④肝移植に代わるほかの根本的治療法がない ⑤少なくともドナー候補者が移植医療を理解し，積極的かつ自発的にドナーとなる意思を表している

禁忌
①肝外に遠隔転移のある肝原発性悪性腫瘍，転移性悪性腫瘍，肝門脈・動脈・静脈などの血管に浸潤している場合も禁忌と考える ②移植しても回復する見込みのない中枢神経異常を伴う先天代謝異常 ③全身感染症，敗血症，菌血症をきたしている ④患児あるいは保護者がドナーになることが不適当と判断される

肝移植関連

表2　小児への生体肝移植の適応疾患

生体肝移植の適応疾患
①胆道閉鎖症
②家族性進行性肝内胆汁うっ滞
③原発性硬化性胆管炎
④Alagille症候群
⑤先天性代謝性肝疾患
⑥非代償性肝硬変
⑦劇症肝炎
⑧肝線維症
⑨Caroli病，など
除外条件
①ほかの主要臓器（心臓，中枢神経など）の進行した不可逆的障害
②全身・多臓器の活動性感染症
③悪性腫瘍，など

脚注：原発性硬化性胆管炎の生体肝移植はドナーが近親者になると移植肝に再発がみられることが多く問題になっているためその対策が急務である。Alagille症候群は臨床症状に大きな差があり，ドナーとなる近親者がAlagille症候群の場合があるので，ドナーに対する注意が必要である。肝線維症やCaroli病はいずれも胆管の発生異常による疾患である。前者は門脈圧亢進，後者は胆汁うっ滞による慢性胆管炎の合併が小児内科的にコントロールできない場合に移植が考慮される。

ルエンザ，麻疹，水痘，風疹など，感染症の予防が大切である。移植後の一定期間は免疫抑制薬投与下であるため，予防接種が不可能となる。また移植後の予防接種により免疫賦活することで，拒絶反応を危惧する場合もある。可能であれば移植前にできるだけ多くの予防接種を行うことが推奨されている。

▶ 移植前のワクチン接種

臓器移植前において免疫抑制状態でない場合は，予防接種における副反応の危険性は一般の小児とほぼ同等である。生体肝移植を行う施設では独自の予防接種に関するプロトコールを実施しているところもあるが，統一したプロトコールはない。

生体肝移植の適応となる小児では，時間的制約からスケジュール通りに予防接種が行えないことは少なくない。特に乳幼児期に生体肝移植となる症例に対しては，限られた時間のなかで可能な限り多種類の予防接種をする必要があり，数種類のワクチンの同時接種が不可欠となる。米国では複数のワクチンの同時接種は効果と安全性に問題ないことが確認されており，わが国でも同時接種が推奨されている。生体肝移植を予定している際の

具体的な予防接種に関して，自治医科大学附属病院では1994年から独自のプロトコール（表3）でワクチン接種を行っている[1]。生体肝移植に伴う副反応はほとんどみられず，移行抗体の影響があった麻疹ワクチンを除き，風疹，ムンプス，水痘ワクチンの陽転率は，92〜95％と比較的良好である。

しかし，移植後にこれら抗体の保有率の推移をみると，風疹は肝移植後長期に維持されているが，麻疹，ムンプス，水痘は移植後徐々に抗体価の低下が認められ，肝移植後患児は抗体価の減弱や消失が早いことが示唆される。このような現象は免疫抑制薬の服用やワクチン同時接種による影響が関与している可能性がある[1]。免疫抑制薬の投与量が多く，感染リスクが最も多いとされる術後6カ月間はいずれのワクチンも高い抗体陽性率を保っており，移植患者における術前ワクチン接種の意義は大きいと考えられる。

肝移植までに2カ月以上の余裕があれば，同時に複数の予防接種を行うことができるが，時間的に余裕のない場合は疾患の重篤性から水痘と麻疹の生ワクチンに限定して1回接種する[2]。またド

小児臨床肝臓学

表3　自治医科大学附属病院プロトコール

- ・短期間複数同時予防接種法は現行の予防接種法による規定とは全く異なった方式なので親からインフォームド・コンセントを得た後に施行する
- ・麻疹，風疹，ムンプス，水痘，BCG，三種混合（DPT）2回，B型肝炎（HBV）2回（肺炎球菌）（インフルエンザ）のうち未罹患未接種のものを選択する。接種前の抗体測定は明らかに感染の既往のない乳児例などでは必要ない
- ・接種は一度に5種類（7疾患）までを目安に移植予定日より1カ月前（緊急時は3週間前）には終了する
- ・HBc抗体陽性ドナーの場合はHBVワクチンを最優先する
- ・秋～冬に移植になる場合はインフルエンザワクチンも優先させる
- ・術前に時間のない症例（1回接種のみ）では生ワクチン（特に麻疹，水痘）を優先させる
- ・麻疹水痘は母親からの移行抗体があると効昊が落ちるため，ある程度月齢が経ってから接種するのが望ましいがあまり遅くすると接種のタイミングを逃すこともあり注意する
- ・生ワクチンを含む予防接種を施行したときにできるだけ次回の予防接種まで4週間あけるようにする
- ・日本脳炎ポリオに関しては，時間的に余裕がある症例のみ他のワクチンの接種予定を妨げない程度で行う
- ・2歳以上の症例や脾摘予定者に対しては，肺炎球菌も接種する
- ・接種時は多少の発熱（37℃台）がみられても予定通り施行する。タイミングを逸してすべてが終わらないことのほうがデメリットが大きい
- ・同時接種の場合の接種部位は四肢臀部を用いて1カ所に1本ずつ接種する
- ・接種後は明らかな副反応がみられなくても全身状態や肝機能が悪化することがあるので注意する

例）当院初診時当該疾患にすべて未罹患未接種で肝移植まで2カ月しかない場合の接種例

	ワクチン1回目	ワクチン2回目	
↓	↓	↓	↓
初診	風疹	麻疹	肝移植
	ムンプス	水痘	
	BCG	DTaP	
	DTaP	（インフルエンザ）	
	（B型肝炎）	（肺炎球菌）	

肝移植術後ワクチン接種ガイドライン

接種基準	1. 原則術後12カ月以上経過し肝機能全身状態が安定している 2. ステロイドはmethylprednisoloneが維持量（0.2mg/kg/日）以下または中止している		
術後期間	6カ月	12カ月	24カ月
接種ワクチン	インフルエンザ	不活化ワクチン ・B型肝炎ワクチン ・DTaP ・日本脳炎 ・肺炎球菌	生ワクチン ・麻疹 ・風疹 ・ムンプス ・水痘

ナーがB型肝炎ウイルス（HBV）の既往感染者であり血清HBc抗体陽性の場合には，レシピエントに重症なHBVの再感染（*de novo*肝炎）がみられることがあり，B型肝炎ワクチンを優先する。

肝移植後の問題

　肝移植を受けたすべての患児は拒絶反応を軽くするため，移植後に数種類の免疫抑制薬を投与す

る。術後免疫抑制薬として，タクロリムス（商品名：プログラフ），シクロスポリン，副腎皮質ステロイドなど2～3種類の薬剤を投与することが多い。これらの薬はさまざまな副作用を発症する可能性がある。主な副作用は，高血圧，多毛，糖尿病，歯茎肥厚，腎臓障害（腎機能異常），発癌などである。可能な限り少ない投与量で有効性を保つため，血液中の薬の濃度を測定して個々の患者に

あった投与量に調節することが大切である。
　長期的にはこれら免疫抑制薬を減量し，最終的にはタクロリムスだけなど1種類の免疫抑制薬の少量投与を一生継続する。しかし免疫抑制薬の種類や量に関する反応は個人差が大きく，移植後数年後に免疫抑制薬すべてを止めることができる場合もあるが[3]，多くの免疫抑制薬を数年間服用せざるを得ない場合もある。
　肝移植後に免疫抑制薬を使用しても約20%の小児に急性拒絶が発生する。肝移植では血液型不適合移植の成功例もあり，ほかの臓器移植に比べると拒絶反応を起こしにくいが，それでも何らかの拒絶反応を起こす可能性はある。

▶超急性拒絶反応[4]
　移植直後から24時間以内に発生し，移植肝の血流再開後数分～数時間以内に移植臓器の血栓症をきたす。異種移植あるいは同種移植における事前処置をしていないABO血液型不適合，抗ドナーHLA抗体などによる抗原抗体反応が主な原因とされる。

▶促進型急性拒絶反応[4]
　超急性拒絶反応と急性拒絶反応の両者が混在すると考えられる拒絶反応で，血漿交換ならびに強力な免疫抑制療法で対処する。

表4　自験例の概要

主訴	背部痛
現病歴	2歳6カ月にオルニチントランスカルバミラーゼ欠損症と診断したが，高アンモニア血症，痙攣，意識障害をきたし，フェニール酢酸ナトリウム，血液浄化療法など，内科的治療に反応しなかったため母親をドナーとして京都大学にて生体部分肝移植が行われた。移植後の経過は比較的順調であった。10歳からはタクロリムス0.05 mg/日の内服で血中濃度は1.8～7.0ng/mLを推移していた。20XX年9月の深夜に，突然激しい背部痛がみられ，当科に緊急入院した。なお，1カ月前からタクロリムスを怠薬していた
入院時現症	肝脾腫なし，椎骨の圧痛がある
入院時検査	AST 523 IU/L，ALT 327 IU/L，γ-GTP 143 IU/L，T.Bil 1.0mg/dL，WBC 4,800/μL，RBC447万/μL，Hb 13.0g/dL，Plt 14.4万/μL，タクロリムス<1.5ng/mLなど

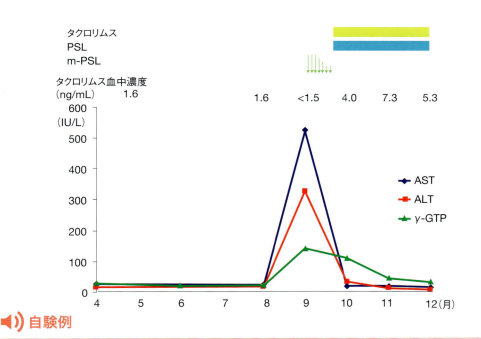

🔊 自験例

図1　自験例の入院前後の経過

小児臨床肝臓学

◀)) 自験例

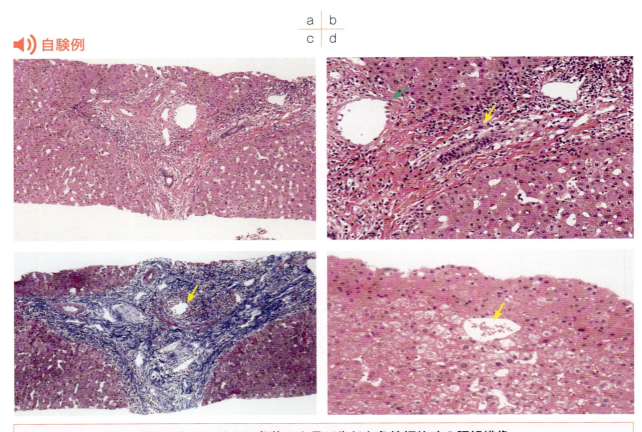

図2 タクロリムス怠薬1カ月で生じた急性拒絶時の肝組織像
16歳時の肝組織所見。a：HE染色（100倍拡大）。門脈域の線維性拡大と細胞浸潤　b：HE染色（200倍拡大）。胆管障害（黄矢印）門脈の内皮炎（緑矢印）　c：Masson染色（100倍拡大）。肝動脈の内膜肥厚が著明である（矢印）。d：HE染色（200倍拡大）。中心静脈の内皮炎と肝細胞の脱落（矢印）

▶ 急性細胞性拒絶反応[4]

通常移植後1週間～3カ月以内に発生しやすく最も高頻度に発生する拒絶反応であり，主にCD4陽性Tリンパ球から産生されたインターロイキン2（IL-2）により誘導された細胞障害性T細胞が移植臓器に浸潤し，発熱，全身倦怠感，肝機能異常などを認める。確定診断には肝生検が必要である。大部分は免疫抑制薬の増量やステロイドパルス療法などで改善する[4]。小児では思春期になると服薬コンプライアンスが低下し，怠薬による急性拒絶が問題になる。

自験例の概要を表4と図1に示す。本例は1カ月の怠薬により急性拒絶をきたし，肝生検を行った。その結果を図2に示す。本例は極少量のタクロリムス内服で拒絶はコントロールされていた。拒絶の評価は肝組織評価が重要である。

▶ 慢性拒絶反応

肝移植後3カ月以降に発生することが多い。抗原抗体反応が関与するとされているが，その病態はいまだ明確でない。免疫抑制療法の反応が不良であり，肝細胞の線維化，細胆管の消失，閉塞性動脈性病変などをきたす。特異的な治療はなく，肝不全となった場合は再移植の適応となる。

自治医科大学附属病院における肝移植後のワクチン接種ガイドラインを表3に示す。

文献

1. 水田耕一，他．：移植前後のワクチン接種ガイドライン．小児内科37：825-829，2005
2. 猪股裕紀洋：予防接種Q&A 要注意者への接種　移植．小児内科 39：1545-1546，2007

3. Barbier L, et al.: Assessment of chronic rejection in liver graft recipients receiving immunosuppression with low-dose calcineurin inhibitors. J Hepatol 59: 1223-1230, 2013

4. 日本肝臓学会(編).: 肝移植. 肝臓専門医テキスト, 454-455, 南江堂, 東京, 2013

内科医／移植外科医へのメッセージ

- 小児では種々の理由で著しくQOLが低下し，肝移植で向上することが望まれる場合は肝移植の適応とする。
- 時間的制約のなかで移植前に可能な限り予防接種をしてほしい。

編集後記

　現在，私は済生会横浜市東部病院小児肝臓消化器科の顧問として，週2日の肝臓外来と週1日の回診，臨床・病理肝カンファレンスを担当しています。そのほかには東邦大学医療センター大森病院と静岡県立こども病院で小児肝臓外来を受け持っています。済生会横浜市東部病院は2007年に新設され，私はこどもセンター（小児科）に部長として赴任しました。その後，2015年に小児肝臓消化器科を立ち上げ，小児肝臓消化器科には現在5名の常勤医が勤務しています。

　執筆者は当院に在籍している病理医，小児科医，過去に当科に在籍した小児科医が中心です。本書で提示した患者さんの大部分は当科で経験した症例ですが，私が過去に在籍した防衛医科大学校病院（埼玉），獨協医科大学越谷病院（埼玉），国際医療福祉大学熱海病院（静岡）の患者さんや全国からコンサルトされた患者さんも含まれています。

　本書が小児科医のみならず消化器内科医，肝移植外科医の先生方の肝臓胆道系疾患の理解の一助となり，より多くの患者さんが適切な治療によりQOLが向上し，より幸せな一生を全うできることをお祈りしています。

　最後になりましたが，本書の企画，編集，出版まで，私たちに適切な助言をいただいた東京医学社の蒲原一夫さん，齋藤準さん，西野知美さんに深謝いたします。

済生会横浜市東部病院 病理カンファレンス室にて～　藤澤 知雄

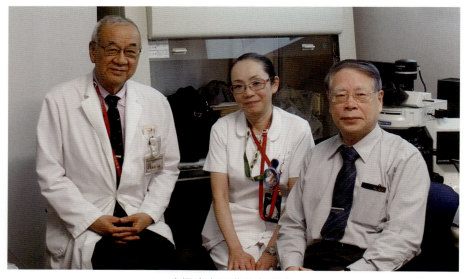

小児臨床肝臓学 編著者
左から：藤澤 知雄，乾 あやの，河上 牧夫

索引

⊿⁴-3-oxo-stesteroid 5β-reductase 欠損症 ………… 271
21 トリソミー ……………………………………… 97
3-β-HSD 欠損症 ………………………………… 110
4 類感染症 ……………………………………… 188
5β-reductase 欠損症 …………………………… 110
^{99m}Tc-GSA 肝シンチグラフィ ………………… 26, 289
IV 型コラーゲン ………………………………… 263
α₁ アンチトリプシン …………………………… 218
α₁ アンチトリプシン欠損症 …………………… 97
α フェトプロテイン（AFP）… 7, 196, 263, 273
β blocker ………………………………………… 13
β-エンドルフィン ……………………………… 3
γ-GTP …………………………… 94, 98, 110, 216
γ-アミノ酪酸 …………………………………… 294
Ω 3 系脂肪酸 …………………………………… 115

A

A 型肝炎ウイルス ……………………………… 188
acyl-CoA cholesterol acyltransferase（ACAT）………… 171
AFP …………………………… 7, 196, 263, 273
AIH ………… 9, 16, 46, 72, 222, 227, 231, 302
AIH/PSC オーバーラップ症例 ………………… 46
AIH 診療ガイドライン ………………………… 222
Alagille 症候群 ……… 4, 19, 20, 32, 48, 49, 94, 97
allogeneic hematopoietic stem cell transplantation
（allo HSCT）…………………………………… 282
ALT値 …………………………………………… 216
aminolevulinic acid（ALA）…………………… 184
ANA ……………………………………………… 222
Andersen 病 …………………………………… 154
anti-mitochonmitochondrial antibody（AMA）
………………………………………… 218, 235
ASC（autoimautoimmune sclerosing cholangitis）…… 232
ATP7B 遺伝子 ………………………………… 132
ATP8B1 …………………………………………… 99
AZP ………………………………… 224, 235, 304
A 型肝炎 ………………………………………… 188
A 型肝炎ワクチン ……………………………… 190

B

balloon-occluded transfemoral obliteration（B-RTO）… 14
band-like stricture …………………………… 48
Banti 症候群 …………………………………… 73
BCAA …………………………………………… 28
beaded appearance ……………………… 47, 48
Bichat …………………………………………… 54
bile duct regression …………………………… 85
bile salt export pump（BSEP）………………… 21
BRIC（benign recurrent intrahepatic cholestasis）……… 99
BRIC-1 …………………………………………… 99
BRIC-2 …………………………………………… 100

bridging formation …………………………… 255
BSEP（bile salt export pump）………… 100, 109, 216
Budd-Chiari 症候群（BCS）………… 9, 12, 243
Byler's bile …………………………………… 102
Byler 病 ………………………………………… 99
B 型肝炎 ………………………………… 71, 192
B 型肝炎ウイルス ……………………… 33, 192
B 型肝炎ワクチン ……………………………… 312

C

C5b-9 免疫複合体 ……………………………… 267
CAPV …………………………………………… 246
Carnoy 固定 …………………………………… 81
Caroli 病 ………………………………… 49, 252
cavernous transformation …………………… 12
Cb5-9 免疫複合体 ……………………………… 271
CD10 染色 ………………………………… 78, 82
CD68 陽性 ……………………………………… 168
Celloid 陽性マクロファージ ………………… 82
cencentral dot sign …………………………… 254
CFTR 遺伝子変異 ……………………………… 50
Chance LFD …………………………………… 15
CHF（congenital hepatic fibrosis）
………………………… 4, 5, 9, 12, 49, 240, 252
cholesterol ester storagedisease（CESD）………… 170
ciliopathy ……………………………………… 252
CK7 染色 …………………………………… 78, 82
CMV …………………… 6, 33, 212, 298, 302
CMV アンチゲネミア ………………………… 298
CMV 抗原血症検査 …………………………… 213
COMMD1 ……………………………………… 140
COMMD1 遺伝子 ……………………………… 140
computed tomography（CT）………………… 46
congenital biliary dilatation（CBD）………… 49
Congo-red 染色 ………………………………… 78
Cori 病 ………………………………………… 154
covalently closed circular DNA（cccDNA）………… 192
CP-I ……………………………………………… 119
Craig …………………………………………… 97
Crigler-Najjar 症候群 ……………… 19, 89, 118
CTLN2 …………………………………………… 111
CVP ……………………………………………… 261
CYP ……………………………………………… 214
C 型肝炎 ………………………………………… 71
C 型肝炎ウイルス ……………………… 33, 201

D

Dane 粒子 ……………………………………… 192
de novo B 型肝炎 ……………………………… 298
de novo 肝炎 …………………………………… 312
Debeyre ……………………………………… 59, 67

317

DGUOK ……… 180	gamma amino butyric acid（GABA）……… 184
DIC ……… 272	Gaucher 病……… 16
DILI ……… 9, 32, 214, 302	genotype ……… 298
direct acting antivirals（DAA）……… 201	Gilbert 症候群 ……… 19, 89, 118
Disse 腔 ……… 62, 262	Glisson 鞘 ……… 59
diverticulum-like out pouching……… 48	GVHD ……… 282
DLST（drug-induced lymphocyte stimulation test）… 303	

H

DNA ウイルス ……… 71, 192	Hassab 手術 ……… 14
DOHaD（developmental origins of health and disease）	HAV（hepatitis A virus）……… 188
……… 162	HbA1c ……… 303
Down 症候群 ……… 247	HBc 抗原 ……… 192
DR3……… 222	HBe 抗原 ……… 192
DR4……… 222	HBs 抗原 ……… 192
drug induced hypersensitivity syndrome（DIHS）…… 216	HBV（hepatitis B virus）……… 192
drug-induced lymphocyte stimulation test（DLST）… 216	HBV の遺伝子型 ……… 298
DSP 染色 ……… 78	HBV の再感染 ……… 312
Dubin-Johnson 症候群 ……… 19, 85, 119	HCV（hepatitis C virus）……… 201
ductal plate ……… 49	hemophahemophagocytic lymphohistiocytosis（HLH）
ductal plate malformation（DPM）……… 6, 49, 252	……… 209
ductal plate remodeling ……… 252	hepatocyte growth factor（HGF）……… 273
ductus venosus……… 246	HE 標本 ……… 81
D ダイマー……… 26, 218, 284, 285	HFE 遺伝子 ……… 145
D-マンニトール……… 293	HHV-6 ……… 216, 302
	high flow CHDF ……… 294

E

	Hirschsprung 病類縁疾患 ……… 114
Ebstein 奇形 ……… 265	HIV ……… 202
EBV ……… 208, 285, 302	HLA ……… 215
EBV-DNA 定量 ……… 210	*HNF1β* ……… 49
EB ウイルス ……… 6, 33	HOMA-IR ……… 303
Elastica van Gieson（EVG）染色 ……… 78	hyperechoic spots ……… 263, 264
eosinophilia ……… 85	
ERCP ……… 46, 224, 228, 231, 257, 284, 285	

I

	IBD（inflammatory bowel disease）……… 229

F

	ICG（indocyanine green）排泄試験 ……… 119
FALD ……… 261	IFN-β ……… 197, 298
Fallot 四徴候 ……… 94	IgM 型 HAV 抗体 ……… 189
FDP ……… 26, 218, 284, 285	IgM-HBc 抗体 ……… 195
Ferroportin 異常症 ……… 147	IgM 型オプソニン抗体 ……… 9
Ferroportin 関連ヘモクロマトーシス ……… 145	IL-2 レセプター ……… 218
FibroScan® 弾性波 ……… 263	Indian childhood cirrhosis（ICC）……… 136
Fillipin 染色 ……… 175, 272	infectiousmononucleosis（IM）……… 208
flap ……… 99	INH ……… 215
flip ……… 99	inlet venule ……… 61, 71, 72
Flippase ……… 99	inlet venule 型 ……… 63
flipping ……… 99	interface hepatitis ……… 224, 231
FNH（focal nodular hyperplasia）…… 6, 249, 261, 264	intestinal failure-associated liver disease（IFALD）… 114
Fontan 手術後 ……… 9	IPH ……… 9, 73, 240
Fontan 循環 ……… 261	IVIG（intravenous immunoglobulin）……… 284
FSD ……… 33, 149	

G

J

G6PD ……… 63, 71	*JAG1* ……… 49, 94

318

J

JIA (juvenile idiopathic arthritis) ……… 302

K

Kayser-Fleisher (K-F)角膜輪 …………… 133
King's college …………………………… 134
Kupffer 細胞 ……… 16, 98, 255, 262, 274

L

L3 分画 …………………………………… 273
LKM-1 …………………………………… 222
lymphocytic nodule……………………… 85
lyonization ……………………………… 128

M

M2BPGi …………………………………… 204
Mac-2 結合蛋白糖鎖修飾異性体 (M2BPGi) … 204
macrophage activation syndrome (MAS) ……… 302
macrophage induction …………………… 85
magnetic resonance imaging (MRI) ……… 46
Mallory-Denk bodies …………………… 141
Malpighi ………………………………… 56
Masson- 野口染色 ………………… 78, 81
matrix metalloproteikinase (MMP) …… 262
MCT (middle chain triglyceride) …… 96, 115, 125
MCT ミルク ……………………………… 106
Menghini 針 ……………………………… 33
MetS ……………………………………… 158
Meyenburg complex ……………………… 85
minimal hepatic encephalopathy (MHE) ……… 25
mixed connective tissue disease (MCTD) ……… 302
MMF ……………………………………… 225
MPV17 …………………………………… 180
MRCP (magnetic resonance cholangiopancreatography)
………………………………………… 46, 228
MRP2 (Multidrug resistance-associated protein 2)
………………………………… 18, 118, 216
multidrug resistance (MDR) 3 ………… 99
multifocal stricture ………………… 47, 48

N

NADH …………………………………… 111
NADPH …………………………………… 71
NADPH 活性 ……………………………… 63
NAFLD (non-alcoholic fatty liver disease) … 158
NASH (non-alcoholic steatohepatitis) ……… 159, 303
near-miss BA …………………………… 46
NH ……………………………… 32, 267, 289
NICCD (neonatal intrahepatic cholestasis caused by
citrin deficiency) ………… 32, 97, 98, 111
Nielsen 症候群 ………………………… 99
NK 細胞 ………………………………… 208
nodular regenerative hyperplasia (NRH) … 241
Notch 2 遺伝子異常 …………………… 94

索引

Notch 2 遺伝子 ………………………… 94
NOTCH2 ………………………………… 49
Notch シグナル伝達系 …………………… 94
NPC1 遺伝子異常 ……………………… 272
number conection test ………………… 25
N-アセチルシステイン ………………… 219

O

Oil Red O 染色 ………………………… 159
Olcein 染色 ……………………………… 85
onion-skin fibrosis …………………… 228
organ anion transporting polypeptide：OAPT ……… 118
Osler 病 …………………………… 72, 73
OTCD …………………………………… 127
oxysterol 7 α 欠損症 ………………… 110

P

pan-lobular collapse …………………… 231
parenteral nutrition (PN) …………… 114
parenteral nutrition-associated liver disease (PNALD)
………………………………………… 114
PAS 染色…………………………… 78, 81
PBC ……………………… 20, 71, 72, 85, 235
PEG-IFN ………………………………… 197
peliosis hepatis ………………………… 85
periportal collar ……………………… 43
periportal collar sign ……………… 12, 285
PFIC ……………… 19, 20, 32, 48, 49, 97, 99
PFIC-1 ……………………………… 99, 102
PFIC-2 ……………………………… 99, 100
PFIC-3 ……………………………… 99, 101
Pfuhl ……………………………… 59, 67
phosphomannomutase-2欠損症 (PMM2-CDG：CDG-Ia)
………………………………………… 185
phosphorylase kinase 欠損症 ………… 154
PIVKA-II ………………………………… 263
plasmacytosis ………………………… 85
PMMA 膜 ………………………………… 295
POLG …………………………………… 180
Pompe 病 ……………………………… 168
porphobilinogen deaminase (PBGD) …… 184
portal regression ……………………… 85
P-P 結合 ………………………………… 122
pregenomic RNA ……………………… 192
primary biliary cholangitis (PBC) 20, 71, 72, 85, 235
progressive familial intrahepatic cholestasis (PFIC)
………………… 19, 20, 32, 48, 49, 97, 99
*PRSS1*遺伝子変異 …………………… 50
pruned tree appearance …………… 47, 48
pruritogen …………………………… 3, 21
PSC ………… 9, 19, 20, 46, 224, 231, 240

319

PSC/AIH オーバーラップ症候群 ……… 231	Volonoi 小体型 ……………………… 59
PT-INR 値 ………………………… 288	von Gierke 病 …………………… 154

Q

QOL ……………………………… 96, 99

R

Reye 症候群 ………………… 6, 16, 128
RNAウイルス ……………………… 71
ROI ………………………………… 27
Rössle ……………………………… 55
Rotor 症候群 ………………… 19, 119

S

SASP ……………………………… 229
SB tube …………………………… 13
Scheinberg ……………………… 140
shaggy sign ……………………… 48
silent organ ……………………… 71
sinusoidal obstruction syndrome (SOS) … 282
SIRS ……………………………… 296
Sjögren 症候群 …………………… 302
SLC25A13 遺伝子異常 ……… 111, 122
SMA ……………………… 222, 218
SPINK1 遺伝子変異 ……………… 50
spleen index (SI) ………………… 10
spotty necrosis ………………… 105
Stevens-Johnson 症候群 ………… 216
Summerskill ……………………… 99
Summerskill 症候群 ……………… 99

T

terminal twig ………………… 59, 68
Teutch …………………………… 71
TGF-β …………………………… 252
TGF-β1 ………………………… 255
tiny dot ………………………… 254
transjugular intrahepatic portosystemic shunt (TIPS)
………………………………… 14
Trendelenburg 体位 ………… 27, 293
TRF2 関連ヘモクロマトーシス …… 145
triangular cord sign (TCS) …… 41, 92
Trucut 針 ………………………… 33
TTT ……………………………… 15
Turner 症候群 …………………… 247
T 細胞 …………………………… 208

U

UGT1A1 ………………………… 118

V

Vascular Septum ………………… 59
venoocclusive disease (VOD) …… 282
venous regression ……………… 85

W

Wilson 病 ……… 6, 9, 16, 19, 132, 136
Wolman 病 ……………………… 170

Z

zonal enhancement ……………… 264
ZTT ……………………………… 15

あ

亜鉛製剤 ………………………… 134
悪性腫瘍 ……………………… 6, 33
アザチオプリン (AZP) ……… 224, 235, 304
アシクロビル …………………… 298
アスパラギン酸・グルタミン酸輸送体 … 111
アスピリン ……………………… 285
アセチルシステイン ……………… 219
アセトアミノフェン …………… 214289
アポトーシス …………………… 215
アミノ酸分析 …………………… 218
アミノホスホリピド ……………… 99
アミロイドーシス ……………… 9, 85
アムホテリシン B ………… 28, 294
アメーバ性肝膿瘍 ……………… 278
アランチウス管 ………………… 246
アルギノコハク酸尿 …………… 127
アルコール性肝炎 ……………… 71
アルコール性肝硬変 …………… 140
安息香酸ナトリウム …………… 129
アンチトロビンⅢ ……………… 26

い

異形腎 …………………………… 95
異形リンパ球 …………………… 213
胃十二指腸潰瘍 ………………… 13
移植片対宿主病 (GVHD) ……… 282
異所性腎 ………………………… 95
異所性門脈 (anomalous portal vein in IPH) … 85
胃洗浄 …………………………… 219
イソニアジド (INH) …………… 215
一次胆汁酸 ……………………… 109
逸脱酵素 ………………………… 16
遺伝性球状赤血球 ……………… 9
遺伝性高チロシン血症 ………… 16
遺伝性出血性毛細血管拡張症 …… 73
遺伝性膵炎 ……………………… 50
遺伝性ヘモクロマトーシス …… 16, 145
医療行為 ………………………… 192
インターフェロン (IFN) ……… 277
インターフェロン (IFN)-α ……… 197
インターフェロン (IFN)-β …… 197, 298

インフルエンザ桿菌·····················9

う
ウイルス性肝炎·····················9
右心不全·····················9261
うっ血·····················6
うっ血肝·····················9, 261, 262
うっ血性肝硬変·····················261
ウルソデオキシコール酸······ 96, 98, 106, 219, 229
ウレアーゼ産生腸内細菌·····················28
ウロビリノーゲン·····················4
ウロポルフィリノーゲン脱水素酵素·····················184

え
壊死性腸炎·····················114
エストロゲン·····················4
エプスタイン・バールウイルス（EBV）···208, 285, 302
円形線維化·····················241
塩酸アルギニン·····················129
塩酸トリエンチン·····················133
炎症性サイトカイン·····················284
炎症性腸疾患（IBD）·····················229
エンテカビル·····················198, 298
エンドセリン·····················5
エンドモルフィン-1·····················3
エンベロープ·····················192

お
黄色腫·····················4
黄疸·····················2, 18
横断性脊椎炎·····················189
オピオイド受容体·····················21
オルセイン染色·····················136

か
海綿状変化·····················255
潰瘍性大腸炎·····················45
過栄養·····················6
架橋結合·····················122
核黄疸·····················90, 119
核酸アナログ·····················197
核酸アナログ製剤·····················298
拡張型心筋症·····················23
隔壁様突起·····················255
葛西手術·····················91, 92
活性酸素·····················24
カナマイシン·····················28, 294
化膿性肝膿瘍·····················278
可溶性インターフェロン -2 セレプター·····················26
可溶性インターロイキン（IL）-2 レセプター
·····················218, 285, 306
ガラクトース血症·····················6
カルノア固定液·····················52

枯れ枝状変化·····················47, 48
川崎病·····················19, 33, 284
肝移植·····················92, 96, 120, 131, 229, 310
肝移植関連·····················32
肝移植適応·····················225
肝移植適応委員会·····················310
肝炎ウイルス·····················6
肝炎関連再生不良性貧血·····················33
肝外門脈閉鎖症·····················9
肝芽腫·····················6
眼科的異常·····················94
肝鎌状靭帯·····················6
肝癌·····················99, 163, 194
眼球強膜·····················18
眼球結膜·····················90
肝硬変·····················11, 99, 163, 194, 263, 302
肝細胞逸脱酵素·····················261
肝細胞癌·····················261, 263, 264
肝細胞増殖因子·····················273
ガンシクロビル·····················298
肝実質·····················58
肝紫斑病·····················85
肝腫大·····················2, 6
肝静脈·····················6
肝静脈圧·····················261
肝静脈閉塞症·····················9
眼振·····················181
肝腎症候群·····················31
関心領域·····················27
肝生検·····················32
肝性昏睡起因物質·····················28, 294
肝性細胞·····················262
肝性脳症·····················23, 249, 293, 294
肝性ポルフィリン·····················183
関節炎·····················189
間接ビリルビン·····················3
関節リウマチ·····················9
肝線維化·····················261
完全 2 本鎖環状 DNA·····················192
肝腺腫·····················261, 264
完全静脈栄養·····················88, 114
肝臓発生·····················54
冠動脈病変·····················284
肝内胆管低形成·····················94
肝内胆汁うっ滞·····················114
肝内膿瘍·····················278
肝内末梢門脈枝·····················241
肝膿瘍·····················85, 278
肝肺症候群·····················5, 31, 93, 249, 258
肝脾腫·····················10

索引

肝被膜下膿瘍	278
肝不全	284
漢方薬	214
肝門部腸吻合術（葛西手術）	91, 92

き

気胸	36
希少疾患	99
偽小葉形成	241, 265
偽小葉形成の像	274
寄生虫疾患	9
急性肝炎	12
急性肝性ポルフィリン症	184
急性肝不全	23, 285, 288, 302
急性細胞性拒絶反応	314
急性膵炎	50
急性脱落	71
凝固異常	277
凝固因子	28
凝固蛋白合成	15
強膜	90
虚血性肝障害	251
巨細胞性肝炎	97
筋線維芽細胞	262
金属トランスポーター	132

く

クイノーの区域分類	7
空腸バイパス	107
組換えヒト・ライソゾーム産生リパーゼ酵素セベリパーゼ	
アルファ	171
クリオグロブリン血症	202
グリコーゲン	153
グリココール酸	109
グリセオール	27
グリチルリチン製剤	219
グルクロン酸抱合	214
グルコース	153
グルコース -6-p ホスファターゼ	154
グルコセレブロシド	16
くる病	114
クレブシエラ	278
クロール濃度	177

け

経頸静脈肝内門脈体循環シャント術	14
蛍光抗体法	218
経口避妊薬	119
憩室様突出	48
経胆嚢胆管造影	49
経鼻胆道ドレナージ	107
外科的治療	14

劇症肝炎	23, 71, 288
劇症肝炎型 Wilson 病	133
劇症肝不全	4
血液悪性腫瘍	9
血液型 Rh 不適合	90
血液浄化療法	28, 129, 294
血液濾過透析	292
血管炎	189
血管腫	6
血管性隔壁	59, 60
血管性隔膜	56, 63, 81
血管性隔膜傷害	70
血管性腫瘍	276
血球貪食症候群	9, 23
血球貪食性リンパ組織球症（HLH）	209
血漿交換	285
血漿交換療法	293
血小板	263
血小板減少	261
血清オキシステロール	272
血清コレステロール低値	149
血清線維化マーカー	261
血清総胆汁酸高値	98
血清転換	193
血清フェリチン	26, 306
結節性再生性過形成（NRH）	241
ケトーシス	157
解毒	15
ケノデオキシコール酸	110
幻覚・錯覚	25
原核動物	54
限局性結節性過形成（FNH）	6, 249, 261
健康補助食品	214
顕性感染	189
見当識障害	25
原発性硬化性胆管炎（PSC）	
	9, 19, 20, 46, 224, 231, 240
原発性胆汁性肝硬変	235
原発性胆汁性胆管炎（PBC）	20, 71, 72, 85, 235

こ

高 IgG 値	232
抗 LKM-1 抗体	218
高アミノ酸血症	98
高アンモニア血症	23, 27, 111, 127, 249, 277
抗核抗体（ANA）	218, 222
硬化性胆管炎	32
高ガラクトース	111
高ガラクトース血症	98, 277
高カロリー輸液	297
抗肝腎ミクロゾーム 1 抗体（LKM-1）	222

322

交換輸血	90, 267
抗結核薬	215
膠原病	302
高サイトカイン血症	23, 208
抗酸化薬	267
甲状腺機能低下	6
光線過敏症	183
光線療法	90, 120
高チロジン血症	271
高フェニルアラニン	111
後部胎生環遺残	95
抗平滑筋抗体（SMA）	218, 222
抗ミトコンドリア抗体（AMA）	218, 235
高メチオニン	111
コエンザイム Q10	130
コーンスターチ	157
呼吸不全	277
国際 AIH 研究グループ	222
黒色表皮腫	165
極低出生体重児	114
骨髄移植後	33
骨髄増殖性疾患	9
骨盤高位	27, 293
コプロポルフィリン-I	119
コラーゲン	262
コレスチラミン	96
コレステロール	3, 94, 100
コレステロールエステル蓄積病	170
コレステロール値	4
混合性結合織病（MCTD）	302

さ

サイアミン	130
再生不良性貧血	189
在胎同種免疫反応	267
細胆管増生	98
サイトカイン	209, 262
サイトカイン誘導蛋白	26, 285
サイトメガロウイルス（CMV）	6, 33, 212, 298, 302
細胞外マトリックス	262
細胞機能動態	58
細胞質 NADH	121
サプリメント	214
サラセミア	9
サラゾスルファピリジン（SASP）	229
サルコイドーシス	9
酸性 α グルコシダーゼ	168
酸性リパーゼ欠損症	167
三尖弁閉鎖不全症	261
残存肝実質細胞	26

し

志方小体	85
シクロスポリン A	225, 285, 297
シクロホスファミド	282
自己抗体	222
自己免疫性肝炎（AIH）	9, 16, 46, 72, 222, 227, 231, 302
自己免疫性硬化性胆管炎（ASC）	232
持続血液濾過透析	292
シトリン	111, 121
シトリン欠損症	19
脂肪肝	114, 159
脂肪沈着	111
脂肪変性	285
若年性特発性関節炎（JIA）	302
若年性特発性関節リウマチ関連	33
若年性ヘモクロマトーシス	145
瀉血療法	147
収縮性心内膜炎	261
重症 septic shock 患者	292
絨毛機能不全	252
数珠状変化	47, 48
昇圧薬	292
脂溶性ビタミン	98, 219, 310
脂溶性ビタミン K	98
常染色体優性遺伝型	94
常染色体劣性遺伝型	110
小腸切除術	114
小胞体	18, 118
静脈栄養関連肝障害	97
静脈管	2, 246
食道静脈瘤	4, 243
食道静脈瘤破裂	2
心筋炎	23, 261
心血管異常	94
人工肝補助療法	28, 271, 294
人工肛門造設	114
進行性家族性肝内胆汁うっ滞症（PFIC）	19, 20, 32, 48, 49, 97, 99
心室中隔欠損症	95
新生児肝	97
新生児肝炎症候群	32
新生児期発症硬化性胆管炎	48
新生児発症のシトリン欠損による胆汁うっ滞症（NICCD）	32, 97, 98, 111
新生児ヘモクロマトーシス（NH）	32, 267, 289
新生児マススクリーニング	127, 277
真性多血症	9, 243
腎動脈狭窄	95
心不全	277

323

索引

腎不全‥‥‥‥‥‥‥‥‥‥‥‥‥‥‥‥‥ 189
心房中隔開窓術‥‥‥‥‥‥‥ 261, 266
心房中隔欠損症‥‥‥‥‥‥‥‥‥‥ 95
新レシカルボン坐剤‥‥‥‥‥‥‥‥ 28

す
膵炎‥‥‥‥‥‥‥‥‥‥‥‥‥‥‥‥‥ 189
水腫状変性‥‥‥‥‥‥‥‥‥‥‥‥ 285
水腎症‥‥‥‥‥‥‥‥‥‥‥‥‥‥‥ 95
錐体外路症状‥‥‥‥‥‥‥‥‥‥‥ 133
膵・胆管合流異常‥‥‥‥‥‥‥‥‥ 49
垂直感染‥‥‥‥‥‥‥‥‥‥‥‥‥ 192
水平感染‥‥‥‥‥‥‥‥‥‥‥‥‥ 192
髄膜炎菌‥‥‥‥‥‥‥‥‥‥‥‥‥‥ 9
睡眠パターン‥‥‥‥‥‥‥‥‥‥‥ 25
頭蓋内圧‥‥‥‥‥‥‥‥‥‥‥‥‥ 292
ズダンⅢ染色‥‥‥‥‥‥‥‥‥‥‥ 159
ステロイドパルス療法‥‥‥‥ 224, 235
ステロイド誘導体‥‥‥‥‥‥‥‥ 109
スフィンゴリピド‥‥‥‥‥‥ 99, 100

せ
精神運動発達遅延‥‥‥‥‥‥‥‥ 181
成人期発症シトルリン血症Ⅱ型（CTLN2）‥ 111
生体部分肝移植‥‥‥‥‥‥‥ 131, 298
成長障害‥‥‥‥‥‥‥‥‥ 96, 99, 101
成長ホルモン補充治療‥‥‥‥‥‥ 124
生理的新生児黄疸‥‥‥‥‥‥‥‥‥ 89
赤血球‥‥‥‥‥‥‥‥‥‥‥‥‥‥ 145
セルロプラスミン‥‥‥‥‥‥‥‥ 218
セロコンバージョン‥‥‥‥‥‥‥ 193
線維化マーカー‥‥‥‥‥‥‥‥‥ 263
腺腫‥‥‥‥‥‥‥‥‥‥‥‥‥‥‥ 249
全身性エリテマトーデス‥‥‥‥‥‥ 9
全身性炎症反応症候群‥‥‥‥‥‥ 296
選択的帝王切開‥‥‥‥‥‥‥‥‥ 204
先天性肝線維症（CHF）‥ 4, 5, 9, 12, 49, 240, 252
先天性グリコシル化異常症（CDG）‥ 185
先天性グルクロン酸転換酵素欠損‥ 89
先天性胆汁酸代謝異常症（IEBAM）‥ 19, 109
先天性胆道拡張症‥‥‥‥‥ 19, 41, 49
先天性銅代謝異常症‥‥‥‥‥‥‥ 132
先天性門脈欠損症（CAPV）‥‥‥‥ 246
先天性門脈体循環短絡‥‥‥‥‥‥ 246
先天性門脈体循環短絡症‥‥‥ 246, 249
先天性門脈閉鎖‥‥‥‥‥‥‥‥‥ 246
先天性門脈閉鎖症‥‥‥‥‥‥‥‥‥ 4

そ
総胆管結石‥‥‥‥‥‥‥‥‥‥‥‥ 49
僧房弁狭窄症‥‥‥‥‥‥‥‥‥‥ 261
瘙痒起因物質（pruritogen）‥‥‥ 3, 21

促進型急性拒絶反応‥‥‥‥‥‥‥ 313
側副血行路‥‥‥‥‥‥‥‥‥‥‥‥ 11
狙撃肝針生検‥‥‥‥‥‥‥‥‥‥ 265
粗面小胞体‥‥‥‥‥‥‥‥‥‥‥ 149

た
胎児肝循環‥‥‥‥‥‥‥‥‥‥‥‥‥ 2
体質性黄疸‥‥‥‥‥‥‥‥‥‥‥ 118
帯状狭窄‥‥‥‥‥‥‥‥‥‥‥‥‥ 48
大腸内視鏡‥‥‥‥‥‥‥‥ 227, 231
大動脈狭窄‥‥‥‥‥‥‥‥‥‥‥‥ 95
大脳基底核‥‥‥‥‥‥‥‥‥‥‥ 137
大量γグロブリン療法後‥‥‥‥‥ 289
タウリン‥‥‥‥‥‥‥‥‥‥‥‥ 219
タウロコール酸‥‥‥‥‥‥‥‥‥ 109
多核巨細胞性変化‥‥‥‥‥‥‥‥ 104
多細胞個体‥‥‥‥‥‥‥‥‥‥‥‥ 54
多発性狭窄‥‥‥‥‥‥‥‥‥‥ 47, 48
多脾症候群‥‥‥‥‥‥‥‥‥‥‥‥ 91
胆管原基‥‥‥‥‥‥‥‥‥‥‥‥‥ 49
胆管消失症候群‥‥‥‥‥‥‥‥‥ 284
胆管の発生異常‥‥‥‥‥‥‥‥‥‥ 6
胆汁うっ滞‥‥‥‥ 3, 6, 94, 99, 111, 284
胆汁酸‥‥‥‥‥‥‥‥‥‥ 3, 21, 109
胆汁酸代謝異常‥‥‥‥‥‥‥‥‥‥ 15
胆汁酸輸送体‥‥‥‥‥‥‥‥‥‥ 100
胆汁性肝硬変‥‥‥‥‥‥‥‥‥ 48, 96
胆汁瘻‥‥‥‥‥‥‥‥‥‥‥‥‥‥ 36
弾性線維‥‥‥‥‥‥‥‥‥‥‥‥‥ 78
胆石症‥‥‥‥‥‥‥‥‥‥‥‥‥ 114
胆栓‥‥‥‥‥‥‥‥‥‥‥‥‥‥‥ 85
胆道系発生異常‥‥‥‥‥‥‥‥‥‥ 91
胆道シンチグラフィ‥‥‥‥‥‥ 48, 92
胆道閉鎖症（BA）‥‥‥ 9, 20, 32, 48, 91
胆囊萎縮‥‥‥‥‥‥‥‥‥‥‥‥‥ 41
胆囊破裂‥‥‥‥‥‥‥‥‥‥‥‥‥ 36
胆囊壁肥厚‥‥‥‥‥‥‥‥‥‥ 284, 285

ち
チトクローム P450（CYP）‥‥‥‥‥ 214
遅発型オルニチントランスカルバミナーゼ欠損症
　（遅発型 OTCD）‥‥‥‥‥‥‥‥ 127
中鎖脂肪酸トリグリセリド（MCT）‥‥ 96, 115, 125
中心静脈圧（CVP）‥‥‥‥‥‥‥‥ 261
中心静脈圧測定‥‥‥‥‥‥‥‥‥ 292
中心静脈栄養‥‥‥‥‥‥‥‥‥‥‥ 27
中心静脈最末枝‥‥‥‥‥‥‥‥ 59, 68
中心静脈消失性類洞硬化症‥‥‥‥‥ 71
中心瘢痕‥‥‥‥‥‥‥‥‥‥‥‥ 248
虫垂炎‥‥‥‥‥‥‥‥‥‥‥‥‥ 278
超音波エラストグラフィ‥‥‥‥‥ 205

索 引

腸肝循環	89, 107, 297
腸管不全合併肝障害 (IFALD)	114
超急性拒絶反応	313
腸内細菌	18, 127
腸内細菌叢	89
腸閉塞	114
直接型高ビリルビン血症	3
直接ビリルビン	3
チロジン血症	6

つ

椎骨の異常	94

て

低βリポ蛋白血症	149
低栄養	6, 88
低酸素血症	89
低出生体重	88
デキサメタゾンパルミチン酸	297
鉄キレート剤	267
鉄産生ホルモン	267
鉄（ベルリン青）染色	147
鉄沈着	111
テノホビル	198
デフェラシロクス	147
電解質	3
てんかん	181
電子顕微鏡検査	32
伝染性単核球症	9, 208
伝染性単核症	213

と

銅キレート薬	133
糖原病	6
糖原病II型	167
糖脂質	16
糖脂質代謝異常症	167
同種造血幹細胞移植 (allo HSCT)	282
銅制限食	133
糖蛋白代謝異常症	167
特徴的顔貌	94
特発性銅中毒症 (ICT)	133, 136
特発性門脈圧亢進症 (IPH)	9, 73, 240
ドパミン	292
トランスアミナーゼ	2, 7
トランスフェリン	273
トリプシノーゲン	177
トロンボポエチン	261
トロンボモジュリン	284

な

内視鏡的逆行性胆管膵管造影 (ERCP)	
	46, 224, 228, 231, 257, 284, 285

内視鏡的治療	13
内分泌異常	6
ナルフラフィン塩酸塩	3, 96
難治性胃食道逆流	181
難治性腹水	257

に

ニーマン・ピック病C型	32, 172, 267, 289
肉芽腫 granuloma	85
二次胆汁酸	109
日本住血吸虫	9
日本住血吸虫卵	73
日本脳死移植適応評価委員会	229
乳酸アシドーシス	27
乳酸・ピルビン酸	26
乳児健診	2
乳児胆汁うっ滞症	106
乳幼児肝巨大血管腫	276
尿細管性アシドーシス	95
尿素サイクル	16, 127
尿素サイクル異常症	4, 23, 127
尿中β2ミクログロブリン	26, 218, 285
妊娠脂肪肝	288

ね

猫ひっかき病	278
粘膜微小循環異常	13

の

濃グリセリン	27
脳梗塞	26
脳死肝移植	139
脳性麻痺	119
脳低形成	181
脳動脈瘤	95
脳浮腫	292
脳ヘルニア	26
囊胞腎	95
囊胞性腎疾患	252, 255
囊胞（性）線維症	50, 176
囊胞性線維症膜貫通調節因子	176
ノルアドレナリン	292

は

肺炎球菌	9
肺高血圧	249
肺高血圧症	9
肺水腫	292
肺性心	261
肺動脈弁閉鎖	94
灰白色便	4
白色便	101
播種性血管内凝固 (DIC)	272

325

索 引

白血病	2
羽ばたき振戦	25
ハプトグロビン	137
パラフィン包埋	52
バルーン閉塞下逆行性経静脈的塞栓療法	14
馬鈴薯肝	81
パワードップラー	264
汎下垂体機能低下症	97
瘢痕肝	81
反復性膵炎	50

ひ

非アルコール性脂肪肝	44
非アルコール性脂肪肝炎（NASH）	159, 303
非アルコール性脂肪肝疾患（NAFLD）	158
ヒアルロン酸	263
ビオチン	130
脾腫	2
非症候性胆管減少症	32
尾状葉	8
ヒストン	216
脾臓	9
非代償性肝硬変	33
ビタミンC	130
ビタミンE	130
ビタミンK2	290
ビタミンK欠乏	101
ビタミンK欠乏症	101
ヒト白血球抗原（HLA）	215
ヒトヘルペスウイルス6型（HHV-6）	216, 302
ヒト免疫不全ウイルス（HIV）	202
皮膚瘙痒	3, 94, 96, 99
皮膚瘙痒感	20, 101, 235
皮膚瘙痒症	3, 20
病的骨折	114
ビリベルジン	18
ビリルビン-グルクロン酸転移酵素（UGT1A1）	118
ビリルビン代謝	88
ビリルビン尿	4
ピルビン酸ナトリウム	125

ふ

フィッシャー比	26, 28
フィブリノーゲン	149, 218
フィブリノーゲン蓄積症（FSD）	33, 149
風船様腫大	162
封入体	149
フェニルブチレート	107
フェニル酪酸	129
フェニル酪酸ナトリウム（4PB）	21
フェノバルビタール	119, 219

フェリチン	218, 273, 285
フェロポンチン調整経路	267
不感蒸泄量	292
腹水	2
腹部単純X線	37
腹部超音波	10, 37
不顕性感染	189
ブスルファン	282
ブデソニド	225
ブドウ球菌	278
部分胆道ドレナージ	107
ブレーザベス	175
プレドニゾロン	304
プロコラーゲン-Ⅲ-ペプチド（P-Ⅲ-P）	263
プロトロンビン時間（PT）	23, 218, 263, 288
プロバイオティクス	115
プロプラノロール	277
プロプラノロール療法	277
プロポフォール	294
分岐鎖アミノ酸（BCAA）	28

へ

平衡相	264
閉鎖性出血	90
壁不整	48
ペニシラミン	133
ヘパドナウイルス	192
ヘプシジン	267
ヘム蛋白	18
ヘム蛋白合成	183
ヘモグロビン	18
ヘモクロマトーシス	267
ヘリング管	63
ヘルペスウイルス	208, 212
便色カード	92, 101, 173

ほ

胞体内封入体	85
泡沫様マクロファージ	269, 271
ポートワイン	183
母子感染	192, 202
母子手帳	101
ホスファチジルセリン	99
ホスホリピド	99
母乳栄養	88
母乳性黄疸	19, 118
ポリペプチド鎖	149
ポリメチルメタクリレート膜	295
ポリメラーゼ/X蛋白	192
ポリメラーゼレンサハンノウ（PCR）	189
ポルフィリン環	18

ポルフィリン症	183
ポルフィリン代謝	119
ポルホビリノーゲン脱アミノ酵素	184
ホルマリン	52
本態性血小板血症	9

ま
膜貫通輸送体	111
膜性増殖性糸球体腎炎	202
マクロファージ活性化症候群（MAS）	302
末梢性肺動脈狭窄症	94
マトリックス蛋白	262
マラリア	9
マロリー小体様	140
慢性拒絶反応	314

み
ミオクローヌス	181
ミグルスタット	175
ミコフェノール酸モフェチル（MMF）	225
ミトコンドリア DNA 枯渇症候群	180
ミトコンドリア異常症	36
ミトコンドリア肝症	180
ミトコンドリア内膜	111
ミトコンドリア病	23, 32
ミニマル肝性脳症	25

む
無黄疸性	3
ムコ多糖代謝異常症（ムコ多糖症）	167
ムコリピドーシス	167
無脾症候群	263

め
メシル酸ナファモスタット	295
メタボリックシンドローム	158, 262, 266
メタルチオネイン	134
メチルプレドニゾロン	224
メチルプレドニゾロンパルス療法	285, 304
免疫グロブリン結合 AST	16
免疫グロブリン静注療法（IVIG）	284
免疫グロブリン製剤	267, 285

も
毛細血管	18
網内系臓器	9
網膜色素変性	95
網膜脈絡膜の萎縮	95
もやもや病	95
門脈圧亢進	6, 10, 240
門脈圧亢進症	12, 96
門脈域周囲の壊死炎症所見	224
門脈血行異常症	9

門脈亢進症	2
門脈樹	59
門脈周囲の high echo 領域	285
門脈大静脈シャント	4, 5, 257
門脈閉鎖	6

や
薬剤性過敏性症候群（DIHS）	216
薬物性肝障害（DILI）	9, 32, 214, 302
薬物中毒	288
薬物リンパ球刺激試験（DLST）	216, 303

ゆ
有機アニオン輸送ポリペプチド	118
有機酸代謝異常	16

よ
溶血性疾患	9

ら
ライソゾーム病	9, 33, 167
ライソゾーム膜蛋白異常症	167, 172
ラクツロース	28
ラミブジン	298

り
利胆	96
リピドーシス	2, 6, 167
リファンピシン	4, 96, 106
硫酸ポリミキシン B	28, 294
良性反復性肝内胆汁うっ滞症	32
リンゴ酸・アスパラギン酸	121
リン脂質	3
リンパ管	63
リンパ球形質細胞浸潤	224
リンパ腫	202
リンパ性白血病	85

る
類洞閉塞症候群（SOS）	282
ルベアン酸染色	139

れ
レトロウイルス	192
レミッチ	96

ろ
ロゼット形成	224, 231
ロダニン染色	139

わ
ワクチン同時接種	311
ワルファリン	263

小児臨床肝臓学 ─ 臨床と肝臓画像・病理 ─

定価(本体 9,000円＋税)

2017年4月15日　第1版第1刷発行

編　著 ── 藤澤 知雄　乾 あやの　河上 牧夫
発行者 ── 蒲原 一夫
発行所 ── 株式会社 東京医学社

〒113-0033　東京都文京区本郷3-35-4
編集部　TEL 03-3811-4119　FAX 03-3811-6135
販売部　TEL 03-3265-3551　FAX 03-3265-2750
URL : http://www.tokyo-igakusha.co.jp　E-mail : hanbai@tokyo-igakusha.co.jp
正誤表を作成した場合はホームページに掲載します。

© Tomoo FUJISAWA, Ayano INUI, Makio KAWAKAMI　2017 Printed in Japan

乱丁, 落丁などがございましたらお取り替えいたします。
・本書に掲載する著作物の複製権・翻訳権・上映権・譲渡権・公衆送信権 (送信可能化権を含む) は (株) 東京医学社が保有します。
・ JCOPY 〈出版社著作権管理機構委託出版物〉
　本書の無断複製は著作権法上での例外を除き禁じられています。複製される場合は, そのつど事前に出版社著作権管理機構
　(TEL 03-3513-6969, FAX 03-3513-6979) , e-mail : info@jcopy.or.jpの許諾を得てください。

ISBN978-4-88563-274-7　¥9000E